中医诊断学研究

王常海　车志英　主编

山东科学技术出版社
·济南·

图书在版编目（CIP）数据

中医诊断学研究 / 王常海，车志英主编 . —济南：
山东科学技术出版社，2021.9
ISBN 978-7-5723-0864-2

Ⅰ.①中… Ⅱ.①王… ②车… Ⅲ.①中医
诊断学 Ⅳ.① R241

中国版本图书馆 CIP 数据核字 (2021) 第 056528 号

中医诊断学研究

ZHONGYI ZHENDUANXUE YANJIU

责任编辑：孙雅臻
装帧设计：李晨溪

主管单位：山东出版传媒股份有限公司
出 版 者：山东科学技术出版社
　　　　　地址：济南市市中区英雄山路 189 号
　　　　　邮编：250002　电话：（0531）82098088
　　　　　网址：www.lkj.com.cn
　　　　　电子邮件：sdkj@sdcbcm.com
发 行 者：山东科学技术出版社
　　　　　地址：济南市市中区英雄山路 189 号
　　　　　邮编：250002　电话：（0531）82098071
印 刷 者：金乡县山阳印务有限公司
　　　　　地址：金乡县城南金司路路东
　　　　　邮编：272200　电话：（0537）8979890

规格：16 开（184 mm×260 mm）
印张：14.75　字数：200 千
版次：2021 年 9 月第 1 版　　2021 年 9 月第 1 次印刷
定价：49.00 元

中医诊断学研究

主　编：王常海（河南中医药大学）

车志英（河南中医药大学）

副主编：谢文英（河南中医药大学）

张良芝（河南中医药大学）

李　宁（河南中医药大学）

编　委：（以姓氏拼音为序）

车志英（河南中医药大学）

程　凯（河南中医药大学）

崔利宏（河南中医药大学）

樊尊峰（河南中医药大学）

何　磊（河南中医药大学）

李　宁（河南中医药大学）

王常海（河南中医药大学）

谢文英（河南中医药大学）

张良芝（河南中医药大学）

前　言

随着我国高等中医药研究生教育事业的发展，适用研究生教学的教材编写已经成为中医药专业研究生教育事业发展中的重要问题。研究生教育的特点决定了研究生教材的基本特征：①具有研究的性质。把科学研究引入到教学过程是研究生教育区别于其他层次教育最为显著的特点，科学研究是探索新问题、新领域的过程，研究生的教材与本科生的教材相比，要更加强调科学观点、科学态度与科学方法，更具有启发性质。②反映专业领域最新的科研进展。与本科生教材的基础性与全面性相比，研究生教材应该更深入更专业地探索某一学科的知识，研究生教材应该突出特定学科或领域的国内外最新研究成果、研究热点及新技术、新方法等前沿内容。③理论性与应用性有机结合。研究生教材应不仅能够让学习者具备科研意识与科研方法，还能够培养学生的自我学习能力、独立处理问题的能力和创新精神，让学生能够将理论更好地运用到实践中去。

为促进中医诊断学专业研究生学位教育，我们编写了《中医诊断学研究》教材。本教材编写有如下特点：①内容的系统性和完整性。本书从研究内容、研究方向、研究方法等多方面，完整讲述中医诊断学的课程体系内容，而不囿于对某一或某些研究领域的深度阐释。②内容的实用性和易操作性。本书立足于培养研究生的基本科研思路、方法和流程，在应用研究部分，采用大量典型范例，利于理解和掌握。这是本书一大特色。③内容的科学性和创新性。本书紧跟当前研究前沿，注重内容的先进性，附篇综述中医诊断学最新研究进展内容，体现了课程体系的创新。④理论与临床相结合。本书详细讲述中医症状学、疾病学、辨证学相关知识，尤其是疾病学研究部分，在既往同类教材中是不多见的，注重了临床的实用性。

本书包括绪论、上篇、下篇和附篇四部分内容。绪论部分讲述中医诊断学相关理论探讨、研究内容概述、研究方法概述和研究方向概述；上篇为理论研究部分，分别论述中医症状学研究、中医疾病学研究和中医辨证学研究；下篇为应用研究部分，分别讲述中医诊断学文献研究、临床研究、实验研究的内容、方法和研究范例；附篇拓展论述了中医诊断学部分最新研究进展内容。其中，绪论部分由王常海、李宁撰写，第一章由何磊撰写，第二章由谢文英撰写，第三章由车志英、樊尊峰撰写，第四章由崔利宏撰写，第五章由程凯撰写，第六章由张良芝撰写，附篇由车志英、王常海撰写。

本教材适用于中医诊断学专业研究生及其他相关中医专业研究生教学使用。

　　由于时间紧张、编者水平有限，书中难免有错讹之处，欢迎批评指正，以备再版时改正。

　　本教材由河南省研究生教育改革与质量提升工程项目（29104011-2）、河南中医药大学重点学科建设项目（15102044-2020-2）资助。

编　者

2020 年 9 月

目　录

下篇　应用研究

绪 论

中医诊断学是根据中医学的理论，研究诊法、诊病、辨证的基础理论、基础知识和基本技能的一门学科。它是中医学专业的基础课，是基础理论和临床各学科之间的桥梁，是中医学专业课程体系中的主干课程。诊，即诊察了解；断，指分析判断。"诊断"就是通过对患者的询问、检查，以掌握病情资料，进而对患者的健康状态和病变本质进行辨识，并做出概括性判断。

一、中医诊断学相关理论探讨

中医学有两大特色，一是整体观念，二是辨证论治。前者是其医学哲学的特点，后者是其医疗实践的特点。中医学的哲学特点使其对疾病的观念具有独到的认识，进而发展为独具特色的临床诊治体系，即辨证论治。

（一）中医对疾病的认识

1. 疾病的发生和发展

疾病是与健康相对的概念。世界卫生组织曾对疾病进行过定义："疾病是病人所处的一种具有不利结果的、具有危险性增加的状态。"对疾病的治疗就是阻止和缓解这种不利的结果。而健康是指一个人在身体、精神和社会等方面都处于良好的状态，世界卫生组织指出"健康不仅是躯体没有疾病，还要具备心理健康、社会适应良好和有道德"，具体有十条标准。

中医学认为，疾病的产生是一定的病因（包括六淫、七情、痰、瘀、水停、食滞、虫、毒、外伤等）特征作用于机体某部（包括脏腑、经络、官窍等），导致机体生理功能失调、整体阴阳失衡而呈现病理状态，即任何疾病的形成都是由病因作用于病位产生一定病机的结果。

疾病形成之后，其发展、变化、转归主要由正邪力量的斗争结果决定。正邪不断斗争，连续变化，使疾病形成一定的过程。正邪的力量对比变化，决定着疾病的轻重缓急与进退，使疾病构成一个整体、动态、连续变化的发展趋势。在此过程中，疾病一切的矛盾，都会或显或隐地表现出来，而不同的矛盾变化，会产生不同的表现特征和演变特点，因此，疾病是由一个一个不断变化的动态阶段构成的，疾病矛盾也呈现出起始、发展、转化、终结的阶段性更替。

中医学认为，人在复合环境因素作用的条件下生存，人与自然界密切相关，"人禀天地之气生，四时之法成"，"天食人以五气，地食人以五味"，因此，病理状态的呈现，是一个处于内外环境各因素复杂作用下的综合效应，从而出现因人、因地、因时的不同，而发生差异性分化。故疾病的本质，不仅呈现整体化的阶段性，亦呈现个体化的差异性，使得疾病在整体上呈现同中有异、异中有同的多样性病理改变。

总之，疾病是一个在病因因素驱动下、机体内外多因素相互作用中，产生的多环节相互联系、不断变化的病理过程。

2. 疾病的要素

疾病的要素分为病象和病机两大方面。病象为疾病的外在表现，即疾病状态；病机为疾病的内在本质。

（1）病象是疾病的病态现象：主要为三个方面。一为病征（包括症状、体征、舌象、脉象等），为疾病表现的空间特征；二为病史（包括现病史、既往史、家族史等），为疾病表现的时间特征；三为患者基本情况（包括性别、年龄、嗜好、精神状态、起居情况、地域特征、发病节气等），为疾病发生的背景特点。

（2）病机为疾病的内在本质：病机是指疾病发生、发展、变化及其结局的机制，包括疾病基本病机和当前病机。当致病因素作用于机体，导致疾病的发生，由于人体正气强弱不一，病变部位有深浅，阴阳平衡状态有别，邪气性质与盛衰亦有差异，在疾病过程中的病机也是随着正邪消长而不断变化的。例如：郁证病起于七情内伤，基本病机为气机郁滞，病位在肝。但气郁日久，可以导致血郁、火郁、湿郁、痰郁等，诸郁化火，复能伤阴，因此，郁证病机具有以肝郁为首，气郁为先，久郁致虚的特点。对疾病发展过程中某一阶段病理本质的概括，称为当前病机。病机是根据复杂的病象，通过综合运用多种逻辑思维方法而分析获得的，临证时主要针对当前病机采取治疗措施，但应把握具体疾病的基本病机。

3. 症、病、证

“症”是疾病的外在表现，狭义的“症”指患者自觉之症状，广义的“症”除自觉症状，还包括体征。如前所述，作为疾病外在表现的“症”，亦应纳入病史和患者的一般情况（含环境因素）。随着中西医结合研究的逐渐深入，一些微观指标也应酌情参考。李灿东认为，作为辨状态论治体系的病象，应包括宏观、中观、微观三个方面，它们共同构成诊病和辨证的前提和依据。

诊病，亦称辨病，是以中医学理论为指导，综合分析四诊资料，对疾病的病种做出判断，得出病名的思维过程。病名是反映疾病全过程的总体属性、特征或演变规律的疾病诊断概念，是由病因、病位、主症或特征等某一方面或几方面综合命名的。

“证”是中医学特有的诊断概念。在中医学的历史上及现代文献中，对于“证”的概念和使用尚未统一，有以症状为证，如“痛证”“厥证”；或称病为证，如“痹证”“淋证”；亦有证与证候混称。

当代中医学对于“证”的界定为：“证”是对疾病过程中所处一定（当前）阶段的病位、病性等所做的病理性概括，是指机体对致病因素做出的反应状态，是对疾病当前本质所做的结论。

关于证的几个概念。

证名：将疾病当前阶段的病位、病性等本质，概括成一个诊断名称，这就是"证名"，如痰热壅肺证、肝郁脾虚证、脾肾阳虚证、膀胱湿热证、瘀阻脑络证等，均为证名。

证型：临床较为常见、典型、证名规范或约定俗成的证，可称为"证型"。

证候：证的外候。既往研究常把证和证候混称，即证为证候的简称。但严格地说，证候应是每个证表现于外的、具有内在联系的症状及体征，按照研究的规范化要求，应将证和证候明晰区分。

证素：证的要素，包括病位要素和病性要素，即任何复杂的证都是由病位、病性要素组成的。

"辨证"是在中医学理论的指导下，对患者的各种临床资料进行分析、综合，从而对疾病当前的病位与病性等本质做出判断，并概括为完整证名的诊断思维过程。

症、病、证三者的联系：症是病和证的外在表现，是诊病、辨证的诊断依据。病和证都是对疾病本质的概括，诊病和辨证是诊断的目标和结果。病侧重反映疾病全过程的基本矛盾，揭示疾病的基本病机；证侧重反映疾病一定阶段的主要矛盾，揭示疾病的当前病机。一个病的全过程可形成若干个不同的证，同一个证又可出现于不同的病中，两者具有纵横交错的关系。

（二）中医的诊断观

1. 中医诊断的意义

通过对疾病现象进行分析，进而判断疾病本质的行为，称为诊断。中医诊断最基本、最核心的问题有二：一是要明确病位、病性等病理要素，判断疾病当前主要矛盾；二是通过对疾病基本矛盾的分析，把握疾病进退转归等病机演变规律。

既往有观点认为，现代医学是"对因治疗"，中医是"对症治疗"。如果说基于病理分析的西医是对因治疗的观点尚不无道理的话，那么，认为中医是对症治疗的观点则显得过于偏颇。中医是在准确辨识疾病外在表现的前提下，根据气化学说、阴阳五行理论、藏象学说、病因学说等中医学基础理论，综合运用类比、归纳、演绎等逻辑思辨方法来获悉疾病本质的，是建立在整体观念基础上的辨证论治和综合疾病基本病机与当前病机的病证结合。

中医诊断的意义主要表现在两个方面。

（1）指导治则治法：疾病的治疗方案，必须根据诊断的结果来确立。因此，只有根据正确的诊断，才能确定有针对性的治则治法，进而准确选方用药，达到有的放矢的治疗效果。

（2）预测病情动向：本质决定现象，病理本质决定外在表现，而诊断是揭示病理本质的，所以从诊断结论可以推测疾病的变化趋势与进退转归。

2. 中医诊断的目标

通过疾病现象确定病理本质是诊断的总目标。中医诊断的目标主要有两个方面，一是准确辨证，以指导临床治则治法，二是通过辨病以审查病势。具体目标有：①判明病理要素，即明确疾病基本病机和当前病机中的病位要素、病性要素；②理清病理要素间的关系，包括分析病位要素和病性要素之间的联系与整合框架，以及基本病机与当前病机的联系；③确立病名、证名，即通过分析证素间的关系归纳出具体证名，以及通过辨病得出具体病名；④审察病势，即综合评估疾病的进退、顺逆及吉凶等总体趋势。

简单来说，诊断的结果是获得病名和证名，二者都反映了疾病的病理本质，因此疾病诊断的结果有两种类型，不同的类型其诊断思路不同。在中医发展史的早期阶段，对辨病即开展了相关研究，如《素问》"咳论""厥论"等及《伤寒论》的六经病、《金匮要略》中的诸病。随着中医医疗实践的发展，逐渐形成了精于辨证、疏以辨病的特点，究其原因，既有主观的，也有客观的。

（1）社会历史条件的原因：一方面，由于历史条件所限，中医对疾病总体上缺乏系统全面的全程、全貌的观察、记录和统计总结，对病种的认识和分类，除少数外，大多都不够成熟，甚至是混乱的。另一方面，中医对疾病即时阶段的证候观察特别细致、深入，因而在辨证方面积累了丰富的经验和比较成熟的方法。

（2）疾病本身特点的原因：人体是生命活动最为复杂的生物，因而疾病状态下变化多端。从唯物辩证的法观点来看，人体疾病是一个在多因素、多变量相互作用下，病理状态不断变化的运动过程。故没有绝对不变的病因，亦没有绝对不变的病所，更没有一成不变的病机（动态性为病机特点之一），因此，所谓同一病种，只是言其有大致相同的基本特点，而其主要矛盾，会随着时空条件的不同而发生相应的改变，因而呈现出很强的阶段性和个体差异性。

（3）医疗现实需要的原因：随着社会条件、自然环境的变化，人类疾病谱也在逐渐发生变化。随着一些病种逐渐消失，另一些新的病种不断出现。对新出现的病种，因尚未对其全貌进行较好把握，因此尚无法进行辨病论治，但可以根据审证求因，辨其病位、病性而进行诊治，显示出辨证论治独有的优势。

然而，根据当前症状对当前病理本质认识的辨证，同样具有局限性。主要表现在两个方面。①辨证主要把握疾病一定阶段的病理本质，缺乏对疾病整体病变过程的分析，不能很好地把握疾病病势，即缺乏对疾病进退转归、顺逆吉凶的预判；②疾病病机变化与疾病外在表现并非完全一致，因此根据即时症状得到的辨证结果可能会带来偏差甚至错误。如《伤寒论》"平脉法"有"病人苦发热，身体疼，病人自卧，师到诊其脉，沉而迟者，知其差也"及《伤寒论》94条"太阳病未解，脉阴阳俱停，必先振栗，汗出而解"等，若没有对疾病全过程的较好把握，而根据当前表现即时辨证用药，可能出现较大偏差。

因此，诊断结果中的辨证与辨病必须有机结合起来，这已成为中医研究者的共识。近年来病证结合的研究成为中医研究的重要内容之一，在研究疾病当前主要矛盾的同时，研究疾病的基本矛盾，分析病机演变规律，方能较好地完成中医诊断的目标。

3. 疾病诊断的依据

疾病诊断是医生将获得的各种临床资料经过分析、评价、整理后，对患者所患疾病提出的一种符合临床思维逻辑的判断的过程，诊断的结论是实际现象与理论观念相匹配耦合的产物，所以，诊断结论的形成必须有以下两个方面的依据。

（1）临床表现的信息依据：包括自觉症状、他觉体征、排泄物、病史、治疗过程、患者的一般情况等。

临床资料分为普遍性资料、必要性资料、特异性资料、偶然性资料、否定性资料等。详述可参考《中医诊断学》教材。

临床资料是反映疾病本质的信息依据，其客观准确与系统完整性是保证辨病、辨证正确的基础。

客观性与准确性：传统中医诊法主观性强，加之患者常表述不清，容易使临床资料失之真切，产生含混，如自觉疲乏与乏力、小便频数与余沥不尽、脉软与脉弱等，皆似是而非，须准确辨识。

系统性与完整性：中医重气化、重内因的医学理念，对认识病理之间的整体关联与动态关联更有优势。中医应注重从整体角度、时空关联角度去收集证据，发现联系，才能准确得出综合结论。

从原则上说，中医四诊中没有任何一种诊法是万能的，任何诊法又均不可偏废。脉诊、舌诊虽然是中医特色诊法，但不可仅凭脉断病、凭舌下药，要四诊合参。诊断时，要以主诉为线索，以突出病象为起点，以诊断目标为引导，多方收集病情信息，充分占有病情资料。

（2）疾病诊断的思维方法：疾病诊断是临床医生思维的产物。诊断中展现抽象思维、形象思维与灵感思维三种思维方式。其中的抽象思维是主体思维，而形象思维乃直感思维，灵感思维是一种潜意识思维。诊断思维是一种知识应用型思维，医生对于疾病的认知必须于脑中先积淀，然后在思维活动的作用下完成疾病的诊断。

中医临床常用的诊断思维方法，可概括为类比（对比）法、归纳（归类）法、演绎法、反证法、模糊判断法，以及预测法、试探（治）法等。详述可参考《中医诊断学》教材。

在诊断思维上，中西医具有较大差异。中医注重整体宏观之哲学思辨，而西医崇尚部分还原方法；中医思维强调认识从感官直观上升到理性直观，而西医思维则从感性认识上升到理性认识；中医采用直接观察人体之方法，而西医主要借助仪器间接观察机体变化。二者体系各异，方法迥别，各有优势和缺陷。例如：西医可通过手术对急症有强大的救治能力，但对功能性疾病却显得顾此失彼、捉襟见肘，中医对全身性疾病具有独特优势，但对局限性病灶总显得鞭长莫及、难求即效。二者在临床上互有长短，很难相互替代，那是因为二者都看到了人体生命现象的部分本质和规律，但又有各自认识的不足，因而只能有限掌控疾病变化的某些方面。在相当长一段时间内，中西医两种体系将并行不悖，随着研究的深入，二者将有逐渐融合之趋势。

4. 影响中医诊断结果的因素

对疾病正确的诊断，要在准确全面辨识、分析临床资料的前提下，充分运用多种临床思维方法获得，因此，不论是主观因素，还是客观因素，不论是来自医者的原因，还是源于患者的原因，在任何一个环节出现问题，都可能导致诊断结果的偏差，甚至错误。

不可否认，由于中医自身的原因，比如诊法的主观性太强、病证的规范化不足、对疾病的认识尚不够深入，等等，易导致诊断结果的偏差。然而，就医者主观方面而言，对症状的辨识有误和临床思维能力的不足是导致诊断结果偏差甚至错误的两大主因。

曾有研究者就中医诊断思维进行研究，将中医本科生、研究生、年轻中医师、有经验的中医师分组，以结构良好病例与结构不良病例为研究资料，分析不同层次人员辨证的准确性。研究发现，对结构良好病例，研究生、年轻中医师、有经验的中医师辨证结果在统计学上差别不大，均优于中医本科生；而对于结构不良病例，辨证结果差异性较大，有经验的中医师明显优于其他三组，研究生和年轻中医师的差异性不大，本科生辨证准确性最差。研究表明，临床思维运用能力的高下是影响辨证结果的重要因素。

影响辨证结果的另一重要因素是对症状的辨识能力。毫无疑问，症状采集失真会导致严重的后果，比如白腻苔常见于寒湿、痰湿等证中，若将白腻苔认做黄腻苔，则可能辨为湿热、痰热等证，结果迥异。而对病情资料收集不系统、不完整，则易导致诊断偏差，尤其是在一些复杂病情中，独处藏奸现象并不少见。若只关注到患者神疲、乏力、面白等虚弱表现，而未审查出其脉象沉滑有力，极易辨为是一个单纯的虚证。

每一种疾病有着一定规律的病机和病机演变，特征性症状的出现或改变，往往提示着疾病病理本质的变化，因此，在研究中医证的共性规律的同时，必须要关注疾病的个性特征，深入开展病证相结合的研究，这是有效避免诊断结果出现偏差或错误的有效途径之一。

综上所述，中医诊断是在客观、准确、系统、全面分析病情资料的基础上，综合运用多种临床思维方法进行辨证、辨病，最终得到病名和证名的过程。正确的诊断是指导临床治疗和判断病势发展的前提，影响诊断结果的主要因素是症状辨识不清和思维能力不足，以及对疾病全过程的把握欠缺。因此，对症状（包括微观症状）的采集、鉴别、规范等的研究，对辨证体系、辨证方法等的研究，对疾病病因病机、病机演变的研究，以及病证结合辨证规律的研究等，是中医诊断学研究的主要内容，也是本书重点论述的内容。

二、中医诊断学研究内容概述

中医诊断学围绕着辨识症状、诊察病情和辨别证候来开展研究，概括而言，其研究内容主要包括三大方面，即症状学研究、疾病学研究和证的研究，具体内容如下。

（一）症名、病名、证名概念内涵和外延的研究

内涵是指一个概念所概括的思维对象本质特有的属性的总和，外延（对照）是指一个概念所概括的思维对象的数量或者范围。对概念内涵和外延的研究有利于抓住事物的本质及外在表现之间的联系。症状概念的研究对辨识症状和症状鉴别具有重要意

义。例如，"头晕"症状，其内涵是感觉自身或周围景物旋转不定的症状，而其外延是"目眩"，因而临床常"眩""晕"并称，这样就将头晕和头目昏沉区分开来，并有利于对头晕症状程度轻重的判定。再如失眠，是一种持续的睡眠质和（或）量令人不满意的生理障碍，其外延是难以入睡、睡中易醒、时时惊醒，甚至彻夜不眠等，因此，噩梦纷纭、醒后头目昏沉影响工作和生活，不论其实际睡眠时间的长短，均属于睡眠障碍中的失眠。病名和证名概念的研究具有同样的意义和作用。

（二）症状采集研究

症状的采集需要运用中医的诊法，诊法包括了传统诊法及其与现代技术相结合的诊法两个方面。

中医传统诊法即望、闻、问、切四种诊法，是目前中医临床上采集症状的主要方法，至今依然发挥着重要作用，在医学技术不断发展的今天，对中医传统诊法的挖掘依然极具现实意义。以望面部痤疮为例，不同的发病部位、颜色、结节大小、痒痛程度等，对病位和病性的辨识具有重要意义。再如脉诊，对历代脉诊理论、方法和脉案的系统整理，对于中医临床具有重要指导意义。对中医经典《伤寒杂病论》进行研读发现，张仲景运用脉诊时以病为纲、脉证并举，融阴阳学说和三焦理论于脉诊中，综合应用了多种对比方法。此法为历代医家所推崇和仿效，值得进一步开展研究。以问诊为主的中医四诊信息采集系统的探索，是近年来的一个研究方向，其研究意义值得肯定。对中医传统诊法的研究，一般采取文献研究和临床研究相结合的研究方法。必须指出，此类研究要在中医理论指导下开展，应突出中医临床思维。

鉴于中医传统诊法获得的症主观性强、具有很大的局限性，因此，近年来人们利用现代科学技术，较深入地开展了中医诊法客观化的研究，如利用声学、光学、电学、磁学等知识和生物医学工程、电子计算机技术及网络技术等。就中医诊法客观化研究而言，对望、闻、问、切各个方面都开展了大量的研究，尤其是脉诊、面诊与舌诊做了大量的工作，研制出了诸如中医舌象采集仪、中医面诊仪、中医脉象采集仪、中医问诊系统以及面舌诊一体仪、四诊仪等中医诊断仪器。就四诊客观化研究而言，有两个问题值得思考。一是四诊客观化研究的必要性。时至今日，对中医四诊客观化研究的质疑声依然不断，甚至有人认为，结合了现代诊断技术即是违背了中医传统。须知借助现代技术不仅可将中医四诊延伸，亦是对传统四诊偏倚的纠正。医者和患者作为医疗实践活动的主、客两方面，对客观事物的描述和判断总受到一定条件的制约，如医者的知识水平、理论基础和经验多少，患者的语言沟通能力、精神心理状态等，都可能对中医宏观的病理反应和判断带来意向性、随意性和不确定性，产生对正确性的偏倚，偏离的程度越大，误诊率越高。因此，中医必须吸收现代视、触、叩、听技术，而且必须应用血压计、听诊器、X线、CT、超声技术等诊察疾病的手段，补充传统四诊的不足之处。二是中医四诊客观化研究的意义和价值。四诊客观化仪器研制的最终目的是在临床应用方面为中医辨病辨证提供可靠的依据，其研究要与临床相结合，并在临床中得到验证，形成"研发-临床应用-再研发"的模式。诊断仪器的开发，不应也不可能代替医者的诊断。四诊仪器要在中医医理指导下，逐步解决人体状态多维信息的提取、信息处理和信息分析等技术难题，才能使中医四诊客观化研究得到提升。

（三）症、病、证术语规范化研究

术语规范化研究是中医诊断学研究中的一个重要内容，包括了症状规范化研究、病名规范化研究和证名规范化研究。

一个学科，如果术语不规范，概念模糊，就会造成学科理论体系的混乱，对于学科自身发展会产生障碍，也很难登上国际学术舞台，甚至使其科学性遭到怀疑。中医术语的规范化是中医药学一项重要的基础性系统工程。"证"是中医学一个很重要的术语，虽然"证"与"症""征"已有较为明确的区别，但近五十年来，中医学术界对"证""证候"概念的内涵，一直存在不同的认识，这种认识的差异直接导致中医病证的命名、分类、诊断标准的不统一。使得长期以来各临床和研究单位开展的临床、实验研究结果很难相互交流和取得共识，也就很难推动中医证研究的进步。

然而，中医的语言不同于其他学科的语言，这使中医术语的规范化工作变得非常复杂而繁重。首先，一个中医术语的规范与审定，并不仅仅是简单确定用哪一个词的问题，术语的确定必须把它放在学科的概念体系中，既不能游离于本学科之外，又不能在本学科体系内出现交叉或叠加，因此是一项难度较大的工作。其次，中医药现代化需要多学科，这就要求中医术语要用现代的语言来表达。规范的中医术语，不仅为中医药行业使用，也要为相关学科使用。所以这就要求在科学性的前提下，用现代化语言来表达，同时又不能丢失中医术语原有的信息。

由此可见，中医术语规范化工作有相当的难度，任重道远。因此，要求研究者应本着将权威性寓于广泛性之中的原则，在规范的过程中，邀请尽可能多的专家参与，组织反复多次的专家研讨，征求专家们的意见和建议，最后产生共识。这种征询意见的过程，实际上也为日后规范术语的应用推广铺平了道路。

中医术语规范化工作不是一蹴而就的，而是有延续性的。随着时代的发展，中医术语的意义也会发生变化，所以要进行不断的修订，但更要保持一定时期的确定性和稳定性。

（四）辨证方法体系研究

在长期的医疗实践中，中医学创立了八纲、脏腑、经络、六经、卫气营血、三焦及病因、气血津液等辨证归类方法，此外，还有辨标本、顺逆，辨体质，以及方证辨证、五行辨证等多种方法。

上述辨证方法，由于是在不同的时代、不同的条件下形成的，其各自归纳的内容、适用的范围并不完全相同，有的抽象笼统，有的具体深刻，有的以病位为纲，有的以病因病性为纲，有的只从一个侧面强调，有的只适用于某类疾病的辨证。它们既有各自的特点、不能相互取代，又受到局限、较难单独理解和应用；既互相交织重叠，又未形成完整统一的体系，难以全面准确提示病变的本质，难以用于所有疾病的辨证。各种辨证方法所归纳的具体内容，还存在着一些名同实异，甚至相互矛盾的现象。

近30年来，研究者在新的辨证方法体系上开展了大量研究，证素辨证是其中的代表。证素辨证在认识辨证思维的原理和基本规律、辨证实质内容的基础上，建立"症状—辨证要素—证候"的辨证新体系。即首先根据具体病情辨别出病变的位置与性质，然后根据辨证要素中病位、病性的不同，按一定规则组合形成证名。这一辨证体系涵盖以往诸种辨证方法的实质内容，灵活地辨别处理各种临床现象，克服以往古今诸法混用、概念欠确切、内容不完整，甚至相互矛盾、错杂的弊端，广泛用于临床各科诸种疾病的辨证。基于证素辨证体系，人们已开展了大量的中医临床研究。

近年来，研究者在证素辨证体系的基础上，提出了中医健康辨识方法体系。其立足于传统中医理论、系统科学理论、系统生物学理论、现代医学理论基础，对个体人所表现出的外在表征信息，进行综合分析，从而对个体人的整体反应状态（包含程度、部位、性质等状态要素）做出判断，辨别生命所处的状态。健康状态辨识的思维过程可概括为"根据表征参数，辨别状态要素，组成状态名称"。从表征参数判断状态要素，最后形成状态名称，既是状态辨识的规律，也是状态辨识思维过程中的三个层次、三个阶梯、三个步骤。中医健康辨识体系可以为全方位、生命全周期的中医健康管理服务提供有力的理论依据和技术支撑，其研究方兴未艾。

（五）病证结合辨证规律研究

病证结合辨证规律研究是以临床研究的方式，研究疾病中的症状分布规律、证候分布规律及病机演变规律等。近年来利用数据挖掘技术、系统生物学技术、表观遗传学技术、网络生物学技术，在病证结合辨证规律研究中开展了大量工作。

当代病证结合研究的主要内容包括辨证标准的研究，特定疾病的分型、分期、核心病机研究和证本质的研究。其中，辨证分型的研究和疾病的分型、核心病机研究多采用"以病统证"的研究思路，证本质的研究主要采用"以证统病"的研究思路。

病证结合研究目前被公认为是中西医结合研究的切入点，研究模式主要有下列三种：一是在中医病名诊断的基础上再进行证的诊断；二是西医病名诊断下的中医辨病加辨证的模式；三是西医病名诊断与中医辨证结合的模式。目前，上述第三种模式是最为广泛采用的，其立论基础是既往主要以症状特征命名的中医病名显得混乱且缺乏精确性，而西医对疾病的病因、病理及转归等有较详细的阐释。然而西医疾病种类繁多，对每一种疾病进行上述模式的研究并不现实。中医以症状特征对疾病命名在临床上具有其合理性，中医病名加中医辨证积累了丰富的临床经验。张仲景《伤寒杂病论》篇章多以"××病脉证并治"为题，该模式为历代医家所沿用。因此，在病证结合研究中，亟需进一步挖掘中医原创思维，并注重充分吸纳现代科学技术和方法，始终坚持面向临床，真正为提高中医临床诊疗水平服务。

（六）微观辨证研究

微观辨证这一理论由沈自尹在1986年首先提出，其定义是：在临床收集辨证素材过程中，引进现代科学，特别是现代医学的先进技术，在较深入的层次上，微观地认识机体的结构、代谢和功能特点，更完整、更准确、更本质地阐明证的物质基础，探寻各种证的微观检测指标，并用微观指标认识和辨别证，进而实现辨证微观化。

微观辨证是中医宏观四诊的深化和发展，将其应用于中医辨证，其优势在于：①可弥补状态辨识依据的不足，避免"无症可辨"和误诊与误治；②可阐明证的物质基础，建立证的微观标准；③丰富了辨证论治的内容，结合宏观辨证有助于做到对疾病精准定位的定性，早诊断、早治疗；④借助循证医学系统评价体系，逐渐使中医诊断向标准化发展；⑤搭建病证结合的桥梁。

微观辨证研究开展甚广，取得了一定的成绩。但也存在许多问题：①中医证候尚未规范化；②"证"的整体性与检验指标单一性的矛盾；③微观指标与证候之间对应的非特异性；④病对于"微观辨证"的影响；⑤"证"的本质研究与临床治则脱节。

今后研究中应注意如下思想：①微观辨证应注重中医思维；②赋予微观指标中医学含义；③延伸中医传统四诊的范围；④建立中医特色的微观参数体系。

三、中医诊断学研究方法概述

中医诊断学研究方法包括文献研究方法、临床研究方法和实验研究方法三种。

（一）文献研究方法

中医文献源于人类生活的开始，源于人类卫生保健的实践，是人类科技文化、医药卫生实践发展到一定阶段的产物。因而，中医文献的内涵应该包括具有一定的历史价值、科学价值的中医图书及与之相关联的有关文字记载、有载体形式的文物资料。

文献研究的内容包括中医文献的句读和中医文献的训释。

中医文献训释的内容及其具体的应用：注字音，释词义，释名物，明典故，析句义，申章旨，辨异文，说明语法修辞，等等。

训诂的基本方法，概括起来，不外形训、声训和义训三个方面，而义训又是以形训和声训为其基础的。其中，形训是通过分析文字形体以探求和解释字义的方法，亦即因形求义；由于字形与字义之间存在着密切的联系，故构成了因形求义的内在基础和规律。声训，或称音训。是用音同或音近的字来解释字、词的意义，并推究事物命名由来的训释方法，亦即因声求义；由于语音中存在着音同常义近、义似常音近，以至音同义通、音近义通的关系，故构成了因声求义的内在基础和规律，其中最重要的就是破读假借字而还以本字。义训是以字、词的意义进行训释，其主要内容就是对字、词的本义和引申义的解释。以上三者在具体运用时，并不是截然分开的，而是经常互相结合运用的。

（二）临床研究方法

中医临床研究是以患者为研究对象，并以中医中药作为治疗方法。中医临床研究要有明确的研究目的，期待得出科学的临床疗效结论。中医临床研究必须遵循科研设计的原则，设立对照，随机分组，或采用盲法，用数理统计方法得出经得起实践检验的观察结论。其目的为：通过筛选与比较不同的治疗方法，提高中医中药治疗疾病的临床疗效；消除或减轻疾病所造成的痛苦；阻止或延缓疾病的进展；改善病理与预后；提高患者的生命质量；延长生命。中医临床研究的意义在于：①有利于中医现代化、科学化；②有利于继承和发扬中医学术；③有利于提高人们的健康水平；④有利于推动中医中药走向世界。

（三）实验研究方法

任何一项课题研究都要依据一定的方法来进行，实验研究法就是其中重要的一种方法。实验研究方法首先是在自然科学中得到运用并成为其主要研究方法的。从文艺复兴时期开始，正是由于实验方法的采用，才使自然科学建立了理论与经验事实的联系，推动了自然科学的飞速发展。近几十年来，社会科学研究人员越来越认识到实验方法对于学科发展的重要性，开始努力将实验方法运用于各自的学科。所谓实验研究方法，是由研究者根据研究问题的本质内容设计实验，控制某些环境因素的变化，使得实验环境比现实相对简单，通过对可重复的实验现象进行观察，从中发现规律的研究方法。实验方法首先广泛应用于物理、化学、生物等自然科学研究中。实验研究的内容包括：①在对现实经济生活中各种现象做观察思考并对有关文献进行回顾分析的基础上，确定研究的问题；②根据理论，做出合乎逻辑的推测，提出假设命题；③设计研究程序和方法；④搜集有关数据资料；⑤运用这些数据资料对前面提出的假设命题进行检验；⑥解释数据分析的结果，提出研究结论对现实或理论的意义，以及可以进一步研究或改进的余地。

四、中医诊断学学术研究方向概述

中医诊断学是现代中医学发展的前沿学科，它的发展将促使中医基础理论的更新，与此同时也必然会影响中医临床各学科诊疗评价体系的创新。在中医诊断学发展的过程中，对相关古代文献的整理和挖掘是中医诊断学创新发展的理论基础；四诊的规范化采集及有关中医传统四诊结合现代功能性检测仪器对临床四诊资料综合采集分析系统的研发，是提高中医诊断学研究的重要途径；对有关证候的规范化及其生物学科学内涵的诠释，则是中医诊断学科学研究的难点。由此，研究者凝练出了中医诊断学主要的研究方向：①中医四诊客观化研究；②证候规范化研究；③常见病证辨证规律研究；④证候实质化研究，等等。

附：各中医院校中医诊断学科研究方向汇总（摘自2019年各中医院校中医诊断学专业研究生招生学术方向）

1. 中医证候的规范化、标准化研究。

2. 中医证候的病理生理学研究。

3. 慢性疲劳综合征、亚健康的病机与临床防治等。

4. 五脏系统病证规范研究。

5. 脑病实验及临床研究。

6. 中医证与方药的研究。

7. 四诊客观化研究与辨证标准化、规范化研究。

8. 证候实质研究。

9. 舌、脉、症及相关性研究。

10. 中医诊断技术客观化研究。

11. 数字中医药与中医辨证学研究。

12. 专科病证诊断标准与规范化研究。

13. 心脑血管疾病证治研究与数字中医药。

14. 心脑血管病证候本质研究。

15. 心脑血管疾病的中医药防治研究和中医复方的药效机制研究。

16. 心脑血管疾病中医证治机理研究。

17. 心脑血管疾病证本质与诊治规律研究。

18. 中医药修复中枢神经系统损伤、中医情志病证研究。

19. 病毒感染机制和抗病毒药物筛选。

20. 中医药抗衰老研究。

21. 中医证实质的研究。

22. 病证规范化理论及临床应用研究。

23. 中医临床基础证候的现代研究。

24. 中医辨证理论及方法论研究。

25. 证候诊断客观化的临床与实验研究。

26. 中医诊法理论与临床研究。

27. 证候实质及辨证微观化的研究。

28. 中医辨证思维规律研究。

29. 证候的分子生物学调控机制研究。

30. 常见疾病的中医证治规律研究。

31. 云南民族民间医学诊疗方法及学术思想研究。

32. 脑血管疾病证治的客观化与规范化研究。

33. 中医证候生物学基础研究。

34. 脏腑证候学基础研究。

35. 证候演变规律及机制研究。

36. 中医病证计量诊断及疗效评价研究。

37. 中医四诊理论及应用研究。

38. 中医病证结合及动物模型研究。

39. 脾胃病中医证候研究、脾胃病中医药防治及治未病研究。

40. 诊法与辨证论治体系理论与临床应用研究。

上篇 理论研究

第一章 中医症状学研究

第一节 概 述

一、中医症状学研究的意义

从"病到人"的转变是现今医学顺应人类对健康需求的转变。中医学不仅能医治人的躯体疾病，还建立了情志致病的理论和诊疗策略，能医治人的心理疾病；不仅关注患者本人，还从人与自然和社会环境的关系中把握疾病的诊治规律。中医学这种以人为本的辨证论治体系顺应了人类对医学需求的转变。中医通过望、闻、问、切采集的症是中医学诊断疾病、辨别证候及开展评价疗效的重要依据，症状资料的客观性、真实性、可信性是精准诊病、辨证的基础，故开展中医症状学研究是完善中医辨证论治体系的最基础且最重要的工作，亦对于满足人类对医学的新需求具有十分重要而深远的意义。

二、中医症状学研究存在的问题

中医症状学研究取得了一些进展，但也存在一些问题，具体如下。

1. 症状的概念不明确

中医症状强调重视自身异常感觉，或医生感知的异常征象。某些异常征象通常不被纳入症状，如婴幼儿哭闹不止、痛苦貌、呻吟等；而某些正常征象却常用于证候的鉴别诊断，如小便自利、口淡不渴、舌淡苔薄白等。纳入症状范畴标准不统一：健康人体在不同季节时空生命状态下的生理性改变（如新生儿乳房隆起、老年人目昏、情绪激动时脉象异常等）不应纳入症状的范畴。

2. 症状的命名不统一

中医常采用自然语言描述症状，由于不同时代和不同地域的人们语言习惯的差异，对于同一症状，存在多种描述。如"便溏、大便稀、泄泻、腹泻、泄、泻、拉肚子"都可以用"大便质稀"来描述。

3. 症状的定义不严谨

在新世纪全国高等中医药院校规划教材《中医诊断学》中的症状定义中，有的仅有定义项，没有被定义项，如"卧时面常向里，喜静懒动，身重不能转侧"；有的定义项中直接或间接地包含了被定义项，如"胸闷是指自觉胸部痞塞满闷"；有的定义项与被定义项的外延不相应相称，如"白带是指带下色白量多，质稀如涕，淋漓不绝而无臭味"。

4. 症状的分类不系统

中医学的教材及其相关著作都是按照望、闻、问、切四种诊法对症状进行分类，不够完善。

5. 症状的界定标准不统一

不同版本的著作由于各种原因，所记载的症状数目不一致，如朱文锋《中医诊断学》记载了 1373 条症状信息，姚乃礼《中医症状鉴别诊断学》记载了 623 个症状，全国科学技术名词审定委员会组织编写的《中医药学名词》记载了 456 个症状。如此多的症状归纳正是由于尚未建立症状的界定标准。如何把症状进行综合统一分类，这是一个困难、棘手但又必须解决的问题。

6. 对症状的临床特征不重视

症状群是中医证候辨识的重要依据，而症状的发生部位、症状所归属脏腑的功能、症状的性质及引起症状的加重或缓解的因素等临床特征对证候要素的判定可能更具有意义。

7. 症状的轻重判定不细致

中医对症状变化的判定是一个综合评价的过程，但常存在多个评价指标和相应的评价依据，而目前仅仅采用量化分级的办法。以上这些问题的合理解决将影响整个中医药学科标准规范的建设。

张启明、刘保延、王永炎教授等领导的研究团队，历经十余年寒暑假，遵循诠释学的原则，通过建立历代医案数据库、复诊医案数据库和西医症状学著作数据库，在对文献资料进行统计分析的基础上，就中医症状的概念、定义、命名、对应的正常生命现象、临床特征、分类、减轻的判定依据、症状的中西医学比较八个方面进行了系统分析，取得了一些成果。

（1）指出症状的界定标准是内涵最小的独立症状。其中，对于区分不同疾病状态或患病人群具有借鉴作用的生命现象称为症状，不依赖于其他症状而出现于不同疾病状态中的症状称为独立症状。内涵最小是指症状的观察对象和观察结果的内涵最小。共获得 399 个内涵最小的独立症状。

（2）中医症状是实体概念而非属性概念，其内涵应包括观察者、观察工具、观察对象、观察角度、观察结果、症状对应的正常生命现象六种特有属性和症状的派生部位、派生性质、影响因素、伴随症状四种偶有属性。

（3）症状的名称可分为概念词组、描述词组和派生词组三类。其中，症状的概念词组是用以代表症状内涵的正式或规范的词组，症状的描述词组是指与症状的概念词组内涵一致但不同于概念词组的各种表达方式，症状的派生词组是指由概念词组派生出的内涵更大的词组。

（4）399个症状都有对应的正常生命现象。这些正常生命现象具有持续时间短、程度轻、发作频率低、多能找到对应的特殊生理阶段、常有明确的诱发因素并在诱发因素去除后迅速缓解五个特点。

（5）症状的部位、症状所属脏腑的功能、症状的性质和加重缓解因素统称为症状的临床特征，应是中医辨证的重要依据。

（6）中医症状可基于发生部位、疾病类型、认知模式、观察者、获取方式、观察时间、患者主诉进行分类。

（7）中医症状轻重变化的判定常是一个综合评价过程，常存在多个评价指标和相应的评价依据。每种判定都应包括判定角度、判定依据和判定结果三个方面，并对223个常见症状给出了减轻的判定依据。

（8）由于理论体系和技术方法的不同，对于人体的同一部位或同种排出物，中、西医学关注的症状种类不同，即使对于同一症状，中、西医学关注的临床特征也不同。该研究团队亦对这些不同做了比较。

第二节　症状概念与症状鉴别

一、症状概念的内涵和外延

任何一个概念都有内涵和外延，这是概念的基本特征。内涵指概念所反映的特征和本质属性。外延指所反映对象的具体范围、具体事物。在逻辑学的学术范围内，概念的逻辑结构分为"内涵"与"外延"。内涵是指一个概念所反映的思维对象本质特有的属性的总和；外延是指具有该概念所反映的本质属性的一切对象，即指一个概念所概括的思维对象的数量或范围。内涵是对一切外延特征的概括，外延是内涵表述的具体化。内涵越大，外延就越小；内涵越小，外延就越大。

症是病证所表现的各种现象，包括症状和体征。如发热、疼痛、腹胀等症状是患者的主诉或体会到的不适感；浮肿、舌红苔白、脉细无力等体征是医生或患者发现的客观病理征象。亦有将实验室检测的微观指标（如蛋白尿、大便隐血阳性等）列入"症"的范围的。

症状名称的约定性应该充分反映病情，对于不利于疾病的鉴别诊断的症状名称，需进一步明确其内涵及外延，以利于诊病、辨证。如腹痛，其疼痛性质有隐痛、刺痛、绞痛、胀痛、冷痛、灼痛、掣痛等不同；疼痛部位有少腹、大腹、脐腹、小腹等不同；诱发、加重因素有遇寒、暴饮暴食、情志不舒等不同；缓解因素有按压、得温等不同。

腹痛是腹部疾病辨证的重要依据，准确理解其内涵与外延，必须与疼痛的性质、疼痛的病变部位和诱发、加重及缓解因素结合，使其更具临床辨证意义。

二、症状与病、证的关系

证候作为医学名词，是中医学特有的概念；而辨证论治是中医临床诊治疾病的特色。如何认识证和相关病、症的概念及其三者之间的关系，如何认识辨证论治的临床价值及其与辨病论治的关系，对于这些问题的正确理解将有利于中医学术的发展。

（一）病的概念

"病"在古代与"疾"同意，合为疾病；二者微小差别是疾轻病重，诚如《说文解字》云"疾，病也""病，疾加也"。在《黄帝内经》（简称《内经》）中，疾病称"病能"，即病态。

一般地说，疾病是指在一定的致病因素（包括六淫、七情、饮食、劳逸、外伤、各种理化因子、遗传因素等）作用下，人体阴阳、气血、脏腑、经络的生理状态被破坏，与社会、环境的关系失调，出现了功能、形态或神志活动等方面的异常变化，且具有一定发展规律的演变过程。

因此，疾病通常是从总的方面反映人体功能、形神异常变化或病理状态的诊断学概念，它包括功能和器质性两个方面的改变。

（二）证的概念

《玉篇》云："证，验也。"《增韵》云："证，候也。"《说文解字》中有"證""证"字。"證"的本义为证实、验证；"证"通"證"，为证据、证验之义，已被引申作为疾病的征象、证据。《伤寒论》各篇均冠以"××病脉证并治"，证既可指具体症状，如"但见一证便是"；又可指证候，如"麻黄汤证""桂枝汤证"等。

在古医籍中，"证"和"症"二者相通，"症"字在医学用语中虽义同"證""证"，但将部首"言"改为"疒"。随着时间的推移，"证"与"症"不仅仅是字形的改变，而且有了各自的含义。目前，证的外延已扩大，而症只视作症状、体征。

证，作为诊断结论，它是疾病发生、发展过程中机体整体的一种反应状态，它以一组相关的症状和体征表现出来，是对疾病所处一定阶段的病因、病性、病位、病机等所做的病理性概括。

（三）病、证、症之间的关系

症是最基本的要素，是诊断疾病和辨别证候的重要依据，是一种客观现象、客观反映。诊断的思维过程必须围绕症进行，症是原始的病情资料，经过分析将其上升到证乃至病的高层次上，才能对疾病做出准确的诊断。临床上，有脉症顺逆以及寒热、虚实证的真假，而疾病的本质则一，因此对脉症的从舍和寒热、虚实证的真假判断，就是为了对疾病本质予以正确认识。

从"证"的文字演变及中医对"证"赋有的特殊含义分析，古今对病、证、症的概念的确模糊不清，但从辨证的观点看，三者应为三位一体，均是临床辨识的对象；

不应过多人为加以复杂化，对诊断的结论"证名"不必从字面上苛求必备所谓证的病因、病性、病位、病机等。当代著名中医学家秦伯未在《辨证论治浅说》一文中认为："證""证"和"症"，实际上是一个字和一个意义；将证指证候，症指症状，把它们区别起来没有根据，而且在探讨文献时会发生错觉。印会河也多运用"辨症论治"一词。从发展的眼光来看，病、证、症三者关系并不是固定不变的，如"湿证"（相关皮肤病）、"郁证"（相关精神病）等，中医辨证治疗疗效较好，可否上升到病的高度认识？另外，临床常见的症状（如疼痛、疲劳等）中医也可进行辨证治疗，等等。这如同西医对"病"的认识也在变化一样，从疾病与健康的对立到亚健康状态，并非只认为有病理改变才为病，如获得性免疫缺陷综合征（AIDS，艾滋病）起初为一综合征，功能性消化不良的诊断应除外胃、肠、肝、胆、胰等器质性的病变。

　　证介于病、症之间，病与证纵横交叉，它是疾病过程中机体的一种整体反应状态，如何认识"证"这一特殊概念，常常引发以下问题。

　　中医有异病同证、异病异证、同病同证、同病异证之说，如何理解它们之间的异、同之处？病之下的辨证分型论治有无规律可循？病之下的辨证分型与疾病的分期有无异同？新的病种（如AIDS、××综合征）不断出现，而中医证似乎凝固不变，故现行教科书中所列常见证，是否能满足临床辨证的需要，即能否以不变应万变？

　　有以病统证，亦有以证统病者，那么病证关系究竟如何？是否某证可见于一切病之中，而某病也可以辨出一切证？证是疾病的阶段反映，是否是恒动的？如是，为什么有时舌脉体征在病情好转之后，却依然如故？

　　临床有无独立单一证？如何区别脾阴虚证与胃阴虚证？肝阳虚证仅是在肝气虚证的基础上出现的阳虚有寒的表现吗？证与证的组合有无规律，相兼程度如何，如气滞血瘀证是否为气滞证与血瘀证各取一半或二者叠加？

　　中医非常注重体质、气质、情绪及心理状态、时间等因素在辨证论治中的作用，它们与证的关系究竟如何，如"据质辨证"是否就说明体质因素可以决定证？

三、症状与治疗的关系

（一）辨证论治

　　中医治疗疾病强调辨证论治，辨证是决定治疗的前提和依据，论治是提出治疗疾病的原则、手段与方法。辨证是通过辨识证候来认识疾病，是以组成证候的基本要素——症状为依据，论治是在证候确立之后，确定采用相应的手段与方法来治疗疾病，消除由疾病而产生的症状。姚乃礼等认为，症状与治疗的关系也是辨证与论治的关系。故清代名医徐灵胎指出："欲治病者，必先识病之名。能识病名，而后求其病之所由生。知其所由生，又当辨其生之因各不同，而病状所由异，然后考其治之之法。"

　　"同病异治"和"异病同治"是中医治疗学的重要特色之一，是以证候为核心来实施的，亦即疾病相同，在疾病演变和发展的各个阶段，因证候表现不同而治疗不同。相反，不同的疾病，在疾病演变和发展的某一个阶段，因证候表现相同而治疗相同。

　　在这一原则的指导下，临床对于症状的处理，要以证候为核心，亦即症状相同，由于与兼症和舌脉象组合后证候不同，则治疗方法可不同。相反，症状不同，由于与兼症和舌脉象组合后证候相同，则治疗方法可相同。且同一症状，由于其病因、病机不同，又有寒热虚实之异，则其主观感觉可有不同反应。医者即可借此辨其证候属性，而确定治疗原则。如腰痛这一症状，临床可有"腰痛如折""重痛""窜痛""冷痛"等不同表现，则可借此并结合不同兼症，辨识为肾阳虚、肾阴虚、寒湿内侵、瘀血阻滞等不同的证候，其治疗方法必然有异，宜分别施以温补肾阳、滋补肾阴、散寒祛湿、活血化瘀之法。肾阳虚证候不仅表现出腰痛症状，阳痿、水肿、腹泻、气喘等症状也可见于肾阳虚证候中，这些症状此时均可用温补肾阳的方法而获效。

中医治疗疾病有标本缓急之分，以疾病分标本，则病因为本，症状为标。根据急则治标，缓则治本，标重于本者，先治其标，后治其本的原则，有的疾病可以采取先抑制、改善症状治标的办法，以迅速解除患者的痛苦，然后再审因论治，缓缓图之，以求其本。

（二）辨病论治

辨病论治亦是中医临床诊治的主要手段，发挥着重要作用。古人在防治疾病时，首先是辨病，如甲骨文中就有疾首、疾身、疟、蛊、龋等记载，《山海经》记载有瘿、瘕、痹、痔、疥、疟等38种病名，马王堆出土的简帛医书《五十二病方》中亦有癫疾、蛊、骨疽等52种病名的记载，《内经》已有二百余种病名的记载；以后逐渐出现辨证论治，张仲景《伤寒杂病论》中辨病与辨证论治的内容均有，如桂枝汤证用桂枝汤是属于辨证论治，鳖甲煎丸治疗疟母是辨病论治。

当今，在强调辨证论治特色的同时，人们渐渐忽略了辨病论治同样也是中医诊治疾病的重要手段。辨证论治的范围似乎在无限扩大，但临床是否一切病、症均可以或均有必要进行辨证论治？其辨证的准确率及疗效究竟如何？如果辨证论治的结果只是平平淡淡，那么其价值就有待重新评定。

无可否认，辨证论治对某些病、症的治疗的确具有良好的效果，其特色至少体现在：其一，临床上，疾病表现错综复杂，在目前对许多疾病认识不清且缺乏针对性治疗的前提下，辨证论治不仅可能在某种程度上改善症状，调整机体状态，且能因人、因时、因地治疗，是较高级的对症处理。其二，临床上，对于诸如"身体不适"的状态，不需辨病同样可辨证治疗，从而弥补无病可辨、可治的不足。但辨证论治并非中医诊治病证的唯一最高层次，在现代医学日益发展，对许多传染性疾病已采取疫苗预防，感染性疾病通过抗生素治疗能得以控制，以及疾病将最终从分子、基因水平治疗的情况下，无疑辨证论治面临着危机。

以辨病为主所进行的专方专药治疗，是中医学术发展和中医临床的一个重要内容。清代徐大椿《医学源流论》指出："欲治病者，必先识病之名……一病必有主方，一病必有主药。"说明不同疾病可有自己的专方专药治疗。专病专方，如少阳病用小柴胡汤、百合病用百合类方、肠痈用大黄牡丹皮汤或茵陈附子败酱散、郁病用逍遥散、脏躁用甘麦大枣汤、蛔厥用乌梅丸等；专病专药，如海藻、昆布软坚散结，水银、硫黄疗疥疾，常山、青蒿截疟，黄连、鸦胆子治痢等。这些专方专药对疾病的治疗有很强的针对性，是辨证施治甚或随证加减的灵活随机性所难以比拟的。青蒿有退虚热的功效，但青蒿能截疟，主治疟疾，所以，如何寻求对疾病有效的治疗药物，青蒿素的研制成功给予了我们有益的启示和思考，这也是疾病诊断所采取的针对性治疗的意义所在。但中医辨病论治也存在局限，尤其在病、证、症概念混淆不清的情况下，故有必要结合西医学辨病治疗，以摆脱中医无证（症）可辨的困境，辨证论治结合辨病治疗已成为主流。

目前，辨证论治存在很多问题，主要有：辨证论治受主客观不确定因素的影响，加之所辨得的病因（如六淫、七情等）、病性（寒、热、虚、实等）、病位（气、血、肝、心、脾等）、病机（气虚、血虚、气滞、血瘀等）都是代名词，实无所指，故"司外揣内"究竟"揣"到了什么？是否能根据表面症状来如实推测内部的病变？不难看出，依据症状、体征获得的辨证结论属于较原始的诊断，难以反映病变的本质。在此情况下，有学者提出微观辨证、"潜证"等概念，认为这样就可以弥补宏观辨证的不足之处。但微观辨证与西医辨病有无异同？微观指标的植入是否就有利于中医辨证？如是否纤维镜下有红肿、糜烂就可认为是"热证"，某些生物化学指标的低下就可认为是"××虚证"？这些微观指标的改变是反映病的特性还是证的共性？

辨证论治与辨病论治在临床实践中应二者并重，不可厚此薄彼。更重要的是，辨证论治与辨病论治的生命力在于不断提高临床诊治水平。辨证论治的不确定因素及主观随意性，要求中医在临床上长期揣摩与实践，并继承名老中医的丰富诊疗经验，以提高辨证论治水平。但辨证论治同样需要发展，而不能故步自封。

四、症状鉴别的意义、原则和方法

（一）症状鉴别的意义

历代医家的著述，已有一些关于症状鉴别诊断的记载或描述。这些记述虽在一定程度上示人以规矩准绳，但不够系统，也不全面。如《丹溪手镜》曾列举了八十多个常见症状，不同程度地叙述了与它们有关的一些病证的区别与治疗。《医学入门·问证》简要的记述了肩背痛"暴痛为外感，久痛为虚损夹郁"、腰脊痛"暴痛亦为外感，久痛为肾虚夹滞"等。《伤寒证治准绳·察色要略》关于面赤症状之鉴别诊断，描述亦颇详尽，如谓"在伤寒见之而有三阳一阴之分也"，并列举了太阳病阳气怫郁在表、阳明病里热内蒸，少阳病热在半表半里，少阴病里寒外热、夹阴伤寒虚阳上浮，以及阴火等不同的证候和有关的病机。而较早的、初具规模的中医症状鉴别诊疗学的代表作，除许叔微的《伤寒百证歌》外，则应推宋代成无己所撰之《伤寒明理论》。

中医症状鉴别，是从症状的角度系统、全面地研究各种症状的性质、特点、相互关系和诊断意义，剖析与每个具体症状密切关联的各种常见证候的特点，通过对病因、病机、主证、兼证的比较和分析，阐明这些证候之间实际上存在着的差异，进而揭示其鉴别诊断的规律。其目的在于提高广大中医临床工作者根据患者的症状准确地进行辨证的能力。

（二）症状鉴别原则

孙思邈曾经指出临证诊断思维的重要性，如在《备急千金要方·论大医精诚》里指出"五脏六腑之盈虚，血脉荣卫之通塞，固非耳目之所察，必先诊候以审之"，主张"省病诊疾，至意深心，详察形候，丝毫无失"等，已给症状鉴别诊断等工作确定了原则，并提出了总的要求。综合前人的有关认识成果，在做症状鉴别诊断时应当注意以下几点：

1. 全面考察，责其有无

首先，临诊之际，患者的症状是第一性的，而医生的辨证或诊断概念则是第二性的。因此，鉴别症状只能按其本来面目和它们之间的自然联系去识别其差异或真伪，切忌主观臆断。应在客观事实和科学思维的基础上，在逻辑推理的条件下建立辨证结论。

《褚氏遗书·除疾篇》云"除疾之道，极其候证"。《丹溪心法·审察病机无失气宜论》认为鉴别诊断的原则在于"别阴阳于疑似之间，辨标本于隐微之际；有无之殊者，求其有无之所以殊；虚实之异者，责其虚实之所以异"。这就要求我们在搜集鉴别诊断资料时，一定要客观全面、仔细准确。对于所欲鉴别之症状，应逐一弄清它们的历史、现状，以及同时并存的其他症状，乃至与周围事物的联系，等等，以免由于思想上的片面性而导致误诊，如舌质的红与淡，就必须首先区别其是否真红或真淡。因为一般在进食、热饮、多言，以及反复强力伸舌之后，均易使正常舌质发红甚至变绛。而由于长期失血或生化无源等原因导致血虚的患者，虽然身患热证，但其舌质也不一定能红起来。这就需要联系舌上津液之多寡、苔色是否发黄等有关情况全面衡量了。所以，凡评定一个症状的诊断意义或所反映的病机等，应当客观全面。

其次，即使已获得较多的支持我们拟诊意见的正面诊断资料，也不可因此便忽视那些尚具有鉴别诊断意义的其他症状。例如，从舌苔黄腻，口渴但又不欲饮的症状出发，经过四诊又连续得到舌质红、脉濡数、脘腹闷胀、胃纳减退、发热、大便溏垢、尿黄等支持湿热中阻的诊断资料，则还要根据实际情况和需要，或再进一步了解患者吐痰多否、痰质如何、胸腹有无灼热如焚等感觉，并细询病前之情况，病程之新久，掌握其发病之季节等，才便于和痰热、湿温、暑温或伏暑之邪阻于胃肠等疑似病证做深一层的鉴别。因此，唯有全面考察、责其有无，占有足够的事实材料，客观的进行综合分析，才能对症状做出准确的判断，从而构成明晰的辨证概念。

2. 谨守病机、求其所属

望、闻、问、切，是中医认识症状的有效手段，它不是医生的一般机械作业或例行公事，而是一个富有探索性的、灵活机动的诊察和思维过程。其目的在于扩大诊断线索，透过症状以窥切病机。因此，在四诊的过程中必须边检查、边思考各种症状间的有机联系，通过抽象思维，把患者体内主要的病机变化尽可能地揭示出来。如《灵枢·外揣》所说的"合而察之，切而验之，见而得之，若清水明镜之不失其形也"。

要揭示病机，确定证候，必须对各有关症状之产生机制和病理性质有所了解，并要善于发掘各种症状之间合乎逻辑的内在联系，这样才有可能给予正确的综合评定。因此，在构思初步拟诊的辨证意见时，最好先从一种可能性较大的病机着眼，尽可能地用一个证，或一两个互有关联的证来概括患者的各种主要表现。若单一的病机或证候确实难以解释其全部症状，则可考虑同时有两种或两种以上互有牵连的情况共存。但是对于复合病机或复合证候，也应分清其主次，明确病机之间的主从关系，弄清谁是主证，谁是兼证，谁是变证，谁是兼夹证等。

先从单一病机或一种证候考虑辨证的方法，似乎是不够全面的，但其优点却往往有利于抓住病机变化的主流，容易找到最根本的证候。特别是一些病情比较复杂，且有某些特殊传变规律的疾病，由于脏腑间的相互影响，常衍化出一系列复杂的症状。对于此类患者，若不用一元化的辨证思维方法去把握病机，那就有可能在症状鉴别诊断上走弯路。

例如某患者的症状是：发热已经数天，虽然自动出汗而体温不降，由于食欲全无，自发病后一直未解大便，近日神志不清，时发谵语，舌苔黄燥而垢。面对这样的患者，若孤立地去单纯分析每一个症状，既无主次，又不围绕一个共同的、可能性最大的病机去连贯起来思考，则会感到证候不易辨认，难以迅速做出诊断。与此相反，若按上述原则综合考察，根据便秘发热、汗出神昏、其热不为汗衰，谵语苔黄等里热实证的线索，进一步查明是否持续发热且日晡更盛，寸口脉是否按之有力，腹诊能否扪到燥结变硬之粪团，压之是否痛而拒按等。只要具有其中主要几项，便可得出热结阳明的诊断。至于神昏谵语的症状，乃是胃中浊热之气熏蒸于上，神明受扰所致；自汗出乃阳明病之本色，是热迫使然。这样抓住了热结阳明胃腑这一主要病机，便可比较自然地解释上述全部症状，且有理由采取釜底抽薪的治疗方法。

由此可见，《素问·至真要大论》在阐述了十九条病机之后总括地指出的"故大要曰：谨守病机，各司其属"的根本性原则，至今仍具有着指导临证诊疗实践的重要意义。

3. 识别真伪、观其动态

要准确的鉴别症状，有时还要注意排除各种假象。因为掺杂在症状中的假象，也是病机复杂变化的表现形式之一，实际上是在一定条件下和一定范围内出现的曲折反映病机性质的一种反面表现。它虽然具有不稳定、不扎实和容易消失等特点，而且也无法成为症状的主流，但有时却能干扰我们对证候做出正确的诊断。因此，在鉴别症状时，必须撇开假象，抓住病机变化的本质。

识别假象的有效方法：首先是使自己的目光不囿于片面性的症状，要把各种有关的症状同时纳入视野和观察思考中。更重要的是仔细考察这些症状在病程经过中的前后表现，切实掌握其动态变化。因为医生对于患者的某些症状的认识，往往不是一次便能完成的，且在某些情况下也很难立刻做出正确的结论。而症状鉴别则要求十分精确地把易于混淆的各种疑似现象清楚地区分开来，做到"是非分明"和"真的不消"。因此，临证时必须严格遵循科学的诊断学思维规律和中医的辨证规范。

由于疾病是一种不断发展变化的运动过程，而医生的每次诊查又往往只能见到疾病过程的某一阶段中的一个或几个侧面，甚至还可能碰到掩盖病机性质的假象。所以对于任何病证的诊断，原则上都不能忽视对其症状动态的全过程的观察，尤其是那些病程经过比较长的病证，更应该继续观察其动态，甚至还须通过一定的治疗实践，才能获得完整的认识。例如，像某些顽痰或瘀血证候的鉴别，有时就要经历这样的过程。因此，症状鉴别的结论也必须经受时间和实践的检验，决不可满足于用一时一次的诊断去思考和解决证候之间的疑似鉴别问题，才符合祖国医学一贯倡导的"因时、因地、因人、因病制宜"的辨证思维原则。

（三）症状鉴别方法

鉴别某一症状有关的各种疑似证候，方法虽多，但从形式上看总不外直择法与汰选法两种。二者虽有不同，但并不对立或排斥，实际上是相辅相成、互为补益的。它们的共同点是从病员主诉中的某一个具有代表性的症状出发，即以"主症"为核心，联系现实存在的其他有关症状（即"兼症"）及病史资料等，分析对比、综合思考、然后按中医辨证规范做出判断。

直择式的症状鉴别诊断法，主要是凭借医者敏锐的观察力和丰富的学识与经验，单刀直入地一次便做出诊断。这种方法看起来似乎是不加思索地凭直觉判断，实际上则是从多种可能性当中直接选择和提出比较符合患者实际情况的证候概念。例如，患者主诉中具有代表性的症状是失眠，同时又伴有心悸、易醒多梦、健忘、四肢无力、纳谷不馨、舌质淡、脉弱等心血不足和脾失健运的表现，则可通过直择式的症状鉴别诊断法，立即构成"心脾两虚"的证候概念。此法最为医者所习用，对于上述典型之证自不费力，但欲达到炉火纯青、运用自如、决疑难而不惑的地步，则非朝夕之功。

对于病情比较复杂、主诉全为非特异性症状，加之医者经验又感不足时，汰选法则是用以区别症状、分辨证候的一种辅佐方法。此法的特点是把与某主要症状有关的各种证候一一举出，然后和患者的实际情况逐一进行对比分析。首先，排除与患者的具体症状最少共同点的证候，继而剔除较少共同之处的证候，最后剩下共同点最多的、较吻合的证候作为诊断。其优点是通过逐层对比，不断淘汰，考虑的范围比较广，对比的方式也较周详，最终留下的，常是一个比较符合患者实际情况的辨证概念。但缺点是容易流于机械的单纯"相似量"的对比，甚而忽略对主症本身的特点或兼症中特异性表现之分析。其次，此法还有待中医证候诊断标准之逐步规范化，以便于广泛运用。

总之，无论运用直择法或汰选法进行症状鉴别诊断，决不可偏离中医特有的辨证规律和要领。对于任何一种症状，特别是各种非特异性症状，首选要了解该症状之病因，把握其病机，从性质上分清寒、热、虚、实。只有明了症状的"八纲"并做到"审症求因"和"谨守病机"，鉴别诊断才能收到事半功倍之效，辨证的准确性方可提高。例如：自汗或多汗等症状便有虚实之异；肢厥等症状则有寒热之别或阴阳之殊。像多汗这一症状，虽提示有表卫不固、阴虚热扰、里热熏蒸、亡阴亡阳等不同病机和证候的可能，但关键在于弄清虚实，详析病机。再如：表卫不固，阴虚热扰、亡阴亡阳者均属虚汗；而实证之汗，除里热熏蒸、热迫汗泄外，尚有邪热外透（如风温之自汗、湿热之自汗）或邪干于卫分之故，等等。另据前人经验，实证之多汗还有"伤风则恶风自汗，伤湿则身重自汗，中暑则脉虚自汗，风温则鼾睡自汗，霍乱则吐泻自汗，阳明腑证则潮热自汗"等特点。其中，自汗固然是主证，恶风、身重、脉虚、鼾睡、潮热等属于"兼证"，但确是区别各种有关病证的重要依据之一。其次从病机方面看，凡里热熏蒸腠理发泄之多汗，一般皆在阳热的基础上出现，是正邪交争之象。而虚证之多汗，若属表卫不固而津液外泄者，一般常见于平素气虚或肤白体胖、腠理疏松之人；阴虚热扰，心液失其敛藏之多汗，通常易表现为盗汗或寝汗，且多见于肾阴虚或肺肾阴虚之患者。亡阴亡阳之多汗则属"绝汗"范畴，每见于垂危之际，是正气暴脱濒死之状，并非一般多汗或自汗。

由此可见，严格按照中医学的辨证原理进行思考，首先分清症状的"八纲"，继而详析病因、病机、落实病位，然后对比分析各疑似证候之主症特征和兼症差异，客观准确地给予综合评定，实为中医症状鉴别诊断之要领。

五、常见症状的鉴别

常见症状的鉴别，举例若干。

（一）恶寒

恶寒是指患者感觉怕冷，虽加衣覆被近火取暖亦不能解其寒的一种症状。恶寒与畏寒、恶风不同，恶寒者不受风吹即有怕冷的感觉，虽居内室内，甚加衣覆被近火取暖仍觉全身发冷；畏寒是指居于室内或添加衣被、近火取暖，怕冷的感觉可以缓解。恶风者乃遇风始觉怕冷。但须注意，恶寒、畏寒者皆恶风，恶风者也多兼恶寒。恶风、恶寒和寒战有程度的不同，"轻则恶风，重则寒战"。一般来说，恶风、恶寒、寒战多见于外感病中，而畏寒则多见于内伤杂病中。

【鉴别】

常见证候

风寒束表恶寒：恶寒甚，或有发热，无汗，头身疼痛，或鼻塞流涕，气喘，苔薄白，脉浮紧。

凉燥袭肺恶寒：恶寒甚，发热轻，头痛无汗，口、鼻、咽干燥，咳嗽痰少，舌苔薄白而干，脉浮紧。

邪郁少阳恶寒：恶寒与发热交替发作，口苦，咽干，目眩，胸胁苦满，心烦喜呕，苔薄白，脉弦。

邪伏膜原恶寒：恶寒不发热，或热少寒多，休作有时，神疲肢倦，胸胁痞满，舌苔白腻，脉弦迟。

少阴寒化恶寒：恶寒肢冷，精神萎靡，但欲寐，常伴身肿、呕吐、下利清谷，小便清长，脉微细而沉。

真热假寒恶寒：恶寒，甚则寒战、神昏。恶寒不欲近衣被，胸腹按之灼热，烦渴饮冷，声高气粗，便秘溲赤，舌质红绛，苔焦黄而干，脉沉而滑数有力。

疮疡初期恶寒：恶寒，甚则寒战，发热，疮疡局部肿痛发热，小便黄赤，大便秘结，舌苔黄，脉洪数或滑数。

寒饮内停恶寒：眩晕，恶寒肢冷，胸脘痞闷，呕吐清水、涎液，苔白滑，脉弦紧或弦滑。

【文献别录】

《伤寒论·辨太阳病脉证并治上》："太阳病，或已发热，或未发热，必恶寒，体痛，呕逆，脉明阳俱紧者，名为伤寒。""病有发热恶寒者，发于阳也；无热恶寒者，发于阴也。"

《张氏医通·恶寒》："外感、内伤、伤食、湿痰、火郁，皆有恶寒，非独阳虚也。"

（二）畏寒

畏寒是患者自觉怕冷，添衣加被或近火取暖，可以缓解的一种症状，亦称畏冷，多由内伤阳气不足所致。

【鉴别】常见证候

寒邪客肺畏寒：畏寒，咳嗽气喘，胸闷，吐白痰量多，苔白滑，脉弦紧。

寒湿困脾畏寒：畏寒肢冷，脘腹胀闷，口腻纳呆，泛恶欲吐，口淡不渴，腹痛便溏，头身困重，舌质淡胖，苔白腻，脉濡缓。

寒凝肝脉畏寒：畏寒肢冷，或恶寒，常伴少腹拘急冷痛牵引睾丸坠胀疼痛；或阴囊冷缩；或月经不调，经痛；或巅顶疼痛，遇寒痛增，得温痛减，呕吐清涎，苔白，脉紧。

心阳虚畏寒：畏寒肢冷，面色晦暗，精神不振，心悸气短，心胸憋闷或疼痛，舌质紫暗而胖嫩，脉细弱或结代。

脾阳虚畏寒：畏寒肢冷，面色㿠白，精神不振，纳减腹胀，口淡不渴，脘腹冷痛，喜温喜按，大便稀溏甚至完谷不化，舌淡苔白，脉沉细。

肾阳虚畏寒：畏寒肢冷，面色㿠白或黧黑，精神萎靡，腰膝酸冷，小便清长频数，耳目失聪，两尺脉沉细弱；男子阳痿滑精、早泄；女子白带清稀，或胎动易滑，宫寒不孕等。

【文献别录】

《医碥·问证》："外感恶寒，虽近烈火不除，必表解乃已。内伤恶寒，得就温暖即解。"

《中医诊断学·问诊·问寒热》："畏寒：是病人自觉怕冷，但加衣被近火取暖可以缓解，称为畏寒，亦称畏冷，多为里寒证。机体内伤久病，阳气虚于内。或寒邪过盛，直中于里损伤阳气，温煦肌表无力而出现怕冷的感觉。此时若加衣近火，防止阳气的耗散，或以热助阳，使阳气暂时恢复，肌表得温，畏寒即可缓解。"

（三）头汗

头汗，指仅头面部汗出而言。《伤寒论·辨太阳病脉证并治》曰："但头汗出，剂颈而还。"

头汗一症，常人也可以出现，如进餐时或小儿睡眠时头部汗出，但无任何症状，俗称"蒸笼头"，此不应视为病变征象。

【鉴别】常见证候

湿热熏蒸头汗：头面汗出，小便不利，身目发黄，恶寒发热，舌苔黄腻，脉濡数。

阳气不足头汗：头面多汗，面色㿠白或苍白，四肢不温，气短，畏寒，神疲乏力，舌淡嫩，脉虚弱。

【文献别录】

《伤寒论·辨太阳病脉证并治》："伤寒五六日，头汗出，微恶寒，手足冷，心下满，口不欲食，大便硬，脉细者，此为阳微结，必有表。"

《类证治裁·汗症》："胃热上蒸，额汗发黄，小水不利者，五苓散加茵陈。伤寒胁痛耳聋，寒热口苦，头汗剂颈而还，属少阳。"

(四) 心胸汗出

心胸汗出，又称"心汗"，指心胸部多汗而言。正如《类证治裁·汗症》所载："当心一片，津津自汗，名心汗。"也有称"胸汗出"者。

【鉴别】常见证候

心脾气虚心胸汗出：心胸汗出，面色㿠白，气短乏力，心悸健忘，纳呆，便溏，舌质淡嫩，脉象虚弱。

心肾阴虚心胸汗出：心胸汗出，心烦失眠，心悸健忘，头晕耳鸣，咽干舌燥，腰酸膝软，多梦遗精，骨蒸潮热，小便短赤，舌红少苔，脉象细数。

【文献别录】

《张氏医通·杂门》："别处无汗，独心胸一片有汗，此思伤心也。其病在心，名曰心汗，归脾汤倍黄芪。"

《类证治裁·汗症》："当心汗，为思虑伤脾。"

第三节　症状量化研究

中医症状量化是以统计学概率论为理论，将中医症状通过调查、运算，使其成为量化指标，其实质就是解决中医临床症状客观化和定量化的问题。

一、症状量化的目的

中医诊断的核心是根据中医症状归纳出中医证候，即辨证。目前的辨证存在两个问题：①每个证候的各项中医症状只有定性描述；②证候只描述了可能存在的各项症状范围，未明确规定症状怎样组合才能诊断为某证候，并非各项症状必须同时具备才能诊断。这样就使人有不同的理解，虽为诊断的统一标准，但也为中医疗效评价标准统一带来了障碍。为解决上述问题，需借鉴现代医学处理症状量化的方法，提出中医症状量化方法。

二、症状量化方法

（一）100mm 标尺法

由松提出症状客观量化的方法——100mm 标尺法，即每一项症状都可规定为从 0~100mm 的范围。治疗前在医生协助下请患者自己选一个点（例如 50mm）作为基线变量，治疗后完全由患者自己参照基线变量再选择另一个点（例如 30mm），则 50-30＝20mm，即为该项症状的改善量。本法适用于不能用频次表达的症状。这些症状的量化值都是以患者为中心收集的计量资料，可以相应地选择计量资料统计分析方法。此方法用于自身前后疗效评价研究可能较为合适。

（二）分级赋分法

此类分级方法主要从症状发生的频次及程度等方面进行量化，其相关的研究及应用颇为丰富。对于能够分级的症状通常按照相应标准分为四或五个等级并赋分，如分为轻度、中度、重度三级，分别记为 1、2、3 分；分为轻度、中度、重度和严重四级，分别记为 1、2、3、4 分，对难以分级的症状、体征分为不出现、出现，分别记为 0、1 分。

徐迪华等制定了中医问诊信息模拟定量（级）参考标准，除将症状分为轻、中、重三级外，还分别对每一个症状的轻重信息程度进行了具体的描述。梁茂新等提出症状轻、中、重程度量化的方法有考察症状出现的频率、考察症状持续时间（即症状缓解时间）的长短、考察症状的性质程度、考察症状与外界刺激的关系四种，强调此四种方法不应孤立，而应相互合参，综合予以量化。

梁氏又从虚证的症状量化入手，选出常见的 30 个症状。按轻、中、重度分别计为 1、2、3 分，各症状所赋分数的总和即是该病证的总体症状水平的积分值，并按治疗前后积分值进行疗效评价。王奇等在症状体征等软指标量化的研究中，对于能够分级的症状分为不出现、轻度、中度、重度四级，分别记为 0、1、2、3 分；难以分级的症状、体征分为不出现、出现，分别记为 0、1 分。

严石林等从实用、可操作性和可重复性的角度出发，对肾阳虚证辨证因子进行定量化研究，详细制定出肾阳虚证（如腰膝酸痛、畏寒等 40 项症状）的轻（1 分）、中（2 分）、重（3 分）评分标准。庄子齐等自拟症状、体征、生活质量等量化计分法评定腰椎间盘突出症的临床疗效，按无及轻重程度的描述不同分为 6 级计 0~5 分。官坤祥等在肠易激综合征中医证候量表研制中，采用 5 级评定法对每个条目进行量化，按频率分为总是有、经常有到没有 5 个等级。

分级赋分法操作相对简单，具有一定的实用性，故此方法现行临床及科研应用较多，但存在标准模糊、可操作性差等缺点及不足性。

（三）赋权值法

德尔菲法（Delphi 法），通常以匿名的方式，经过有控制的几轮征询专家意见，组织者对每一轮的专家意见进行汇总，经过反馈，使专家意见趋于一致。此法简便易行，利于操作，故运用颇为广泛。这种方法属于主观赋权法，由于完全依赖专家的主观判断，少有严密的数学处理，故科学性和可信度往往有限。

模糊数学评判法是针对现实的系统大多数属模糊系统这样一个客观事实，采用相应数学理论和方法来建立模型和进行科学评价，使各种评判、决策从主观臆想、经验定性向定量转化的一种方法，属于客观的赋权法。

朱文锋提出借鉴德尔菲法和模糊数学评判法等方法，通过多轮反复征询、逐步修正，并集合多数专家的临床经验，确定与某证或某病相关的因素、症状或体征的贡献度，给予这些症状和体征赋权值处理，然后设100为病、证诊断的基本阈值，进行加权求和浮动阈值运算，进行病证计量诊断，并将此方法应用于 WF 文锋-Ⅲ中医（辅助）诊疗系统中。德尔菲法和模糊数学评判法相结合进行赋权处理，可以弥补各自的不足，将二者的优势有机结合，可以避免结果的主观随意性，但还需要在临床上进一步广泛试用，以对其进行不断的检验修正，使其更为符合临床实际。

（四）症状加权积分法

中医症状加权积分法，即症状分级赋分与权重结合。此法是在分级赋分法的基础上，加入了症状权重，进行联合量化。

周小青等引入权重的概念，不仅考虑以不同权重（wi）反映不同症状体征（xi）的主次，还考虑以不同记分（gi）反映症、征的轻重程度变化，采用联合定量，使原有的定性计量诊断变成定性与定量（等级）相结合的计量诊断。王俊显等也提出，要将症状进行主次判断后再进行轻、中、重量化，主症量化时分值要高于次症2~3倍，或者是根据病证的实际情况或需要适当地予以分值，如对以发热为主的感冒患者的低热、鼻塞、流涕等症状的轻、中、重分别给予1、2、3分，对主症发热的轻、中、重给予2、4、6分或其他较高分；或可对主症从不同方面进行量化，如以疼痛为主的病证，从疼痛的程度、发作频率、持续的时间等方面进行量化。

万霞对围绝经期综合征的症状进行量化，症状的分级采用无、轻、中、重，分别记为0、1、2、3分；对于无、有分类的症状体征，分别记为0、1分；对主要症状体征，赋予0.75的权重，次要症状体征赋予0.25的权重。李联社等将患者是否主动诉出与症状出现频率及严重程度相结合，对症状采取5级计分，并且根据主要症状和次要症状在证候中所占比重不同而赋予分值。例如：患者主动诉出，显著且持续存在积4分；问出，显著或持续存在积3分；问出，较轻或间断出现积2分；问出，轻微或偶尔出现积1分；提问后否认积0分。此种症状计分法，增加了症状量化标准的可操作性，避免了掺入主观臆测的成分，使之能够适用于任何症状，且不因操作者不同而出现较大的偏差。便于在科学研究中统计处理，与现行的症状定量法有质的差异。

症状加权积分法是在单纯分级赋分量化方法的基础上进行改进，其考虑因素更为全面，无疑对目前的症状量化研究提供了更好的借鉴。此外，还有许多借鉴问卷及量表法进行症状量化的研究报道，但其具体症状的量化方法无非以上几种，故不再赘述。

近年来对中医症状的规范化、定量化的研究已取得一些成果，但仍有诸多问题需要探讨和解决。①对症状的量化方法缺乏统一标准。如对于同一个症状，不同的研究者或临床应用者可能分别使用不同的量化方法，阻碍了彼此之间的比较与交流，不利于对其方法的客观评价。所以是否应该制定科学、临床可操作性强的统一量化标准，值得进一步探讨。②目前症状量化等级的标准并不统一，应依据症状自身特征及规律对量化进行分级和描述，考察症状出现的频率、持续时间及缓解时间的长短，以及症状的形式及程度等，实行分类描述、独立计分，从而实现互相参合，综合量化。③需对评价性及诊断性量化进行区分。根据不同的研究目的采用不同的症状量化方法，比如需要对患者的心理状态进行评价时采取心理测量学的评价法，对于主观症状、临床疗效的评价可采用分级赋分法、相对精确定量评价法，而对于证的定性与定量的诊断研究则需要联合半定量评价法与赋权法两种方法。④部分对症状的量化方法需要进一步改进、完善，如临床研究中多在对证候半定量的基础上结合多种数理统计方法，并运用计算机技术来制定证的诊断标准。但中医证候是非线性复杂系统，大部分数理方法属于线性描述，不能够完全解释中医的复杂证候。因此要积极探索中医证候的复杂性和非线性，同时可处理定量资料和定性资料，可以挖掘隐变量及隐变量和显变量、隐变量与隐变量之间相关关系的方法。另外，基于多中心、大样本获取的临床流行病学调查数据，运用无监督分析方法进行数据分析，建立证的诊断标准方法，已逐渐得到人们的共识而成为一种新的研究模式。⑤对症状量化方法的临床应用还不够广泛，相当一部分方法尚处于研究阶段。而对于一些在研究工作上已经比较完善的方法，还有待于临床的进一步检验和推广。

三、常见症状量化示例

常见症状量化以慢性肾衰竭为例加以介绍，见表1、表2。

表1　慢性肾衰竭的症状分级量化（主证）

主证	轻度(2分)	中度(4分)	重度(6分)
面色晦暗	面色暗黄而少光泽	面色暗黄而无光泽	面色暗黑而无光泽
腰痛	腰痛隐隐偶有发作	腰痛较重,转侧不利	腰部刺痛难忍
恶心	每日泛恶1~2次	每日泛恶3~4次	频频泛恶每日4次以上
呕吐	每日呕吐1~2次	每日呕吐3~4次	频频呕吐每日4次以上
肢体困重	肢体轻微困重感	肢体沉重,活动费力	肢体沉重如裹,活动困难
食少纳呆	食欲欠佳,口味香,食量减少不超过1/4	食欲不振,口味不香,食量减少1/4~1/2	食欲甚差,无饥饿感,食量减少1/2以上
倦怠乏力	偶感疲乏,不耐劳力,可坚持体力劳动	一般活动即感乏力,间歇出现,勉强支持日常活动	休息亦感疲乏无力,持续出现,不能支持日常活动
气短懒言	气力不足,多语则觉疲乏	体虚气短,懒于言语	语声低微、断续或无力言语
腰酸膝软	晨起腰酸膝软	腰酸持续,膝软不任重物	腰酸难忍,膝软不欲行走

舌质紫暗或有瘀点、瘀斑，舌淡有齿痕，舌苔厚腻，脉细涩，脉沉弱，均各记1分，无或恢复正常记0分

表2 慢性肾衰竭的症状分级量化（次证）

次证	轻度（1分）	中度（2分）	重度（3分）
肌肤甲错	肌肤局限性粗糙、干燥失润	肌肤粗糙干燥角化、脱屑，基底潮红融成片	肌肤广泛性粗糙干燥、角化，形如蛇皮
肢体麻木	手足麻木	四肢麻木	全身麻木
脘腹胀满	脘腹稍胀，可以忍受，不影响饮食	脘腹胀满，空腹缓解，饮食减少	脘腹胀满，终日不解，难以忍受
口中黏腻	微感口中黏腻	口中黏腻，食欲下降	口中黏腻难受，不欲饮食
大便不实	大便不成形，每日1次	大便不成形，每日2次	大便不成形，每日3次
口淡不渴	轻微口淡，不口渴	口淡无味，不口渴	口淡不欲饮食，不口渴

第四节 症状规范化研究

一、症状规范化的重要性和必要性

症状是中医诊病、辨证论治的重要依据，是中医临证诊断思维和治疗实践中不可缺少的疾病信息。症状术语是中医临床活动的基本语言。症状规范是准确诊断、制定诊断标准的前提。通过症状的规范化，有助于提高诊病、辨证的准确性。

二、症状名称的规范化研究

（一）症名规范化

将实际含义相同的症状，选定最恰当者作为正名，其余作为别名（同义词），尤其是可作为主症的症名，更应当使用规范症名，如选嗜睡为正名，则多寐、多眠（睡）等为同义词。同一症状，如口干、口渴、口燥、咽干、口咽干燥，再如四肢倦怠、不耐疲劳、倦怠、肢体疲倦等，不能有多种描述。

（二）症状各自独立

对似是而非的症状，应当加以区分，不得混同。例如，约定将经常怕冷称为畏冷（寒），新起怕冷称为恶寒。呕恶、眩晕、身目发黄、胸腹胀闷、带下清冷、舌苔黄腻、脉象弦数、口苦咽干、小便短黄涩痛等，均是两种或两种以上表现，各自有一定意义，不能将其合称为同一症状，否则难以正确反映病情，如只有头晕而无眼花就不便处理。

（三）不使用诊断性术语

对有诊断性含义的症名应做出正确处理，如所谓阴虚潮热、绝汗、舌边瘀斑等，"阴虚""绝""瘀"均属诊断性术语，应改为描述性症名，称午后低热、汗清稀、冷汗、舌边斑点等。

（四）利于反映病情本质

从辨证或诊病的目的出发，对症名尚未能充分反映病情者，需进一步明确。例如，新病不欲食的临床意义不大，久不欲食则常提示脾胃虚弱；新病气喘与久病气喘其诊断意义有在肺、在肾和属实、属虚之别。寒证、热证、气闭等均可导致肢厥，而有寒厥、热厥、气厥等之辨，肢厥是诊断的主要依据，但必须与更能反映寒热本质的胸腹冷热结合才更具辨证意义，因此可将肢厥分为肢厥身灼、肢厥身凉、肢厥身温三种情况。

（五）正确诠释症状

统一规范症名时，应对每一症名做出明确的定义，诠释其内涵、外延。如不欲食是指不想进食，或食之无味，食量减少，又称食欲不振、纳谷不香；纳少是指实际进食量减少，常由不欲食所导致；纳呆是指无饥饿、无要求进食之感，可食可不食，甚至厌恶进食。

（六）症状轻重的区分

主症和次症在诊断上的价值不全相等，对症状的轻重程度应尽可能进行分级量化。少数症状已有程度描述，如微热、壮热，口微渴、口大渴、口渴引饮，脉迟、脉缓、脉数、脉疾等。对多数未做程度刻画的症状，一般可按无、轻、中、重区分。

（七）注重客观体征及检测指标的采用

临床上的某些体征等，应尽可能使之客观、量化，以避免主观因素的干扰，使病理信息尽量真实。例如，舌诊仪、脉象仪、色差计等的运用，有助于舌象、脉象、面色等的判别。可适当选择一些体格检查及实验室指标，如肺部、心脏、胸腔部体格检查以及超声、心功能、肺功能、阻抗血流图、X线等检测手段，以补充四诊的不足，将某些对辨证有较确切意义的指标纳入中医辨证体系，为中医辨证服务。

三、症状采集方法的规范化研究

中医对症状信息的采集，主要是依赖主观感觉器官，通过望、闻、问、切四诊进行。为了获取全面而准确的症状信息，需要对中医四诊过程做严格、统一的要求。例如：望诊时对光线、观察距离的要求；闻诊时对医生嗅觉及听觉、是否配备相应的仪器设备的要求；问诊时对医生态度、患者合作程度及医患双方交流是否通畅的要求；切诊时对医生手法、受检部位定位的要求，等等。

（一）规范中医症状名称

应用现代术语学的原理和方法，对中医繁多的症状，从准确性、简明性、单义性、易于形成派生词等方面，进行整理和规范，要规范正名，以其内涵为依据，界定内涵和外延，进行定义性或说明性注释。对含义似是而非的症状和体征，应加以区分，不得混同。统一规范症名之后，应对每一症名做出明确的定义，如纳少是实际进食量少，纳呆是指无饥饿、无要求进食之感，可食可不食，甚至厌食不进食等。化繁为简，拆分复合症状为基本症状。临床中患者的表现多种多样，在一位患者的身上常常同时表现有多种症状，临床医生结合自己的经验常将症状进行综合性描述，从而形成复合症状。例如：患者同时表现有胁痛和胸痛的症状表现，医生常描述为"胸胁痛"或"胸胁胀痛"；如果患者同时出现胸痛和胁肋胀满的症状，医生也有可能描述为"胸胁胀痛"。症状的临床表现十分复杂，医生的个人经验和对症状的理解各有侧重，因而对复合症状的描述具有很强的随意性和主观性。另外，这种复合症状在一定程度上压缩和丢失了原有症状学的信息，不能全面地反映患者症状的全貌，容易产生歧义，影响所采集信息的真实性和可信性。针对中医症状学的这种特点，在进行症状信息采集时，应化繁为简，避免使用复合性症状，尽量采用基本症状进行描述和记录。例如，可以将复合症状"胸胁胀痛"拆分为"胸痛""胸痛性质（胀痛、空痛、刺痛等）""胁痛""胁痛性质（胀痛、空痛、刺痛等）""胸胀满""胁肋胀满"，医生可以根据患者的具体情况，对各种基本症状信息进行采集和记录。这样我们可以得到更为翔实、可靠、规范的症状学信息。

（二）制定切实可行的中医症状量化分级

传统的中医诊断，多侧重于定性诊断，忽略对"病"或"证"严重程度的定量诊断。由于中医主要以症状为诊断依据，因此，开展证的定量化诊断，不仅有利于掌握病情的严重程度，使临床施治更有针对性，而且也是现代临床研究中的实际需求。

（三）舌象、脉象的采集

传统的舌、脉象采集方式主观性太强、可操作性差，一般很难重现，难以适应现代化的中医症状学研究。为改进传统舌诊、脉诊存在的缺陷，近几十年来，已开发出脉诊仪、舌诊仪的量化诊断系统，但是目前的舌象仪、脉象仪在临床的实际应用性能还有待提高，还远远不能替代医生对舌、脉象的观察。

（四）症状信息采集表的信度、效度检测

制定符合中医四诊理论所采集的全面信息采集表，是中医临床研究的关键之一。为了更好地检测所制定的调查表是否合理、可行、科学。应引入信度、效度的概念，对所制定的调查表进行信、效度的检测。信度与效度原是现代心理学测验的常用概念。信度是指信息采集结果的可靠性或一致性，亦即多次信息采集结果的稳定、一致的程度。它既包括时间上的一致性，也包括内容和不同评分者之间的一致性，常用的估计信度的方法有重测信度、复本信度、内部一致性信度和评分者信度。效度是指信息采集的有效性或准确性，亦即信息采集能够测量出其所欲采集的症状特征的程度。效度越高则表示该信息采集结果所能代表要采集症状的真实度越高，能够达到所要采集的目的。检验效度的方法有内容效度、准则效度和构念效度。

（五）临床研究症状采集中的质量控制问题

首先，要结合中医临床特色针对病例调查表，制定一套切实可行、指导性强、实用性好的配套工作手册。工作手册的设计要密切结合临床调查研究的实际情况，语言简洁、没有歧义。一套较好的工作手册，能够使临床调查人员顺利而圆满地进行临床信息的收集工作，能自如地处理遇到的各种不同情况。其次，中医概念个人理解差异较大，症状采集主观性强，因此，要对研究者进行统一的培训，尽可能让每一位调查人员掌握统一的调查方法和操作程序。只有这样，才能对调查信息进行可信的数据处理与分析，才能得到科学、可靠的研究结果。

（六）横向比较中西医学症状术语

通过中西医学症状术语的横向比较，可以补充和完善中医症状信息的不足，如以"小便量的异常"为例进行详细的说明。西医学对小便量的异常进行描述时，将 24 小时的总尿量少于 400ml 称为少尿，将尿量多于 2500ml 称为多尿；而中医学对小便量的异常进行描述时，关注的是患者每次尿量的变化，若明显少于通常尿量，称为小便短少；若明显多于通常尿量，则称为小便清长。

（七）问诊过程中的纵、横向联想问诊思维

纵向联想问诊主要是指全面询问某一症状的特点，横向联想问诊主要是指询问患者是否存在与主诉密切相关的其他症状。例如，当患者主诉为"腹痛"时，不仅要询问疼痛的具体部位、性质、发作诱因、持续时间等，还应进一步询问患者是否存在发热、肠鸣、腹泻等症状。

（八）与现代信息技术相结合

症状信息采集与现代信息技术相结合对于症状信息采集规范有重要作用。在病情资料的收集中借助电子病历来收集和整理临床病情资料，其中包含了所有经过规范处理的四诊信息和西医学的各项实验室和物理检查指标，这样就可以让采集到的病情资料完整而准确。

第五节　症状采集研究

一、症状采集的意义和现状

中医四诊信息采集是收集病情资料的重要手段，其完整、丰富、系统性是全面掌握病情，从而实现对患者健康状态的综合掌握的前提。

传统的中医诊法中，医生在收集症状信息时，由于主观性过强，已不能满足中医发展的要求，因此诊法的客观化是国内外研究的热点和焦点。目前，国内已有多家企业和学校研发的四诊客观化仪器和软件系统面世，并在教学、科研等领域得以应用，取得许多优秀的成果。

二、中医问诊研究

中医问诊信息采集的研究主要集中在规范化问诊量表及问诊模型的研究上。

刘某以心系病证为研究对象，基于文献梳理及专家讨论，并经临床反复验证，研制了中医心系病证问诊采集量表；并结合计算机技术研制了问诊信息采集系统，实现了问诊的系统性、完整性、规范性。目前，已应用此采集软件采集病例3000余例。心系问诊量表及心系问诊采集系统的研制，说明量表法作为中医问诊规范化的方法具有一定的可行性，还说明将问诊量表与计算机技术结合研制的中医心系问诊采集系统，对实现中医问诊规范化、程序化和系统化具有一定的可行性。许某等选择基于聚类分析及概率论原理的隐结构方法，建立了心系疾病的隐结构模型，该模型在定性与定量层面与中医理论有较好的一致性。刘某等选择条件随机场、互信息、模糊数学评判等方法，筛选证候诊断的关键症状、体征及微观指标组合（主症），并结合多标记学习和深度学习算法，构建主症辨证模式，建立了慢性胃炎中医证候模型，其预测结果表明证型的相互关系与中医理论基本一致。

三、中医面、舌诊研究

（一）中医面诊研究

用于中医面部信息采集的面色仪，其信息采集通常需要完成以下步骤：面部图像采集、人脸图像分割、人脸区域定位、面部特征提取与识别。

1. 面部图像采集

对于图像采集的环境，应尽量接近传统中医面诊的环境要求，避免外界环境干扰，比如自然光和环境温度模拟、色彩表现真实等。蔡某利用日本生产的 CP6R-1001DP 型携带式色差计，对 508 例中医面诊中的病理五色进行量化检测，证实测色仪器能为中医面诊提供客观化指标；田某等运用德国生产的测色仪器 MPV-II 型显微分光度计，在暗室避光采集正常人和脾病患者的鼻尖部色相，绘制光谱曲线图进行对比分析；毛某采用上海中医药大学确定的标准环境获取人脸图片，选用国际照明委员会推荐的标准光源 D65、色温 6500K、显色指数 Ra=95 的光照环境，能够较好地模拟自然光线采集图像；蔡某等研究认为色温为 6500K 的日光模拟光源可以作为面诊信息系统的标准照明光源；李某等对比了各种照明光源的优缺点，研制了以环形发光二极管光源为照明光源的面诊采集暗箱，该设备具有耗电量低、寿命长、体积小、安全性好等特点，便于临床采集携带，还在此基础上进行中医面诊信息采集设备的国际标准化研究，规范了采集装置的常规要求，比如技术要求、试验方法、标志、包装等，图像采集的标准化有利于后续面部图像的具体分析。

2. 人脸图像分割

面部图像分割作为后续面部特征提取与识别的研究基础，主要有基于数学形态的分割方法、基于区域的分割方法、基于阈值的分割方法等。刘某研究提出了一种用于中医面诊的人脸定位分割算法，根据所采集的人脸区域和背景区域的颜色特性，设计了一种利用皮肤聚类模型的人脸定位分割算法，验证表明该算法具有更快的执行速度和更高的定位分割率。朴某根据中医面诊对人脸分割的特殊需求，在椭圆聚类的皮肤模型基础上设计了一种用于面诊的人脸分割算法；又基于皮肤检测耗时较长，提出了一种快速地分割算法；还在分割算法的基础上设计了面诊人脸分割系统，实现了自动定位分割、半自动定位分割及手工分割等功能。吴某提出了一种在复杂背景下的多姿势人脸检测方法，解决了不同角度采集的问题人脸的图像检测问题，同时提出了一种称为 FC-ASM 的物体轮廓提取方法，充分利用了待分割物体的几何信息和统计模型的先验知识。杨某等研究实现了一种简单快速的人脸区域分割方法，首先采用 Gabor 小波变换定位人眼，再将 Ada-Boost 和唇色模型相结合定位嘴角，最后根据先验知识确定内眉点位置，并用提取轮廓算法确定人脸的边界，从而完成人脸区域的分割。实验结果证实，该方法能够满足中医面诊实时分割人脸区域的需求。刘某等设计实现了针对中医面诊仪的面诊图像自动分割算法，使用聚类方法和数学形态学运算对人脸面部细节进行处理，分割出最终的目标区域。实验表明，该算法能够准确有效地分割面诊图像。

3. 人脸区域定位

中医基础理论面部分为额头、鼻部、右颊、左颊、下颌五大区域，分别对应人体五脏，所以在对人脸图像进行图像分割之后还要对面部区域实现定位。蔡某等结合中医基础理论建立了面部二维坐标体系，提出对面部进行矩阵分区，为面诊研究提供了科学参考。赵某等依据肤色选定人脸区域，对特征点进行区域分布的检测，再根据纹理、灰度等特征进行校正，最后得到五官位置，实验证明该方法定位速度快且误检率低。周某等利用人脸特征区域尺寸的比例关系及下巴阴影部分与下巴区域的亮度差别检测出下巴，区分开人脸区域和脖颈区域，最终准确标识出人脸区域，实验结果表明经过对下巴的检测后，检测出的人脸区域更加准确。王某根据人脸面部结构特征估计唇部所在区域，运用唇部 BR 加权绿色对比法对唇部进行分割，在唇部边缘上提取特征点，实验表明该方法能够快速有效地定位出唇部特征点。高某等利用五官的作用权值对人脸五官进行区域划分，先对眼睛进行定位，再找到人脸中线，然后划分出鼻子、头发、眼睛、嘴、下颌五个区域，实验证实该方法具有较高的五官识别率。关于人脸区域定位研究的深入，相信会有更多该领域的新方法被引入到中医面诊中。

4. 面部特征提取与识别

把采集到的人脸图像进行图像分割、区域定位之后就要对面部图像进行特征提取与识别，该环节是中医面诊信息采集的核心环节，能够直接反映出前面几个环节采用的技术能否满足要求。目前，面诊信息的提取在面色、光泽方面的研究较多，对于眼神、色斑、唇色等方面的研究还处于起步阶段。王某等用光谱反射率来对面色进行精确表述，利用面部肤色的特点确定了适用于面部光谱反射率复原的优选样本集和基函数组合，实验证实该方法能更有效地实现面部光谱反射率复原。张某等为了探索和验证五脏疾病与五色的对应规律，对五脏病患者的面色、唇色、光泽三种主要面部信息特征进行检测分析，研究证实不同脏腑疾病面部特征的参数变化存在一定规律。李某等运用 LDA、2DLDA 和 PLS 方法提取并分类判别面部光泽特征，结果表明 PLS 在 Lab 颜色空间上对光泽的正确判别率是 89.06%，且几种方法对于提取面部光泽信息都非常有效。李某通过对眼睛边缘提取、瞳孔中心定位、白睛分析及肤色迁移四个方面的算法研究与创新改进，深入探索了中医面诊客观化中眼神和肤色的研究，通过分析实验优化了眼睛边缘提取效果和瞳孔定位准确率等，为中医面诊的眼神分析奠定了基础。KukizoMiyamot 等研制了一种数字图像分析系统，该系统能对人脸面部色素沉着点进行量化分析，它能自动检测出脸颊和眼眶周围的色素沉着点，并正确测量其面积和平均皮肤色调，能够满足临床上对系统客观、快捷、可靠的要求。汪某等提出一种基于支持向量机的额色自动分类方法，根据每幅两额图像中被判为红色的块所占的比例来判断两额红或非红，研究证明该算法对额色分类能取得较好的分类效果。另外，根据中医理论，对于鼻子和面型的研究也值得进行扩展性探索。王某等通过对五脏病患者的面部图像进行量化分析，研究发现五脏病患者的面型特征有一定规律，表明不同的面型特征可能与某种疾病的发生有一定关联。

基于智能信息处理的中医面诊检测技术研究已经取得了一些成果，但是仍然存在着不足，还需要在理论和技术方面进一步研究和探索。目前面诊图像采集环境缺乏统一的标准，不利于后续的图像检测技术的研究，亟待加强国内外学术交流和资源共享来推动各项参数国际标准的制定。同时需要加强与各地医院、理工科高校的交流合作，将人脸图像处理的新技术、中医基础理论和临床应用进行贯彻融合，突破该领域的技术难点，完善中医面诊知识体系。

上海某医疗器械有限公司研制出"黄帝内经"望诊仪，此望诊仪的面区色部划分，出自《灵枢·五色》，以明代蒋示吉和当代高也陶的考据为准。目前已用于胃部疾病的面部信息采集，研究发现胃部疾病组的普通差值及红外差值均较之正常组明显升高（ $P < 0.05$ ）

（二）中医舌诊研究

舌诊采集平台由采集设备和光照环境设计两方面组成。采集设备的固定装置多相对封闭，如采用箱体、积分球式箱体、黑幕布摄影棚等；采集设备有相机、数码摄像机、数码单反相机、高清摄像头，采集设备逐步从数码相机发展为摄像头拍摄，采集的图像从静态单帧逐渐到动态多帧图像发展心；光照环境设计主要考虑光源及布光，常用的人工光源有荧光光源、卤钨灯、发光二极管，布光设计主要遵循国际照明协会推荐的四种测色标准照明和观察条件，即45°/垂直（45/0）、垂直/45°（0/45）、垂直/漫射（0/d）、漫射/垂直（d/0）

舌诊软件研究主要是舌象特征处理系统，包括预处理（色彩校正、舌体分割、苔质分离）及舌象特征识别（舌色苔色颜色识别、舌质苔质特征识别、舌形舌态特征识别）两个方面。舌图像分析常用的颜色模型有 RGB 模型、HSV 模型、Lab 模型等。舌象特征研究多集中于舌体图像分割及颜色识别，舌形、舌态等研究较少，舌神未见研究报道。在舌图像分析方面，沈某等提出一种基于灰度投影与刚性模板的舌体轮廓初始化方法，选用基于样条函数的 Snakes 模型对图像进行分割。王某等设计了基于 JSEG 算法和 k-NN 法的自动分离苔质的方法，并利用麦克斯韦颜色三角，建立舌色的分类标准。卫某等研究了曲线拟合参数与曲线形状胖瘦的关系，实现了舌体胖瘦的自动定量分析。谢某利用二分光反射模型及润燥系数，对舌苔的润燥进行了识别与量化。夏某基于图像灰度差法研究了点刺舌、裂纹舌的识别。

目前，舌诊仪已在中医药临床疗效评价、中医健康管理等领域得到较广泛应用。例如，采用 ZBOX-I 型舌象数字化分析仪，观察了原发性肺癌患者舌象特征参数与生命质量的相关性。程某等观察了肠益方治疗湿热蕴结型大肠癌术后患者舌象参数的变化。采用 TP-1 型中医舌象仪分析慢性胃炎常见中医证候的舌象参数，发现不同中医证候的舌色苔色指数、舌体胖瘦指数、舌苔薄厚指数、腻苔指数存在显著性差异。

四、中医脉诊研究

近年来，国内外研制出性能各异的脉诊仪，如 MX-3C 型、MX-811 型、ZM-II 型、MXY-1 型、BYS-14 型四导脉象仪、MTYA 型脉图仪、YGJ 医管家多功能辨证仪（整合脉诊仪功能）等。这些脉诊仪最大的区别就是传感器，其次是脉象特征提取技术。

脉象采集的传感器按工作原理分为压力式传感器（压阻类、压电类、压磁类）、光电式传感器、传声式传感器、超声多普勒式传感器、网格图像法传感器、压力传感器，与中医"浮、中、沉"取脉原理相符；光电式传感器通过血管内血流流屋、容量、浓度等不同而导致的光线反射不同来识别脉象信号；传声式是通过检测桡动脉内脉搏搏动的低频次声信号反映脉象信号；超声多普勒通过对脉动过程中血管内外变化的三维立体建模来表现脉象；网格图像是利用高分辨率摄像机高速连续拍摄，通过灰度值来反映脉象信息。为了将脉搏压力信号转换为计算机可以识别的数字信号，多采用压力传感器来实现压力到电信号的转换，这也是目前较为实用和成熟的传感器。目前，基于压力传感器这一技术研发的脉诊仪有上海的 ZM-I、ZM-II、ZBOX-I 型脉象仪，天津的 MTY-2 型脉图仪等，且脉象仪开始向便携式、可穿戴式发展。张某设计了一款穿戴式脉象检测和分析系统，采用压阻式传感器来提取脉象信号，并设计了自动寻找最佳取脉压力的算法来模拟中医"浮、中、沉"的切脉手法。脉象仪中传感器的探头由单探头逐渐发展到三探头、多探头、阵列式，即传感器组合方式从单一的压力传感器向多通道复合传感器发展。"寸、关、尺"三部九候的同步检测是脉诊客观化研究长期实践的目标。周某设计并制作了新型三通道自动加压脉象仪；杨某等研制了由超声传感器和压力传感器组合的复合传感器；中国科学院微电子研究所依据寸上寸、关、尺、尺下位置信息，建立了脉诊 25 点阵列传感器。

脉象特征的提取方法主要包括时域分析方法、频域分析方法、时频分析方法、非线性动力学方法、血流动力学方法及模型法。时域分析是以时间轴为坐标表示动态信号的关系；频域分析是把信号以频率轴为坐标表示出来。时域的表示较为形象与直观，频域分析则更为简练。为了得到信号的时频谱特性，许多学者提出了各种形式的时频率分析方法，如小波变换和 Hilbert-Huang 变换等。时频方法优于时域法和频域法，但时频参数同频率参数一样，比较抽象，生理意义不明确。非线性动力学方法是研究非线性动态系统各类运行状态的定性和定量变化规律的方法。人体生理状态的变化所引起的生理信号变化存在非线性特征，非线性时间序列分析方法已广泛应用于生物医学信号的分析。非线性动力学分析主要包括关联维数、李雅普诺夫指数、递归图及递归定量分析、样本熵、延时矢量方差等分析方法。非线性动力学方法比较敏感，容易获得差异性参数。

脉象仪的临床应用已走过了半个世纪，研究成果丰硕。朱某采用模型法，建立人体心血管系统电网络仿真模型，分析了常见脉象波形形态的影响因素和脉图的形成机制；郭某等分析冠心病患者脉象非线性动力学特征参数与其颈动脉粥样硬化程度（内膜增厚、斑块形成）的关系及与冠状动脉病变支数的关系，结果显示，脉图的非线性动力学参数能较好地反映动脉病变。尚某等利用脉图时域参数分析，发现原发性高血压不同靶器官受损的患者脉图参数存在差异，脉图参数能反映其动脉粥样硬化、外周阻力增大等特征。魏某等研究发现不同证型抑郁症患者的脉象信息与其脏腑功能异常具有相关性。

五、中医闻诊研究

闻诊属中医四诊之一，《内经》有所记载，在明代《医学研悦》中明确提出"闻诊"一词则。最新的中医诊断学规范共识将闻诊定义为：医生通过听觉和嗅觉，了解由患者病体发出的各种异常声音和气味，以诊察病情的方法。其中听声音多称为声诊，嗅气味则是嗅诊。

（一）声诊研究

听声音是指听辨患者语声、语言、气息的高低、强弱、清浊、缓急变化以判断病证。语音的实质是振动，振动中富含信息、包含能量，能量与信息特征也能够反映语音特性。

声诊研究中常见的语音采集一般选择在噪音低于30分贝的环境下，使用专用软件采集语音信号。声样主要有元音声样（a、i、o等）、字句声样、非语音声样（咳嗽、呼吸、啼哭、呻吟等）三类。采用线性方法、非线性方法和小波包分析等对声诊信息进行特征提取，并利用模式识别方法进行分类识别。

1. 元音声样

运用声图仪分析不同证型咳嗽患者元音的谐波、顶频、振幅、共振峰、基频等特征，发现元音 a、i、o 语音特征能反映虚、实证间的区别，元音 e、u 在正常人与实证、气虚、阴虚患者间均有差异。以元音 a 为研究对象，利用小波包技术分析不同证型患者与正常人间语音扩展能量的特征，发现心脾两虚证患者扩展能量比例较高，正常人扩展能量梯度则较低，差异集中频段也不尽相同。

2. 字句声样

选取符合五音的黄、虫、素、石、古、玉、天、竹、明，比作为跟读汉字，以二十五音分析仪分析不同寒热体质女性的语音信号，发现年龄较大者角音增多，而年龄较小者徵、羽音较多，热性体质羽音出现多，寒性体质角音出现多，声音频率与体温成正比。语音除受年龄影响外，同样与情绪状态相关，通过语音特征分析发现，抑郁症患者的五音体质特征以火型多见。选取衣荷、子书、古玉等能反映五音的汉字成对作为跟读样本，以线性预测倒谱系数和美尔倒谱系数作为语音特征的检测指标，分析 9 种体质在校大学生语音特征后发现，线性预测倒谱系数和美尔倒谱系数能在一定程度上区分不同体质类型。以唐诗《黄鹤楼》和符合五音的十个汉字作为跟读字句，运用小波包分析哮喘患者与正常人声诊信息，通过人工神经网络识别后发现，熵值较能量比更能够准确地区别哮喘患者与正常人。以五脏相音为基础，使用隐马尔可夫模型、支持向量机、动态时间规整分类法、深度学习分类法识别分析线谱对参数、线性预测倒谱系数等声音信号，通过特征互补提高声音参数识别不同证型的能力。

3. 非语音声样

咳嗽声是最为常见的声诊非语音研究对象。咳嗽节律、咳嗽音色、咳嗽性质在临床辨证诊断中具有重要实用价值。临床通过判别咳声大小、性质、长短、深浅等特点确定病因病机，判断咳嗽证型，此类判断因素可用音色、音质、响度等声音物理特征客观地进行描述。将咳嗽声时间、频率与强度制成三维声谱图，通过测定声音属性的物理量探索不同证型咳嗽声音的共性与特性。运用声图仪分析气虚、阴虚、实证咳嗽与正常人元音及咳声特征，发现咳声的顶频、振幅、杂音分布与证型相关，实证患者顶频较高且密度大、振幅强、杂音分布集中，而气虚证顶频较低且密度小、振幅弱、杂音分布分散，阴虚证各项指标则介于其他两证型之间。分析不同证型肺结核患者元音与咳嗽声音的特点，发现咳声频谱中峰前后能量比在患者组与对照组间有明显差异，提示咳声频率结构发生变化。利用高斯混合模型、美尔倒谱系数和熵构建系统分析不同状态的小儿咳嗽、呼吸、啼哭声，通过语言资料测试发现此系统有较高的声音识别能力。咳声研究中多结合单音节语音研究，语音和非语音联合研究是增强声诊客观性与规范性的有效方式。

非语音信号（咳嗽、呼吸、啼哭、呻吟等）并非患者主动发出，常需诱发引导，所获取的声音信号是否与自然条件发出的声音信号一致尚需研究。目前研究集中于咳声等肺系疾病所产生的非语音声音信号方面。根据中医五脏相音理论，声诊同样反映五脏疾病特点，研究可衍生至其余脏腑系疾病，如依据肠鸣音识别脾胃系疾病。亦可根据非语音声音信号客观量化各证型特征，如根据太息声判别肝郁证的程度，根据呼吸声辨识肾不纳气的程度。

中医声诊有着悠久的历史渊源，独特的理论体系和研究方法，在中医学发展过程中，起到了较关键的作用。至今为止，国内有关的中医诊疗信息系统已有 140 多个，但离真正的临床要求尚存在着很大差距，专家诊断系统依旧无法协助临床医生对一些复杂疾病做出相应准确的诊断。有关中医信息处理技术的研究，目前也存在一些技术难题，总体进展相对缓慢。纵观国内外中医声诊研究，除存在上述的共性问题之外，其他问题还有中医声诊采集仪器规格、性能缺乏一致的标准，采集检测方法及声音样本数据也并未达到规范化，研究方式、声音样本采集环境要求等均未实现客观化。

（二）嗅诊研究

嗅诊是通过气味信号得到诊断依据。嗅气味通过嗅觉器官感受气味特点，气味的本质是气体所含分子作用于受体产生物理振动或化学刺激的过程。呼吸空气的生物通过嗅神经只能察觉常温下有明显挥发性的化学物质。气味特征可通过红外光谱法、直接顶空分析、气相-液相色谱分析进行研究，直接判别其中包含的物质，体现气味信号的特征。

电子鼻是一种对气体具有高度交叉敏感性的智能设备，主要由气体采集器、气体传感器阵列和信号处理系统三部分组成。西医领域的应用主要涉及肺系疾病、微生物感染、2 型糖尿病、泌尿系统等疾病。在中医领域有李灿东课题组研制的第 3 代薄膜型阵列式气体传感器的医用电子鼻（EN011I03-A）等。

电子鼻技术通过气体传感器阵列收集气味信号，提取气味图谱响应曲线的振幅和斜率等作为特征参数，与气味图谱对比分析后得到客观评价结论。宋某通过电子鼻技术获取气味信号，运用小波分析气味在频率空间的特征，提高获取气味信号特征的稳定性、鲁棒性、增加气味信号获取的效率。刘某在此基础上，将传感器、信号处理、模式识别技术结合，优化人工神经网络识别算法后，构建针对病理气味的数据分析模型。林某等运用电子鼻技术研究 2 型糖尿病虚、实证患者口腔气味，发现气味图谱中实证患者响应曲线 D 振幅，斜率较大，虚证患者响应曲线 G，斜率较高，以口腔气味特征初步判断 2 型糖尿病虚的实病性。

嗅诊较声诊更难量化，尚无较多的临床运用研究报道，但随着科技发展，气味识别与富集手段的进步，可组建不同疾病、不同证型气味特征的数据库，形成完整气味图谱，客观量化分析气味特征，前景良好。

六、中医四诊综合采集研究

自 20 世纪 80 年代以来，计算机信息处理技术越来越深入地运用于中医领域，随着信息技术的飞速发展，支持向量机、决策树、贝叶斯网络、多标记学习、深度学习等模式识别方法在四诊信息融合中得到应用和发展，基于标记相关特征的多标记学习算法（REAL），建立了四诊信息融合的辨证模型。该算法通过互信息最大化挑选出与证型最相关的特征子集，该模型充分关注了证型和症状的关系，更适合中医的辨证思想。

吴某等应用自行研发的舌脉象仪和量表，采集并分析冠心病、慢性乙型肝炎患者的临床信息，结果发现，脉图、舌图、证候量表等能准确反映出治疗前后的临床状态及疗效。钱某等提出通过四诊合参辅助诊疗仪获取帕金森病患者的数字化四诊特征，形成帕金森病的数字中医辨证诊断方案。王某课题组应用中医四诊检测系统采集患者的舌、面、脉、问、声等综合信息，运用人工神经网络、支持向量机等信息融合技术进行证候的识别研究，取得了一系列有意义的结果，并基于 REAL 算法利用心系疾病四诊数据建立了辨证模型。林某等完成了中医三诊微机自动检测分析系统研究，该系统基于微机数据采集，分析处理的中医望、闻、切三诊的定量、客观检测分析，通过上千例临床实验，证明该系统设计合理、工作可靠。钱某等通过四诊合参辅助诊疗仪获取帕金森病患者的数字化、量化四诊特征，利用诊疗仪的辨证识别模式结合临床医生的主观辨证，形成帕金森病的数字化中医辨证诊断方案，为针灸临床治疗帕金森病提供参考。张某等选取 30 例抑郁症患者和 30 例正常人，使用四诊合参辅助诊疗仪采集四诊信息，运用统计软件进行脉诊结果分析，并进行数字化舌诊与闻诊信息特征研究，实验证实四诊合参辅助诊疗技术能够实现动态检测抑郁症患者的数字化四诊信息。王某等使用四诊合参辅助诊疗仪采集肾小球肾炎患者四诊信息，研究证实肾小球肾炎患者脉诊参数差异结果符合中医经典脉学理论，有利于中西医结合诊疗，以控制其血管并发症和预防血管恶性事件的发生。

因中医四诊信息具有多维性，样本分布均匀性不足，影响模型"学习"和"适应"能力。因此，要能真正实现中医的"四诊合参"，需建立海量四诊信息数据库，探讨适合中医辨证思维的四诊信息融合方法，研究还有待全面深入。

第二章　中医疾病学研究

中医学是中国人民几千年来同疾病做斗争的丰富经验的总结，是中国传统文化的精髓。

中医学的学科属性是以自然科学知识为主体，与人文社会科学等多学科知识相交融的医学知识体系。中医学有其独特的理论体系，是以整体观念为指导思想，以阴阳学说、五行学说等为哲学基础，以脏腑经络和精气血津液等理论为生理基础，以辨证论治为诊疗特点的医学理论体系。从古至今，中医学已经传播到世界各地，为人类维护健康和防治疾病做出了巨大贡献。

在此基础上，我们对疾病学进行研究，是因为原先中医的"病"并不能反映疾病的本质，而建立新的中医疾病理论体系以后，就真正地做到了以中医疾病为研究对象。

中医学对疾病的认识体现了天人相应、形神合一、阴阳平衡等整体观念。每一种疾病都有各自的病因可寻、病机可究、规律可循、治法可依、预后可测。所以应高度重视诊断疾病的意义，具体体现在可以揽变全局、把握证候主症、治疗针对性强等。

第一节　概　述

病，即疾病，是对机体在致病因素的作用下，邪正相争全过程病变特点的概括；病代表疾病全过程的根本矛盾，如感冒、咳嗽、黄疸等。

中医学对疾病认识的最深层次为"病"，病即疾病，是与健康相对而言的一个笼统的概念，是指在包括六淫、七情、遗传、饮食营养、劳逸、外伤等一定病因的损害性作用下，机体与环境的关系失调，机体内部的阴阳平衡和气血生化运行发生紊乱，生理状况被破坏，出现功能、代谢或形态等方面病理变化的异常生命活动过程。疾病通过病理过程表现出来，在临床上则以具有时间延续性的病状（即包括症状、体征等主客观病理指征）表现于外，医生通过各种诊断手段收集病状信息资料，为疾病诊断提供依据，"病"的内涵包括各种具体病种及相应的病因病机、病候等内容。因此，诊断疾病在于把握疾病全过程的基本矛盾。

因此，疾病是一个极其复杂的过程，许多情况下，从健康到疾病是一个由量变到质变的过程。当外界致病因素作用于人体，达到一定强度或持续一定时间，也就是说，致病因素有了一定量的积累就会引起机体的损伤，这个被损伤的机体便表现为功能、代谢、形态结构紊乱。

在一定病因作用下，自稳调节紊乱发生异常的生命活动过程，并引发一系列的代谢、功能、结构的变化，表现为症状、体征和行为的异常。

疾病是机体在一定的条件下，受病因损害作用后，因自稳调节紊乱而发生的异常生命活动过程。

所以，中医学认为"病"是对疾病全过程的特点与规律所做的概括，注重从贯穿疾病始终的根本矛盾上认识疾病，有利于从疾病全过程、特征上认识疾病，也就是说诊断"病"有利于把握疾病的根本矛盾。而对于"证"，中医学认为是对疾病某一阶段病位、病性、邪正之间的关系等方面的概括，"证"强调疾病发展过程中阶段性的主要矛盾，认识疾病过程，辨"病"和辨"证"同样重要，因而主张病证结合。然而，随着西医的大量涌入并盛行，人们慢慢认识到中医所定义的"病"，往往是西医"病"的某个症状或体征，如中医的咳嗽、喘证、哮病、心悸、不寐、泄泻、腹痛、水肿，等等。因此很多医者主张临证时辨西医之"病"、辨中医之"证"，尤其关于"病"或"病证"结合的科学研究，更是重视西医之"病"和中医之"证"的结合，因为科研实验指标的观测主要是通过西医"病"的相关病理变化来实现的，中医很少或几乎没有微观指标的概念。中医学认识疾病一般来讲都是相对抽象、相对模糊的，往往是概念上的认识，并不能实体观察到，带有浓厚的哲学意味。因此，中医疾病学研究为本专业培养研究生、教学、临床、科研能力等方面打下了良好的基础。

一、中医疾病学研究的目的

中医疾病学研究，是一个众所周知的内涵与外延很广的含义。要建立真实的中医疾病理论，那么这种理论就代表了疾病的本质而不是症状，这样中西医就可以在同一层次上平等地相互交流。二者虽然不能相互平行或重合，但二者交叉点的相互结合可以对各自的医学产生有益的影响。把中医引入一个理性的可快速发展的医学模式，并使中、西医更好地、平等地相互交流、相互补充和促进，这才是建立新的中医疾病理论的真正目的。

要达到此目的，必须加强预防医学的建设与发展。预防医学是研究疾病预防的理论与实践的一门综合性医学科学。从现代的观念来看，预防医学的内涵还必须包括增进人类健康和延年益寿、提高生命质量的理论与实践。加速预防医学的发展，首先要在观念上有所更新，在进一步建立健全对各种传染病、地方病等方面的预防网络外，还应当建立健全医疗保健网络系统。因为人们对健康的期望值愈来愈高，已经自觉或不自觉地认识到生理和心理的共同完好状态才是预防疾病的最好屏障。

中医疾病学研究的目的在于治疗疾病，恢复健康，延长寿命，减少死亡。从深层上认识医学目的的核心是"预防"，是在延长寿命的同时，追求生命的质量。这才是真正意义上的中医学研究的目的。

祖国医学早在两千年前的预防思想，仍具有现实意义，提出了"上工治未病，不治已病""正气存内，邪不可干""邪之所凑，其气必虚""阴平阳秘，精神乃治"等观点。要做到"正气存内"，必须要有一个完好的心态，这样才能达到"精神乃至"的完美状态。

　　预防医学的发展，要适应跨世纪医学科学发展的需要。另一个不容忽视的问题，就是在预防医学人才的培养过程中，必须增加卫生保健、疾病预防方面的教学内容，增加心理学、社会学、医学伦理学等方面的知识；在人才结构上要培养全科医生，培养大批能够从事预防、社区医疗，善于指导身心健康的医学人才，改善人们的心理状态，达到"阴平阳秘，精神乃治"的健康心态。

二、中医疾病学研究的意义

　　中医学体系是我国人民长期同疾病斗争过程中形成的医学保健体系，它认识疾病的方法学具有其自身特征，其研究建立在中医诊法、辨证与科研实验的基础上，对中医的症、证、病三个不同层次进行阐释，即从症入手，因症辨证，依症诊病，从而达到认识疾病本质的目的。随着疾病诊断与证候辨别的中医学诊断体系的完善，以往的辨证诊断模式已不能适应时代发展的需要，中医学诊断体系已转化为中医疾病学诊病辨证新模式。中医疾病学研究模式的演进，是以中医基础与临床实践为手段，是中医疾病学理论与实践充实发展的源泉。因此，探讨中医疾病的内涵具有较大的现实意义。

三、中医疾病学研究的任务

　　中医疾病学研究的任务在于各种疾病及其证候均通过病状，临床诊断等从疾病入手，依症辨证，以症诊病。诊断疾病和辨别证候基本要素的病状，按其作用可分为三个类别：即诊病要素性病状、辨证要素性病状和诊病辨证要素性病状。

　　诊病要素性病状是指为疾病诊断提供依据的病状，辨证要素性病状是指提供辨证依据的病状，同时具备以上两种功能的病状。从临床思维角度上讲，任何病状均具备以上三者之一的功能，只有贡献与隶属度大小、主次之别。

　　因此，任何疾病均有自身的特点和规律，以此把握疾病的全局，有利于该病的辨证治疗。

第二节　中医疾病病名规范化研究

　　中医疾病病名诊断是中医诊疗体系中的重要组成部分。但由于存在一些缺欠和不足，已经影响了中医的继承和发展。因此，挖掘、整理、规范中医病名，坚持中医病名诊断，已成为当前学术界的重要课题。

一、中医疾病命名方法和存在问题

　　在中医学发展的历史长河中，病名诊断源远流长。但是，出于历史的原因和中医理论自身的特点，虽然病名诊断出现较早，但其完整性和科学内涵却远远落后于辨证，存在一些难以回避的问题。

（一）病症不分以症命名

中医有很多病名是以疾病的主要症状命名的，尤其是内科疾病更为常见，如咳嗽、发热、眩晕、头痛等。这种主症性命名，缺乏自身内涵，不能把握疾病全过程的特点与规律，没办法从诊断上区别出病情的轻重缓急，对疾病的治疗和预后判断缺乏指导性意义，往往被视为可有可无。

（二）病证混淆称病为证

中医有一些病名，简单精练，既说明病因，也包含可能的转归和预后。例如：郁证，一个"郁"字，可说明因情志失调、气郁不畅、气机不利而引起的胸胁胀满不舒、善太息等症状，进一步发展可导致血行阻滞而出现胸胁刺痛。再如：淋证、痿证等，都有各自独立的发展轨迹，有一定规律可循，是实实在在的病，可是都有"证"字赘后，使得病证相混，概念不清。

（三）归属不定一病多名

一些疾病由于没有明确的称谓，以至于归属不定。以肠梗阻为例，既可诊为腹痛，也可诊为呕吐；再比如肺炎、呼吸道感染，甚或早期肺结核，可以归属发热，也可归属咳嗽，具有很大的随意性和主观性。医生无法据此向患者及其家属交代病情，显然，这样的诊断早已不能满足医学发展的需要了。

（四）涵盖性广数病一名

中医有些病名比较单纯明了，像肺痈、肠痈；还有一些病名概括性很强，一个病名涵盖几种疾病。有的是临床表现相似，病因病机不同；有的是病因病机相同，临床表现却大相径庭。虽然在治疗上可采用同病异治、异病同治的原则，但对病情的认识易造成混淆。如臌胀一病，可以涵盖由各种原因引起的肝硬化、肝癌及其他腹腔肿瘤晚期、结核性腹膜炎。尽管这些病都表现有腹部胀大、腹水等共同症状，但究其病因及预后可能不尽相同。结核性腹膜炎可以治愈，肝硬化经过治疗可以缓解，肿瘤则不易恢复，生存时间短，应该在诊断上体现出区别。

（五）个别疾病早期中医无病可断

有些疾病早期症状体征没有显现，只有通过现代化检查手段才能发现疾病的存在，如携带乙肝病毒、肿瘤早期、高脂血症等，靠中医四诊搜集资料比较困难，没有症状体征，既无病可诊，又无证可辨，使临床医生陷入两难境地。

综上所述，目前中医病名诊断的现状已不能适应科技高度发达的今天，很大程度上限制了中医学的发展，规范中医病名已势在必行。

二、中医病名规范化的必要性

病名规范是发展中医和提高教学、科研、临床诊疗质量的手段。中医历经上千年，历代医家所处环境有所不同，观察疾病的方法和角度各异，形成的中医疾病名称不拘一格，概念较为混乱，影响中医学的发展，因此病名规范有其必要性。

（一）便于与现代医学的沟通与交流

应该承认的是，现代医学是当今社会的主流医学。在诊察手段和对疾病本质的认识上显示出极大的优越性。传统医学要进一步发展，必须借助现代医学的手段和方法。反过来说，中医中药在一些重大疾病的诊治上同样发挥了重要作用，尤其是对当今威胁人类健康的两大杀手——肿瘤和心脑血管病的治疗表现出强大的生命力。因此，中西医的沟通与交流是时代发展的需要，是医学发展的必由之路。但如何突破两种医学体系的束缚，搭建起中西医交汇的桥梁，是医学界一直求索的问题。多年来，人们从多角度、多层次进行研究探讨，尤其对证的研究开展得最早，投入得最多，试图用现代化检测指标揭示证的实质，以此为突破口，使两种医学达到深层次的融会贯通。然而，时至今日，证的研究尚未取得阶段性成果。面对诸多的问题与困惑，研究难以进一步深入，大有高处不胜寒之意。随着对证实质研究温度的下降，近年来学术界的注意力已转向对病名的研究，许多专家学者已经做了大量工作，试图从病名诊断上达到中医与西医的沟通与对话，尽快使中医冲出国门，走向世界。也有人干脆提出西医诊断，中医治疗，废弃中医病名。当然，不能排除特殊情况下使用西医病名，但是如果完全废除中医病名，中医面对的将是整个体系被肢解、宝贵遗产被遗失的后果，没有中医病名的中医理论体系将会残缺不全。这样的事实是大部分中医界人士不愿意面对而且不能容忍的。因而，规范中医病名已成为现今的当务之急。实际上，中医的很多病名与西医相通，具备病的基本特征和规律。如肺胀、胸痹、鼻渊、痄腮、乳岩、乳癖、肠覃、肺痈、肠痈、脱疽、阴挺、缠腰火丹，等等。类似这样的诊断完全可以与西医诊断对译。还有一些病名为中西医所共用，如：疟疾、疔、痈、疝气、感冒、痢疾、麻疹、霍乱、白喉等。"中风"一名在目前的医学讲座和文献上，也常常被西医所引用。古医籍中还有很多病名未被充分挖掘利用。如在现有基础上按病的基本特征和规律对病名进一步整理规范，有望使得两种医学在病名诊断的层次上进行交流与对话。

（二）有利于对疾病所属诸证的规范

任何一门科学，都应不停地进步和更新，中医也不例外。传统医学要走向客观化和科学化，与现代循证医学接轨，就必须使病与证的诊断标准从定性转向定量，保证诊断标准的统一，才能提高中医科研的准确性。要达到这一目标，首先应实现中医诊断规范化。以往对证的规范工作做的较多，比如血瘀证、各种虚证、肝阳上亢证等，但无论怎样强调辨证论治的重要作用，也无法取代辨病在中医诊疗体系中的重要地位。"病"是对疾病全过程矛盾运动的概括，"诊病"就是把握疾病全过程的特点与规律，从纵向认识人体的病理现象。而"证"则是表现在疾病发展过程中某一阶段的主要矛盾，是从横向认识人体的病理现象。严格地说，"证"是从属于"病"的。考察历史不难发现，以病统证是中医诊疗体系的主导。《伤寒论》六经病证治首先列出各经病提纲作为病属症状，然后再列出各证提纲作为证属症状。《金匮要略》通篇都是先提出病名的症脉，然后详述各变证症脉。此均是病辖诸证的范例。以证统病源于"证同治亦同"的理论。对一项临床研究结果分析得出这样的结论：证同病异而所属症状不同，则治疗未必相同，既然认识到证同病异而所属症状必然有所区别，就不应该满足于以证统病的研究成果，而应逐步转向对病辖诸证进行规范的轨道上来。也就是说，在规范中医的"证"之前，首先应该对中医病名进行规范，然后才是对所辖诸证的规范。很显然，中医病名的规范是中医诊断学走向规范化的先决条件，是当前医学界重中之重的任务。

(三) 病名规范的原则与方法

按疾病特征和发展规律命名：每一种疾病都有各自的发展轨迹，具备一定的特征和规律。规范中医病名，首先要遵循疾病发展的客观规律，依据病因、主要症状、体征、转归预后，结合现代理化检查结果为各病命名或分化病名。创造的新病名要通俗易懂、贴切病情，以利于使用和交流，必要时不妨借用西医病名。其次遵照继承性原则，对历代沿用、内涵丰富、能体现疾病特征的病名，毫无疑问，应保留使用，如胸痹、淋病、消渴、痄腮、癃闭等。对一些具有很大实用性，虽然不能完全与现代医学病名相对应，但能说明精神神经方面疾病的病名，如郁病、梅核气、奔豚气、脏躁、百合病也应继续保留。对古医籍中有价值的病名应进一步挖掘使用，如痓夏、胃缓、肺胀、关格等。对涵盖性广的病名，可在原基础上进一步分化，如中风可分为出血性中风和缺血性中风，周围性面瘫可称为口眼㖞斜，脉痹可分为缺血性脉痹和瘀滞性脉痹（包括静脉血栓和淋巴回流受阻）。按疾病性质分类命名，以达到一定程度的统一，如《中医临床诊疗术语》中将各种非化脓性急性炎症统称为"瘅"，各部位脓肿均称为"痈"，各部位结核均称为"痨"。另外，可扩大经典病名的用途，如一些恶性肿瘤中医称为"岩"，象征疾病的顽固难治，也说明肿瘤本身坚硬的程度。可以把人体各部位的肿瘤均称为"岩"，既体现出疾病的凶险，也可达到诊断的一致性，以利于治疗和预防。各种囊肿、血管瘤可统称为"覃"。乳腺增生称"乳癖"，属约定俗成，其他如胃黏膜增生、子宫内膜增生等均可称为"癖"。肌瘤、息肉也可称"痕"。不能与西医诊断相对应的病名，应逐个确定诊断标准，如郁病、百合病。

(四) 中医病名规范举列——分化症状性命名

以胃脘痛为例：胃脘痛属于多种胃病的一个主要症状，可见于胃及十二指肠溃疡，各种胃炎、胃癌、胃结石等。可以依据胃镜检查结果，参照西医诊断而命名，如胃及十二指肠溃疡称为"胃疡"，急性胃炎称为"胃瘅"，胃结石称为"胃石"，胃癌称为"胃岩"，均较为适合。至于浅表性胃炎及萎缩性胃炎均属慢性胃炎，临床表现相似，都有胃脘胀满不适、隐痛、消化不良、嗳气等症状，符合中医的"痞"，可统称为"胃痞"或"痞病"。肥厚性胃炎由于存在黏膜和腺体增生，称为"胃癖"可能更合适，如称为胃胀，似乎有症状的感觉。

分化涵盖性广的病名，以臌胀为例：常见于各种原因引起的肝硬化、结核性腹膜炎、癌性腹水，病因和预后均不相同，诊断上应有所区别。肝硬化腹水可称为"水鼓"，结核性腹膜炎可称为"痨瘵"，癌性腹水多为血性，可称为"血鼓"。临床诊断时可先写出鼓胀，然后再写出分类病名。门静脉高压引起的脾大及巨脾症，按照脏器肿大称为"胀"的规律，可称为"脾胀"。"肥气"虽为《内经》中的病名，但比较难懂，令人费解，不利于交流。

新病命名，以高脂血症为例：中医没有与其相对应的病名。血脂过高时，西医称为乳糜血，中医认为血脂高多为痰浊，因此可称高脂血症为"血浊病"。脂肪肝也可称"肝浊病"。然后在此基础上进行辨证，或脾虚，或痰浊，或湿浊等。再如：非典型性病原体肺炎，可直接归属于"风温"。

总之，建立中医疾病诊断体系，是中医诊断学发展的方向，也是中医界面临的一项艰巨任务，任重而道远，需要诸多专家学者共同努力，需要不断完善。

三、中医病名规范化研究思路

中医病名规范化研究的方法，从以上种种原因分析不难看出，中医病名的规范化，首先是确定病名的方法规范化。鉴于目前中医病名规范化工作比较薄弱，故应在统一认识、与证候规范化同步的基础上，力求做到以下几个方面。

（一）理顺中医病名的层次关系

中医病名层次是疾病临床分科的重要依据，也是中医学术发展水平的标志。所以，每一门临床分科都必须具备病类、病种、病属三个相关的病名层次。目前统编教材缺乏病种概念的中间层次，如《中医内科学》49种常见疾病，直接隶属病类概念之下，很难体现内科疾病与脏腑、经络、气血津液的系统联系。对此，方药中等主编的《实用中医内科学》（上海科学技术出版社1985年版），对中医病名的层次关系处理较好，以内科疾病为病类概念，以内科急症、外感病证、肺系病证、脾胃病证、肾系病证、心系病证、肝胆病证、气血津液病证、经络肢体病证、虫病、癌症十类疾病为病种概念，以常见的内科各病为病属概念，层次清楚，可供临床各科理顺病名层次关系时借鉴。

（二）处理病名与证候的种属关系

病名与证候之间，病名为纲，着眼某种疾病病理变化的全过程，揭示疾病的根本矛盾；证候为目，揭示疾病阶段性的主要矛盾。所以，实现中医病名的规范化，亦必须理顺病名与证候之间的种属关系，故凡传统习用具有病属概念的证名，均应径直改为病名。如把《中医内科学》中喘证、厥证、郁证……等冠以"证"字的病名，直接改为"病"字，以便与疾病不同阶段的证候相区别。同时，还要把习惯在病名前冠以病性、病因、病位的证候概念删掉，如《中医耳鼻喉科学》中的风热乳蛾与虚火乳蛾、风热喉痹与虚火喉痹，可将其中"风热""虚火"之类的病因、病性表述删去，恢复病名的本来面貌。因此，各科教材存在类似问题者，皆可参照这种方法。

（三）限定主症作为病名的条件

凡以主症作病名者，已与一般单个症状不同，而是该病的代名词，为具有因机证治特点的完整的疾病概念。对于目前未能根据疾病内在本质命名的病证，仍可暂用主症为病名，但要严格限定主症作为病名的条件。首先要突出中医病名特色，把贯穿于疾病全过程、反映疾病基本规律的主症作为病名，如胃痛、腹痛、便秘、泄泻等，既是脾胃病中常见的主症，又贯穿该病的全过程，故仍可保留沿用。其次把病种概念之下的诸多各病不能囊括的主症作为病名，如失音是肺系疾病的一个主症，但在哮病、喘证、肺痈、肺痨、肺胀、肺痿等病中均不能包含，故可单独作为病名。相反，咳嗽亦为主症，然在肺系诸病中均是主症之一，故不宜再作病名。再者以主症作病名，要有完整而正确的定义，对其内涵与外延做出限定，如《实用中医内科学》对失音的定义："凡是语声嘶哑，甚则不能发声音，统谓之失音。主要由感受外邪，肺气壅遏，声道失于宣畅；或精气耗损，肺肾阴虚，声道失于滋润所致。"这种限定，就排除了喉癌等病所致的失音在内。由此可见，限定主症作为病名的条件，是沿用主症作病名的重要前提。

（四）加强疾病命名方法的研究

中医对疾病的命名方法多种多样，以内科疾病为例：有以病因命名者，如虫病；有以病机及病理产物命名者，如厥病、郁病、痰饮病；有以病位结合病性或主症命名者，如胃痛、肺痈、胸痹；有以主症命名者，如心悸、眩晕、喘证；有以特殊临床表现命名者，如消渴、痈病；有以主要体征命名者，如黄疸、水肿、积聚等。以上均有一定规律可循。然而，还有不少疾病命名方法不清，迄今悬而未决或以讹传讹。如狐惑病，是以其病位及病证特点命名的，"狐"与"惑"分称，旨在揭示发病部位，合称意在强调其病证特点，其成因属湿热蕴毒为患，而非感染虫毒，故应改"惑"为"蟨"，这样既符合仲景原意，又与现代医学的认识相吻合；又如百合病，是由心肺累及百脉的一种病证，即原文"百脉合病"之谓，以其证候特点命名，而不是教材所说以主治药物（百合）命名的。所以，加强疾病命名方法的研究，对实现中医病名规范化亦有所裨益。

（五）解决中西医病名对照的方法

建立中西医病名对照的科学方法，一要防止生搬硬套，简单地把中医的某个病与西医的某个病等同起来，如湿温就是肠伤寒等；二要将中西医之间的病名层次相对应，如中医的脾胃病与西医的消化系统疾病同属一个病名层次，而不能将消化系统某一种疾病与脾胃病相对照；三是根据中西医病名对照层次和中医病名规范化的需要，适当确立中医新病名，或沿用合适的旧名，并赋予病名以新的内涵。为此，欧阳锜将肠伤寒定名为"湿瘟病"，将流行性脑脊髓膜炎（简称流脑）定名为"风痉"确属难能可贵的尝试。

第三节　中医疾病的诊断和鉴别诊断

中医疾病诊断，可简称为诊病或辨病。在临床上，对患者所患的疾病通过四诊所收集的病情资料予以高度的概括，并做出符合病情、切中病机的准确病名和证名，统称为诊断。前者为疾病诊断或辨病，后者为证候诊断或辨证。而中医疾病仅据病名难以深入疾病的本质，必须通过证候不同程度地反映疾病的病位、病性、病因、病机，是病证的结合。因此，辨病是中医诊断中不可缺少的重要组成部分。

对于中医疾病诊断来说，中医疾病病名诊断以症状为依据，症状体征方面的规范化需要进行深度和广度的研究，从规范化、标准化、信息化角度对中医疾病的症状进行深入研究是中医疾病诊断规范化的基础。而疾病是在一定的致病因素（包括六淫、七情、遗传、饮食、劳逸、外伤等）作用下，机体与环境的关系失调，人体阴阳、气血、脏腑、经络的生理状态被破坏，出现了功能、形态或神志活动等方面的异常变化，其具有一定发展规律的全部演变过程，反映了若干特定症状、体征和各阶段相应证候的邪正交争的病理过程。因此，疾病通常是从总的方面反映人体功能、形神异常变化或病理状态的诊断学概念，它包括功能性和器质性两个方面的改变。

中医疾病诊断和鉴别诊断，以临床症状和体征为纲，以疾病为目，辨证地建立了疾病诊断的步骤。包括大内科、神经科、外科、妇产科、儿科、五官科、皮肤科等临床各科，按临床各系统列出主要症状和体征，并分别按病因分类、发生机制、诊断思路、鉴别诊断加以阐述，内容翔实、取材广泛、资料新颖、可操作性强。促进中医事业的发展，提高中医诊断水平，建立统一、科学的中医分类体系，不仅能反映中医学术发展的成熟内容，更好地继承和发扬中医学术，而且能满足当前中医医疗、教学、科研、管理和对外交流的需要。

一、中医疾病诊断方法

中医疾病诊断方法，是历代医家在长期医疗实践中逐步总结和创建的一套诊断疾病的理论和方法，从整体出发，诊察病情、识别病证、推断病情，为防治疾病提供依据，有效地推进了中医临床的发展，其核心内容是运用四诊、八纲辨证对病证进行诊断。在中医现代化的研究和应用发展过程中，中医诊断学正逐渐形成特色鲜明、与现代科学技术紧密结合的学术特点。随着中医现代化进程的深入，中医诊断学也正朝着诊断技术化、标准化的趋势发展。

（一）中医诊断方法的客观化、技术化是发展的趋势

1. 重视传统中医诊断方法的客观化研究

中医诊断技术的现代化研究是中医现代化的重要突破口，中医诊断方法的客观化不解决，中医现代化的目标就很难实现。所以，中医诊断方法的发展，必然是重视传统中医诊断方法的客观化研究，将中医四诊与现代科技手段紧密结合，并深入阐释传统中医诊断方法的科学内涵。我们应努力继承和发扬传统中医诊断方法的独特优势，夯实中医四诊基本功。同时，还应当辨证地看待传统中医诊断方法。传统的中医四诊技术多依赖主观感觉，而现代中医诊断技术则是传统中医诊断技术的发展和延续，其中信息化、数字化、标准化研究是现代中医诊断技术的主要内容。因此，传统中医四诊与现代中医诊断技术是密不可分的两个环节，相互促进，互为基础，交相滋灌，生

生不息。缺少任何一个环节，传统中医诊法与中医诊断技术现代化之路都容易陷入片面的、闭门造车的局面，甚至枯竭的境地。唯有"古为今用"、"洋为中用"，才能优势互补。如果能充分利用中医诊断技术的信息化手段，将现代中医诊断技术有效地客观化、标准化，尤其在舌诊、脉诊等具有中医特色的诊断方法客观化的基础上，建立现代中医诊断评价方法，将有助于现代中医诊断标准化体系的建立，更好地发挥传统中医药的当代诊疗优势。

2. 应重视中医特色诊断方法的应用

唐代医家王太仆云："将升岱岳，非径奚为；欲诣扶桑，无舟莫适。"中医诊断理论与临床应当并重，缺一不可。

中医诊断是中医诊疗过程中探赜索隐不可或缺的舟楫。正确合理地实施中医诊断方法是中医理法方药体系中的关键性枢纽和判断疗效的依据。传统中医诊法与现代中医诊断技术都是中医诊断体系中的可靠法宝。当前，传统中医学在多种疾病、亚健康、养生保健中的诊疗优势已逐渐被认识和重视，尤其是随着信息技术的发展，现代中医诊断技术中的舌象、脉象客观化研究取得了较大的进展，有助于将中医诊断学更好地应用于机体状态的客观评价与量化诊断。因此，在合理运用传统四诊的同时，运用舌诊仪、脉诊仪等进行舌脉象的定性、定量分析，使得中医诊断更加量化与客观化，具有实际意义，尤其符合中医理论"四诊-辨证"的中医辨识分类体系。同时，中医诊断理论与临床并重，更深的含义在于：临床中医师应当诊法准确、疗效显著、诊断水平与治疗水平俱佳。这也应当是中医诊断学学习与研究的真正意义与最终目的。中医诊断学主要是根据四诊分析气血阴阳的偏颇，体察病邪之所在，探求五脏气血的寒热虚实，进而识病辨证、审证求机、指导处方用药、推断预后。传统中医依据四诊之变化来确定证。证即疾病某一阶段的病机总和，治法依据病机而立，方药依据治法而出，但是中医诊断水平往往不能等同于中医临床水平，二者存在分离现象。形成完整的以中医诊断为中心的辨证论治体系，中医诊断学应当立足于为中医临床应用服务，为中医处方用药提供准确方向，切不可为了诊断而诊断，更不可脱离传统中医理论的指导而诊断。

（二）应特别重视舌诊、脉诊方法

临床四诊综合应用时，需要灵活应用多种中医特色诊断方法诊疗疾病，尤其应该重视舌诊、脉诊，并力求诊法合参，体现中医临床诊断思维特色。

1. 舌诊是辨证的重要依据

舌诊以望舌为主，还包括诊舌的味觉、刮舌验苔等内容。临床上舌象的变化错综复杂，对于舌象的分析只有掌握要领才能执简驭繁、灵活运用；同时还要做到"四诊合参"，充分发挥舌诊的主导作用。所以掌握正确的诊舌方法，对于临床辨证具有重要意义。《医门棒喝》说："观舌质可验其证之阴阳虚实，审苔垢即知其邪之寒热浅深。"舌象作为中医辨证不可缺少的客观依据，对临床辨证、立法、处方、用药及判断疾病转归、分析病情预后，都有十分重要的意义。正如《临症验舌法》所说："凡内外杂证，无一不呈其形，著其气于舌……据舌以分虚实，而虚实不爽焉；据舌以分阴阳，而阴阳不谬焉；据舌以分脏腑，配主方，而脏腑不差，主方不误焉。危急疑难之顷，往往无证可参，脉无可按，而惟以舌为凭；妇女幼稚之病，往往闻之无息，问之无声，而唯有舌可验。"在舌诊学习与运用方面：首先，要铭记基础，全面分析；其次，舌诊要知常达变，去伪存真。舌诊经过长期的理论和实践发展，积累了丰富的临床经验，已经形成了一套系统而完善的诊断方法，内涵丰富，涉及广泛，因此临床要有扎实的舌诊基础知识，全面分析舌象真实内涵。望舌体主要包括观察舌体的神、色、形、态及舌下络脉等多方面、多层次内容。因此，应用舌象进行疾病诊断，首先要熟识正常舌象，在掌握正常舌象特征、生理变化的基础上才能做到"知常识变"，并考虑年龄、性别、体质、禀赋、饮食习惯的影响。同时，临床应用时必须注意排除各种影响因素对舌象辨识的干扰，"去伪存真"。对复杂多变的舌象进行分析时，需要充分认识舌象变化所呈现的动态的辨证意义。在疾病发展过程中，舌象亦随之相应变化，所以要注意舌象的动态分析。舌象是一个客观可见的体征依据，临床在辨证施治、用药遣方之时，要细致观察、动态评价，尤其在患者主观感觉还没有实质性变化的时候，舌象所反映出的细致变化往往是重要的依据。

2. 重视脉诊的学习与应用

《内经》曰："微妙在脉，不可不察。"脉诊是中医传统诊断方法中最具特色的诊法之一，与舌诊共同构成中医诊病的传统特色。中医诊病，诊脉是不可缺少的步骤和方法。《古今医案》指出："脉为医之关键。"当前民众及医界人士对脉诊存有两种误区：一是神化脉诊，一是贬低脉诊，都是不可取的。脉诊是四诊中最难驾驭的方法，所以中医临床要不断地学习和应用脉诊方法，而长期的脉诊客观化研究，对脉诊临床的深入运用也逐渐发挥支持作用。

第一，重视诊脉指法。脉象诊断主要靠医生的手指感觉，手指的感知度和分辨力反映了医生的临床经验和诊断水平，也是实现脉诊客观化的依据。掌握切脉技能是有一定难度的，正所谓"心中易了，指下难明"，即使在理论上很熟悉，但在实际操作中还会模糊不清，抓不到脉象的主要特点，不能成为辨证的有力佐证。因此，初学者应在掌握脉学理论的基础上，加紧指法练习，提高指感的灵敏度。现在，研究应用脉图信息还原的方法，通过仿生模拟，研制出脉象模拟装置，可以使常见的16种脉象，在模型手的寸口部位实现指感和脉象图的重演，为脉诊教学提供了较好的教具。但是，更加确实可行的是在人体上反复体会，应多体验健康人的脉象，然后再诊患者脉象就容易领悟，即所谓"知常识变"。实践是产生灵感的基础，只有狠下苦功，刻意精研，反复练习，知识才会自然增多，诊脉技能亦会逐步提高。

第二，重视辨脉之法。手指感知的脉搏形象千姿百态，远远不止现已定名的二十八脉或三十二脉，很多脉象有形无名，亦有许多脉名和脉象交叉重叠的现象。周学海说："求明脉理者，须先将位、数、形、势讲得真切，各种脉象了然，不必拘泥脉名。"所以，辨脉必须注重三个方面：从脉象的胃、神、根辨别脉的"常"和"变"；从寸口脉的齐变和独异辨别疾病的部位和性质；从脉象的位、数、形、势分辨脉的形态特证。阴阳、表里、寒热、虚实八纲，执简驭繁地概括了临床错综复杂的病理现象，是中医辨证的基础。在八纲辨证中，脉诊是一项重要的指标，掌握八纲脉和八纲辨证，就可以了解中医辨证的一般规律和方法。

第三，重视脉症合参。一般说，脉与一系列症状所反映的病理属性是一致的，可以用同一病机来解释，称为脉症相符或脉症相应。相符者为病机单一，治疗用药比较专一；但有时也可出现脉象与一系列症状属性不一致，甚至出现相反的情况，称为脉症不符，甚至脉症相反，多属病机复杂、证情多变，治疗时要兼顾多种病机。临床上出现脉症不一致的主要原因有：脉象和症状各自反映机体在疾病过程中邪和正两方面的病理状况；脉症不一致的情况，往往出现在患者自觉症状尚不明显，而脉象已有异常的情况。同样，当患者自觉不适、喋喋不休，而脉无明显异常时，亦要注意患者的精神影响，配合心理治疗，谨防药过病所；特殊生理和病理原因也可以造成脉象异常。

总之，从整体观念出发，脉和症都是疾病本质的反映，脉症相应是疾病的一般规律；脉症不一致或相反是疾病的特殊规律，体现了人体疾病的复杂性。当脉、症二者不相应时，应当详细审察，弄清原因，而不可盲从或轻舍。

(三)"治未病"理念的临床指导作用

"治未病"是中医原创核心学术思想之一。中医临床倡导"治未病"理念，擅调亚健康、慢性虚损性疾病，并将"治未病"理念始终贯穿其中，在预防、诊治方面都有着重要意义。中医的"治未病"主要包含了"未病先防、既病防变、瘥后防复"三个方面。注重养生、未病先防；防病在先、既病防变；截断扭转、有病早治、病后调护。中医学认为，"阴平阳秘，精神乃治"。中医从证候、体质学等方面去研究健康状态，是中医辨证思维的集中体现。因此，治疗亚健康、慢性虚损性疾病是"治未病"理念最适合、有效的阶段。亚健康及慢性虚损性疾病，这一过程通常会持续许多年，这为临床运用"治未病"理念进行干预、调摄提供了可能。因此，对易感人群尤其是亚健康及慢性虚损性疾病人群采取适当措施进行早期干预，对减少或延缓此类人群发病有极其重要的意义。亚健康状态内涵丰富、表现广泛。现代医学对亚健康无特异性诊疗手段，中医诊治正是"治未病"的优势所在，其中基于脉图的亚健康状态评价方法是既体现中医特色又具有临床可行性的一种综合客观评测方法，具有一定的科学性和合理性。亚健康的调理，应根据患者的体质状况、症状、体征及中医四诊主客观诊断资料进行辨证分型治疗：对于证候轻浅者，当遵循《内经》"法于阴阳，和于术数，食饮有节，起居有常，不妄作劳"之旨，调起居、节饮食、适动静、"虚邪贼风，避之有时"；对于情志失调者，还当疏导解郁、怡情乐志、"恬淡虚无，真气从之，精神内守，病安从来"，辅以药食两用之品及中医保健功法，则能够"志闲而少欲，心安而不惧，形劳而不倦，气从以顺"。而对于证候较严重者，需遵循脏腑、气、血、虚、实、寒、热、痰、瘀等原则进行具体的辨证施治。中药处方的合理运用，亦是干预亚健康的重要环节，如归脾汤干预气血不足的亚健康状态，"心脾同治，重点在脾，使脾旺则气血生化有源，气血并补，但重在补气，气旺血自生，补而不滞，滋而不腻"，亦合"治未病"之旨。因而可作为调摄亚健康状态的基础方，辅以清热、祛痰、化瘀之品加减变化，灵活施治，则可截断扭转，防病于先。"治未病"可以调整亚健康状态，对于各种慢性虚损性疾病的缓解期仍然适合运用治未病理念进行调整和干预。例如，心脑血管疾病、糖尿病、甲状腺疾病（甲状腺功能亢进、甲状腺功能减退等）、慢性脾胃病、慢性肾病、免疫风湿性疾病（硬皮病、痤疮、关节炎等）及内科杂病（小儿癫痫、先天不足等）虚劳证等，均可立足于"治未病"理念及中医阴阳四时之道，平时辨证施治，冬令则可用膏方调摄，临床往往收到良好的效果。

（四）病证结合

辨证宜从脏腑、寒热、虚实角度执简驭繁。证，是疾病某一阶段的病因、病机、病位、病性和邪正趋势的综合反映。证有时就是一种病，如痫证、喘证、血证等，证名亦就是病名；而证更多的是出现在疾病的过程中，在不同阶段出现不同的证，反映了疾病阶段性的病理特性。例如，风寒感冒病，初期为风寒表证，如表证不解，风寒入里，就可出现寒邪客肺证，属里寒实证。但是，证还有它相对独立的一面，即同一个证可以出现在不同的疾病过程中。例如，寒邪客肺证可以出现在咳嗽、哮喘等病的早期。只要遵循辨证论治的原则，不但能治愈证，亦能阻断疾病的自然进程，而达到病愈的目的。所以，我们强调辨证，不是不重视识病，而是只有掌握了辨证，辨病才可迎刃而解。同样先学会治证，才能治好病，即使对中医未知名的疾病，也能辨证施治。例如，对"艾滋病""禽流感"等的防治和对肿瘤、白血病等的有效治疗，充分显示了辨证论治的优越性。只要正确辨证并结合该病的特点，就可以提出合理的治疗方案和有效的治疗措施。临床上只有在熟识中医理论的基础上，掌握辨证论治的基本法则，才能真正提高中医临床疗效。中医辨证内容丰富，且相互间有一定的交叉重叠。辨证以"八纲"为纲领，阴阳是证候分类的总纲，亦是最基本的辨证大法。但八纲辨证不能包罗一切，只是对病证总体上的认识，它可以指导总体的辨证，但不能简单地替代具体的辨证。因此，在病证定位上有表里辨证、六经辨证、卫气营血辨证，气血辨证、脏腑辨证、经络辨证等；在病证定性上有寒热辨证、虚实辨证；在病因上有病邪辨证、七情辨证等。以上都应运用了相应的辨证方法。诸多诊法中，要善于将病证定性与脏腑辨证结合起来灵活辨证，力求突出重点，顾及其余，学会拓宽思路，观察、分析、比较、提高辨识能力；掌握要领，学会吸取先贤学术精华，揣摩前辈临诊经验，联系实际，提高诊断的合理性与准确性。在临证辨治时，病情往往复杂多变，明脏腑可知病邪深浅，辨寒热可知脏腑阴阳失调，分虚实则辨邪正盛衰。脏腑辨证不仅要辨别病证所在的脏腑病位，还要辨别病因、病性和正邪盛衰的情况。脏腑辨证与病因病性辨证之间有着相互交织的"纵""横"关系，临床辨证也可以脏腑辨证为纲，再辨不同的病因病性。阴阳不可见，寒热见之，辨寒热可以分别阴阳属性。虚实，是分辨邪正盛衰的两个纲领，辨虚实可知邪正斗争及其发展情况。通过五脏给予定位，寒热给予定性，虚实判定邪正斗争趋势，对制定治疗方案有着指导意义。因此，执简驭繁地应用脏腑、寒热、虚实等辨证纲领，有利于从临床错综复杂的病情中抽丝剥茧，抓住疾病的关键矛盾，并有效地指导治疗。

二、中医疾病误诊原因分析和误诊的避免

笔者认为中医误诊的原因具有特殊性，研究中医误诊具有重要意义，并从减少和避免误诊的方法方面提出了自己的见解。

在临床医学上，中西医误诊的原因总体上有许多相似之处。但是，由于中西医理论体系不同，诊断依据和临床思维方法有别，因此，误诊的具体原因有许多差异。现就中医误诊的主要原因和避免方法简述如下。

(一) 中医误诊的原因

误诊是医生对患者病证做出错误的判断。因此，误诊的主要责任在医生。然而，其他因素也会产生一定的影响，或者增加误诊的概率。

首先是医护人员的原因，由于中医诊断主要依靠医生运用"四诊"和辨证思维，辅助仪器和化验检查结果并不十分重要。护理人员仅在患者住院期间为医生提供一些临床观察过程中发现的征象，供医生参考。因此，中医误诊与主诊医生关系最为密切，这也是中西医误诊的主要差别之一。

有些医生理论水平较低，片面地认为"中医主要凭经验"，把精力花在看验方、抄验方上，忽略了理论知识的学习和提高，忽视了实践与理论的统一，于是产生了一些不应该的错误。例如：心律失常患者病历上写"脉结代"；脉位较深较细无力写"脉沉细"；等等。事实上，只要有一定中医基础的人，就不难发现：结脉和代脉是不可能在同一患者身上同时存在的，二者的临床意义也不尽相同；而沉细无力的脉应称弱脉。

其次为疾病表现千变万化，经验再丰富的医生也可能遇到从未见过的病例。如果没有扎实的理论知识，就会束手无策，容易造成误诊。所谓"熟读王叔和，不如临证多，临证多，更要熟读王叔和"，说的就是这个道理。临床基本功不扎实，直接影响了诊断结果的正确性，例如：问诊由于缺乏技巧，主次不清，或使用专业术语，使患者无所适从；或者应用诱导性、暗示性语言，影响问诊内容的真实性。又如：望诊重点不突出；脉诊的布指、指力、三部分候等不规范；斜飞脉、反关脉没有发现等。再如：辨证的逻辑思维和分析能力差，重点把握不准确，这些都会引起误诊。医风医德不端正也常常造成误诊，一个好的医生除了具有良好的医疗技术外，同时还必须具有良好的医风医德。缺乏耐心、粗枝大叶、骄傲自满、主观臆断、弄虚作假、三心二意等都是造成误诊的常见因素。例如：有些医生在问诊过程中，患者尚未诉说清楚，便予以打断，或单凭只言片语，便借题发挥，认为理所当然。有的医生为了显示水平高超，不让患者叙述病情，单凭脉象测证。在辨证过程中，满足于已有的经验方或贪图方便，用"协定处方"取代辨证论治。因为疾病的复杂性和多变性是错综复杂的，课堂上为了讲述的方便，常常把疾病划分成一个个独立的单元。但是，临床上通常是几个病或几个证同时存在，互相影响，使典型的症状变得不典型。此外，疾病本身的发展过程、治疗药物的影响，都进一步增加了疾病的复杂性。例如：消渴致眩晕、便秘；咳嗽致喘证、心悸、水肿。又如：脾阳虚与肾阳虚并见；脾气虚兼寒湿困脾；痰热壅肺兼有脾肺气虚；等等。再如：温病卫气营血传变；表寒证入里化热；麻疹初期疹子未现或

中期疹子突然收没，麻毒内陷……复杂的病情给诊断带来一定困难。如果医生经验不足或未能及时分析、判断，对疾病的发展变化缺乏正确的估计，也常会导致误诊。

再次患者原因也是客观存在的，因为中医诊断主要依据望、闻、问、切四诊所收集的临床资料。有些自觉症状主要来源于患者的叙述，医生很难通过其他手段了解清楚。因此，患者的主客观因素直接影响了临床资料的准确性。容易由患者的因素产生误诊的有：对疾病感觉灵敏度和表达能力的差异。问诊是四诊的重要组成部分，通过对患者自我感受的询问，可以了解疾病发生发展及诊治的经过，了解现在症状，为辨证提供依据。患者感觉的灵敏度、耐受能力、文化素质、表达能力、逻辑思维能力、就诊动机等的差异，直接影响了所提供资料的准确性。有些患者由于感觉不灵敏或表达能力差，不能把自己对疾病真实的感受告诉医生，引起了误诊。有些相似的症状或症状的差异程度是很难表述的。例如：头晕与头痛、少气与短气、心痛与胃痛、耳鸣的声音、知饥不欲食与食欲不振、齿衄、鼻衄与咳血、尿频尿急与多尿等，都可能因为患者表达的错误造成误诊。

由于现代医学不断普及，西医的病名越来越为人们所理解和接受，混淆中西医概念，有些患者会直接把西医诊断当作中医诊断告诉中医医生。例如：抗链球菌溶血素O（简称"抗O"）、红细胞沉降率（简称血沉）升高即称"风湿"；心电图异常或心力衰竭称"心脏病"等。在多数情况下医生能够做出判断。但有些疾病因一时难以搞清，容易先入为主而致误诊。

盲目求医和迷信权威。中国传统民间观念认为"中医越老越好"，因而许多人盲目求医，忽略了老中医、专家的相对性和局限性，使误诊的避免和纠正产生一定的困难。事实上，专家是指某一方面有较高造诣或较高学术水平的医生，但专家不是万能的。例如，内科专家不一定精通妇科。但患者不明白此中道理，以权威诊断为满足，易引起误诊。主要责任固然在于医生，但是把专家绝对化，甚至在治疗无效或病情加重的情况下，仍不及时改换医生，延误了病情，这种情况患者就诊动机显然是导致误诊的直接原因之一。

医疗实践并不只是简单的医患关系，也受到许多社会因素的影响。例如，中医科普宣传、中医药服务网点、民众心理、地区风俗习惯、医疗制度、随访制度等，这些都与误诊有直接或间接的关系。有些人把中医作为一种保健手段，认为"中医医不死人"，不管是否有病，都可以服一些滋补的中药；有些人长期滥用中药，以致常规中医治疗疗效不明显或症状被掩盖而影响诊断；有些患者由于中西药并用，使中医难以对疗效做出判断；有些患者接受治疗后没有及时把感受向医生反馈，不利于医生及时总结经验。

最后，中医会诊制度不健全。同时，由于缺乏客观的标准，如影像依据、病理报告等，讨论时公说公有理，婆说婆有理，因而专家权威的话成最后诊断，与之不符者为"错误"，这也是导致误诊的原因之一。

（二）误诊的避免与纠正

无论是中医还是西医，诊断都是十分重要的。但是，中西医诊断存在着差异，除了理论基础不同外，诊断手段也不同。西医诊断常借助于各种仪器，而中医诊断主要是凭医生的感知和逻辑思维。同一患者，中西医诊断结论不同。西医诊断着重点在局部，诊断一旦明确，治疗方法相似，效果也大致相同。而中医诊断注重整体，对定位精确度要求不高。因此，同一种诊断可能出现不同的治疗方案和效果，这给诊断正确与否的判定造成一定困难。误诊是一个诊断学的概念，虽然有许多复杂的原因，但是误诊具体是由医生造成的。因此，提高医生诊断的准确率是避免或减少误诊的关键。

加强责任心。许多误诊是由医生的疏忽或缺乏责任心造成的。因此加强医德修养和责任心，对于减少或避免误诊是很重要的。这就要求医生要认真细致，自觉培养对疾病的分析判断能力，不断总结经验，在诊断过程中不厌其烦，注重四诊合参，全面、准确地收集临床资料，做出正确的诊断。

加强理论学习，提高基础理论水平。中医学经过几千年的发展，已经形成了一整套的理论体系。因此，在实践中不能简单地满足于过去的经验，应反复学习，打好基础，更新知识。对于一些相似病证的诊断和鉴别应在理论上先搞清楚，对于一些症状含义，各种辨证方法的适应证，每一种证型的诊断要点，应下苦功，进行比较掌握，这样临床上才能有明确的思路，辨证才有方向。

认真观察、了解疾病的全过程。疾病是错综复杂的，医生在诊断过程中不能简单地把患者叙述的内容作为资料来源，或者不加分析地认为，患者所提供的资料都是真实的。相反地，应抓住主诉，认真询问，了解疾病发生、发展的全过程和现在症。同时应认真观察，尽量做到亲眼、亲手或亲耳收集临床症状与体征。

做好随访工作和开展病例讨论。实践是检验真理的唯一标准，一种疾病的发生发展、临床表现固然有其共性，但是中医十分重视因人、因时、因地制宜。有些患者在疾病初期或初诊时，由于缺乏典型的临床表现，难以做出准确的判断。有些疾病临床上十分少见，诊断错误难免。因此，定期的随访和开展讨论，集思广益，既有利于纠正原来的误诊，又有利于总结经验、提高诊断水平，避免再次发生同样的错误。

总之，误诊是一种常见的临床现象，由于历史条件的限制，中医诊断缺乏有力的客观指标和依据。因此，中医误诊一直没有引起历代医家们的重视。也许有人认为，研究中医误诊有点吹毛求疵，但事实上，中医诊断与西医诊断具有同等重要的意义，研究中医误诊与西医误诊也具有同样的意义。只要不断探索，中医误诊是可以减少或避免的。

三、中医常见疾病的鉴别示例

中医常见症状鉴别诊断——腰痛

腰痛，是指自觉腰部脊柱或其两侧疼痛的症状。多由肾系病变及腰部外伤、劳损，寒湿或湿热侵袭等所致。肾系疾病和痹病类、淋病类疾病、妇科经带疾病、急性腰扭伤、腰痹、偏痹等，均可见腰痛。临床对以腰痛为主症的病种尚未确定时，可以腰痛待查作为初步诊断，并进行辨证分型。

（一）辨病思路

1. 排除背部疾患

首先排除背痛（脊脊以上痛）、尻痛（尻骶部痛）、胯痛（尻尾以下的两侧痛）。

2. 考虑肾系疾病

根据伴随症等病情，考虑肾系疾病。并见水肿，多为皮水、正水、石水；血尿伴腰腹部阵发性绞痛，或尿出砂石应考虑石淋；伴尿频、尿急、尿痛，应考虑肾瘅、肾着、肾痨、热淋；劳累或久立时腰痛加重，平卧后缓解或消失，应考虑肾下垂；腰痛伴高热、肾区灼热，应考虑肾痈的可能；年龄偏大，腰痛伴血尿、腰部有肿块，应疑及肾癌。

3. 鉴别

腰痛可由肾系以外的疾病导致。伴多数大关节疼痛，其痛游走不定，多为三痹；中年以后，缓慢起病，腰痛于久坐、久立时加重，活动后减轻，应考虑腰痹；有明显外伤史，且疼痛剧烈或持续，应考虑腰部骨折、脱位、腰部扭伤、偏痹等的可能；妇女腰痛与月经有关，或伴有月经、带下病变，应考虑是由妇科疾病所致，并做妇科检查。

4. 辅助检查

除作血、尿、便三大常规检查外，可选择性地做脊柱 X 线摄片、腹部平片、尿路造影及 B 型超声波等检查，以助诊断的确定与鉴别。

（二）辨证分型

1. 寒湿犯腰证

腰部冷痛、重着，转侧不利，逐渐加重，静卧痛不减，遇阴雨天则加重，舌淡苔白腻，脉沉而迟缓。

2. 痰湿犯腰证

腰痛重着，身困肢倦，咳吐痰涎，胸闷不舒，形体肥胖，舌淡苔白腻，脉滑。

3. 瘀血犯腰证

腰痛如刺，痛有定处而拒按，日轻夜重，轻者俯仰不便，重则不能转侧，舌暗紫或有斑点，脉涩。

4. 湿热犯腰证

腰部胀痛，痛处伴有热感，活动后减轻，小便短赤，舌苔黄腻，脉濡数。

5. 肾气亏虚证

腰痛酸软，喜按喜揉，腿膝无力，隐痛不休，卧则减轻，甚则遗精、阳痿，小便清长或不固，舌淡，脉弱。

6. 肾阴亏虚证

腰痛酸软，心烦不眠，健忘多梦，口燥咽干，潮热盗汗，男子遗精，女子梦交，尿短黄，舌红苔少，脉细数。

　　7. 肾阳亏虚证

　　腰部冷痛，绵绵不休，腰膝酸软，手足不温，得温痛缓，面色淡白，少气乏力，小便清长或尿闭，舌淡苔白，脉沉缓无力。

第四节　中医疾病病因病机学研究

　　中医疾病病因病机学研究，是在中医哲学思维的指导下完成理论构建并指导中医临床辨证论治的，是中医理论的核心内容，它以疾病的临床表现为依据，研究疾病的发病原因及疾病的本质与演变规律。病因病机是疾病发生、发展、变化的内在动力，揭示了疾病的本质属性。《内经》首先提出了"病机"这一概念，而且为疾病的病因、发病机制、总的变化机制的研究等构建了各种可以阐明疾病机制的病机模式，并综合运用这些病机模式以研究和阐明具体疾病的机制，从而奠定了中医病机病因学说的理论基础。

　　病因，就是破坏人体相对平衡状态而引起疾病的原因，徐大椿《医学源流论》言"凡人之所苦，谓之病，所以致此病者，谓之因"。病因种类繁多，古代中医病因学将致病因素分为三种，即外因（如六淫、疠气等）、内因（如七情）和不内外因（包括饮食不节、劳逸损伤、跌仆金刃、虫兽所伤等）。痰饮和瘀血是人体受某种致病因素作用后在疾病过程中形成的病理产物，又能直接或间接作用于人体某一脏腑组织发生多种病证，故又属致病因素。现代对病因的分类，基本沿用此法，分为外感病因、内伤病因、病理产物形成的病因以及其他病因四大类。《内经》对病因有非常全面、深入的论述。其中《灵枢·顺气一日分为四时》提道："夫百病之所生者，必起于燥湿、寒暑、风雨、阴阳、喜怒、饮食、居处。"这是目前已有文字记载的关于天文、气候对人体影响的最早记录，大致意思是说自然环境中的干燥、潮湿、大寒、大暑、刮风、下雨和人体自身的阴阳不调、过喜、过怒，以及饮食、居住环境都可以导致人体发病。也就是说，《内经》所论述的病因内容主要有天气因素（风、寒、暑、湿、燥、火）、情志因素（怒、喜、忧、思、悲、恐、惊）和饮食起居（饮食、劳逸、房事、起居等）三大方面。

　　病机，是指疾病发生、发展、变化及其结局的机制，是正邪相争过程与结局的整体概括。以阴阳五行气血津液、藏象、经络、病因和发病等中医基础理论，探讨和阐述疾病发生、发展、变化和结局的机制及其基本规律，即病机学说。"病机"二字最早见于《素问·至真要大论》，即"黄帝曰：余欲令要道必行，桴鼓相应，犹拔刺雪污，工巧圣神，可得闻乎？岐伯曰：审察病机，无失气宜，此之谓也。"

　　病机是中医学辨证思维的具体体现，是连接症状与证候诊断的重要桥梁，在中医基础理论中占有十分重要的地位。前人将"病机"，释为"病之机要""病之机括"，含有疾病之关键的意思。由于中医病机是一个"论证过程"，即关于病因与证候之间、证候与证候之间、证候与症状之间因果关系的中医理论解释，从而得出对疾病内在、本质、规律性的认识，是防治疾病的依据，所以历来受到医家的极大重视。《素问·至真要大论》中指出"谨候气宜，无失病机""谨守病机，各司其属"。《神农本草经》中亦指出，"欲疗病先察其原，先候病机"。后世医家对病机的认识不断充实和发展，对病机的重要性也有专门论述。明代著名医家张介宾言："凡治病之道，必确知为寒，则竟散其寒，确知为热，则竟清其热，一拔其本。诸证尽除矣。故《内经》曰：治病必求其本。是以凡诊病者，必须先探病本，然后用药。"其所言"寒""热""病本"即是指病机。

辨识病机可以指导临床处方遣药。清代罗浩《医经余论》说："医者精于四诊，审察病机，毫无遗误，于是立治以用药，因药以配方……上工之能事也。"《本草蒙筌》曰："方药之应乎病机，病机之合乎方药。总在君臣佐使之弗失，才致轻重缓急之适。"病机是初学者学习中医的基础门经，《类经》曰："夫病机为入道之门，为跬步之法。"病机的切合还可以评价医术高低，判断临床疗效和预后。《伤寒论翼·制方大法第七》云："因名立方者，粗工也；据症定方者，中工也；于症中审病机察病情者，良工也。"病机在中医临床中占有举足轻重的地位。中医诊疗过程可分为五个环节，即四诊、辨证、审机、立法和处方，而病机既是诊断结论的主体，又是治疗立法的依据，因而审机便成为中医临床活动的关键部分。辨证论治被公认为中医学的一大特色，但其实质是审机定治。同时，中医学在临床、教学、科研及走向世界诸方面的突破口都在于对病机的深层次研究。病机学的突破能够带动中医学理论体系的全面发展，是中医基础理论和临床医学的交汇点，因此，病机学研究的实质性进展必将带动从基础到临床的整个中医学的发展。病机理论能有效地把中医理论与实践融会贯通，得出具有指导意义的结论。从这个意义上来说，病机理论是整个中医学理论的灵魂，是中医继承、发展、创新的突破口。

各种病因作用于人体，通过病机的分析能够很好地体现各个复杂病因单元之间的关系及对整体性质、变化的影响，因而能够指导中医在辨证时重点寻找致病的"靶点"或"敏感点"——病机，通过整体调节和辨证论治，使药物作用于复杂系统的"靶点"或"敏感点"，通过调整病机，来发挥整体治疗作用。

在中医的临床工作中，四诊的目的在于为辨证收集资料，辨证的目的是为了识别病机，而得出的病机结论又是立法的基本依据，处方则是落实立法的具体措施。所以，病机既是诊断的主要结论，又是治疗的基本依据，从而成为连接中医诊断和治疗的纽带。审察病机既是中医诊疗过程的关键环节，又是中医基础理论和中医临床医学的交汇点。

一、中医疾病病因病机学研究思路和方法

近年来中医病因病机的研究取得了诸多成果和进展，但是仍存在一定的不足，缺乏重大突破性的研究成果。因此今后一段时期内，对中医病因病机的研究应置身于现代化科技飞速发展、文化空前繁荣的大背景下，运用"象"思维模式，注重原始创新，

立足于临床疗效,重视生物学机制的探讨,注重特定病理学产物的研究,倡导多学科合作,并及时将研究成果进行转化和应用,进而推进中医现代化的进程。

（一）重视理论创新

中医药文化被视为中国原始创新力。随着现代疾病谱的变化及科学技术的进步,在中医临床实践中,一些新的事实和现象被观察到了,然而传统中医理论却解释不了这种新的事实和现象,甚至与这种事实或现象相悖,这时就需要提出新的理论以解决原有理论面临的难题或危机,由此引起原有理论的变革,从而促进学术的发展。在中医药科研过程中,要体现中医原始创新性的表现,即创新性发现（如经络）,创新性思维（如藏象学说）,创新性技术（如针灸、中药等）。从宏观角度把握中医药的这些原始创新性特点,对找到准确的科研切入点非常重要。中医病因病机理论基础研究要注重原始创新的发展,就要注重经典的积累、学术的发展和创新技巧。

在进行创新性研究时要以实践为基础,善于发现传统理论的不足,大胆开展有创新性的实验,积极对现有知识进行整理与发掘,跟上科研脚步,及时应用新型科研成果。选取具有创新性潜力的中医病因病机理论开展深入的研究,充分发掘传统中医学所蕴涵的科学价值。在创新发展的过程中,继承和创新一定要并重,基础和临床要结合,并贯穿系统的观点、整体的观点、动态的观点,基础研究要立足于临床疗效,临床研究要立足于优势病种。创新机制工作中要开放、交流,学科之间要相互引进,从而推动中医理论研究的创新与发展,为进一步提高临床疗效奠定基础。

（二）注重临床实践的发现

临床实践是中医理论发展的源泉。进行基础研究的最终目的是提高临床疗效,基础研究的过程与临床实践也是密切联系的。从临床实践中可以发现一些问题,对病因病机的研究起到启迪甚至直接的促进作用。要加强病因病机理论的基础研究,就要推进两个战略的紧密结合,即重大基础科学问题和重大疾病防治研究的紧密结合,是基于临床疗效、评价科学性基础上的重大研究。要重视重大疾病的防治研究,对于感染性疾病（SARS、H1N1、手足口病等）,要重视病毒感染性疾病;对于非感染性疾病（代谢性疾病、免疫性疾病等）,要抓住优势病种,目前已经取得了一定突破,关键要把课题做深入,除了"瘀""毒"的重视外,还应重视对"痰""湿""火"的研究,重视化湿法的研究,中医急症方面的研究也应当重视。

（三）加强生物学机制的探讨

中医学最基本的特点之一是整体观念,中医学不仅应继承前人理论注重宏观,也应打破传统文化的羁绊,扭转学科现代科学基础薄弱的现状,注重生物学机制的探讨,使抽象的理论机制具体化、直观化,建立当代医学界可以接受的评价方法和技术标准。这些都有利于中医学基础研究的不断发展,以及日益精确地认识各种疾病的微观本质。充分利用现代生理学、分子生物学、生物化学等先进的研究手段,全面深入地揭示中医病因病机理论的现代生物学机制,将有力地促进中医临床疗效的提高,推动整个中医学科的发展。

（四）增强多学科方法与技术的应用

当今时代是大科学的时代，科学是一个多层次的综合的整体。要充分利用多学科的研究成果，及时将先进技术应用到中医学的基础研究中。例如，分子生物学已广泛地渗透到医学科学研究的各个领域，并且新的分支学科不断产生，各学科广泛交叉、渗透，同时新的边缘学科和交叉学科又不断生成。另外，像微循环、超微结构、血液流变学、电生理学、病理学、免疫学、组织培养、膜学、医学影像学、基因组学、蛋白组学、代谢组学、核技术等研究方法，都可以引入到中医的基础研究中去。多学科研究方法，可以围绕研究目标，充分利用中医学的理论方法，开展多学科、多层面、多途径的协作研究。中医学本身就蕴含了多学科的科学成分，如《内经》中就包罗了天文学、地理学、哲学、水力学、人类学、社会学、军事学、数学、生态学、心理学等学科内容。经过了几千年的发展。当今中医学基础研究更应该及时融合同时代各学科先进思想和技术而不断前进。

（五）注重痰、湿、瘀、毒、火的研究

许多学者就"痰""瘀""毒"在心脑血管疾病发病中的作用进行了有益的探讨，特别是"瘀""毒"互结从化在中风病中的重要作用。也有从"湿热毒"论消渴的病因病机，从"痰瘀"论妇科疾病、肿瘤、代谢综合征的病因病机等。目前对"瘀"的现代理化指标研究多涉及血小板黏附、聚集、活化及血液黏稠度、血栓形成等；"毒"的现代理化指标可能涉及炎症介质、过氧化脂质、组织损伤坏死等。对痰邪致病机制的研究主要集中在血脂、免疫、自由基代谢等方面，存在着与中医基础理论及临床结合不紧凑、未能揭示其致病共性特征及指标缺乏特异性等问题。

当前，应注重痰、湿、瘀、毒、火在中医病因病机学研究中的价值，采用现代流行病学和系统生物学的方法，总结归纳痰、湿、瘀、毒、火引起的宏观临床表征变化和微观病理生理变化，从而研究总结相关疾病的新治法和方药，丰富了中医病因病机理论，提高了临床疗效。

（六）注重研究成果的转化与应用

任何基础研究的成果只有成功转化和应用于临床实践才能体现其实际价值，因此加速基础研究成果的转化和应用也成为促进中医药发展的一个新焦点。中医药科技人员在开展中医病因病机理论研究时，应选取重大疾病、难治性疾病或中医治疗确有疗效的疾病开展相关研究，努力开拓中医药科技市场，使研究成果能尽快地推向社会，为经济建设和保障人类健康服务。另外，通过拓宽转化渠道，发挥产、学、研相结合的优势，积极研发相关疾病新的方药并制定防治策略，使中医病因病机理论的研究成果很好地应用到疾病的防治和"治未病"等领域。中医药科技成果需要一个推广应用的转化过程，才能实现其本身的价值，从而推动中医药事业的不断发展。

二、中医常见疾病病因病机学研究示例

基于临床实践的中医常见疾病的病因病机学研究，是中医理论创新成果最为丰硕

的领域。例如，对心脑血管疾病诊疗经验的总结，提出毒损脑络、毒损心络说，在此基础上推演出毒损肾络、毒损肝络、毒损肺络、毒损胃（肠）络说，再进一步进行理论抽象，提出了毒损脉络说。再如，以国医大师周仲瑛为带头人的课题组，在系统梳理有关瘀热病证的历史认识时，采用文献计量学、频次分析、聚类分析的方法分析古今文献的相关记载，发现"瘀热"在外感及内伤杂病中普遍存在。系统构建了瘀热病机理论，阐述了瘀热的概念、形成了主要病理变化、病证特征、主要临床表现、分类、治疗原则，初步揭示了瘀热的分子生物学基础，开展了从瘀热论治内科难治病的规律研究，出版了《瘀热论：瘀热相搏证的系列研究》《从瘀热论治内科难治病》等专著。针对社会心理因素在当代人类疾病发生中的重要性，提出了情志、情志病因、情志伏邪等概念及多情交织伤脏说，拓展了中医传统七情病因的范畴，构建了更为合理的病因理论体系，创新了情志致病的理论。对肿瘤病因的研究提出癌毒概念，对艾滋病的研究提出了艾毒概念，结合现代医学对有关疾病病理认识的成果，提出了浊邪（糖浊、脂浊、蛋白浊、微量元素浊、痰浊、湿浊）、浊毒（脂毒、糖毒、蛋白毒、微量元素毒、尿酸毒等）、瘀毒、毒热、痰瘀等病因病机概念。其他如杂病伏邪、络风内动、瘀血生风等病机理论，都是在临床基础上对病机理论的创新。

例如，对冠心病病因病机的认识，现代学者提出了毒损心络、伏毒损脉、络风内动、先天伏寒、痰瘀伏络、瘀毒致变等新的病机学说。冠心病亦称缺血性心脏病，是冠状动脉硬化导致管腔狭窄、闭塞，少数情况下可能是冠状动脉痉挛、冠状动脉微循环障碍、心肌代谢异常等引发心肌缺血缺氧的心脏病，是内科常见和多发疾病之一，可归属于中医"胸痹、心痛、卒心痛、厥心痛、真心痛"等的范畴。

对于胸痹最早的论述见于《内经》。《素问·脏气法时论》指出"心病者，胸中痛，胁下痛，膺肩背胛间痛，两臂内痛"。《素问·缪刺论》亦说"卒心痛""厥心痛"。对于剧烈而持久的胸痛，可伴汗出、肢冷、喘促等不适，可危及生命。《灵枢·厥论》谓之"真心痛，手足青至节，心痛甚，旦发夕死，夕发旦死"。张仲景《金匮要略》云"夫脉当取太过不及，阳微阴弦，即胸痹而痛，所以然者，责其极虚也"，正式提出"胸痹"一名，借脉论理，说明胸痹、心痛为本虚标实之证。王清任从"血瘀"立法，创立五逐瘀汤，沿用至今，为胸痹的治疗开辟了广阔的途径。冠心病的主要病机为本虚标实、正虚邪恋。气血阴阳不足为本虚，标实则有痰浊、血瘀、寒凝、气滞、热毒、瘀毒从化，可相互兼夹为病，如痰阻血瘀、寒凝气滞、气虚血瘀、瘀毒热结，等等。其病机为心脉痹阻，病位在心，涉及肺、脾、肾。

第五节　中医常见疾病症状分布规律研究

中医常见疾病症状分布规律研究的病证即通过中医的望、闻、问、切四诊症状特征与证候特征间的关联，来探讨中医常见疾病症状分布规律研究的常见症状群。

一、中医常见疾病症状分布规律研究的目的和意义

辨证论治是中医诊治疾病的特色与优势，其中辨证是论治的前提，是决定治疗的关键。但由于中医学自身的特点和方法学的限制，目前常见疾病症状分布规律研究尚未规范，严重制约了中医临床和科研水平的提高，制约了中医现代化的进程。为了探索常见疾病症状分布规律，通过常见病、多发病、中医治疗优势疾病病种、文献资料的回顾性研究，来分析中医常见病的证候，并对证候进行降维处理以分析寻找常见疾病症状分布规律，力求为进一步深入研究证候提供一定的客观依据。

疾病是致病邪气作用于人体，人体正气与之抗争而引起的机体阴阳失调、脏腑组织损伤、生理功能失常或心理活动障碍的一个完整的生命过程。而症状是疾病的外在表现，是医者诊断疾病、治疗疾病的重要依据，当疾病发生时，其外在的表现复杂多样，其中包括一些疾病症状和一些混杂症状，如肺结核疾病，患者的表现大多为咳嗽、痰中带血、盗汗、消瘦等症状，如果不对这个疾病症状分布加以认识和总结，则很难从患者的临床表现中提取主要症状，从而对该疾病进行完整准确的认识，进而准确辨证施治。

症状常由症状部位和症状性质组成，如关于头痛，症状部位是头部，症状性质是疼痛。症状的部位、性质、所属脏腑功能和加重缓解因素统称为症状的临床特征。

相同的病症并不完全与人体结构的同一种病理变化有关。在许多病例中，尽管病症类似，但各自的病理变化却相去甚远，这是中西医发展过程中同样面临的问题。同一症状表现可能来源于不同的证，可能蕴含着不同的病因病机，因此可能直接影响医者对疾病治疗的预后和转归，也就直接反映医者的医疗水平。因此对疾病症状分布规律的探索是中西医医学者历来探求的焦点。

对症状分布规律的研究可以阐明每一种症状的多种属性，如关于"头痛"，从观察者看是属自觉症状，从获取方式看是属问诊类症状，从症状部位看是属头部症状，从疾病类型看多属内科类疾病的症状，从患者主诉看是属主诉症状，从认知特性看是属感觉类症状。对症状分布规律的研究具有临床诊断意义，如基于观察者对发热的分类，可用以判别外感病的不同发展阶段：仅他觉发热表示疾病处于风寒表实证的初期，既自觉发热又他觉发热表示疾病处于里实热证的中期，仅自觉发热表示疾病处于阴虚内热证的后期。对症状分布规律的研究具有疗效评价意义，以观察者、获取方式为依据进行的分类可将症状分为来自患者本人的自觉症状和来自他人的他觉症状（如何借用他觉症状表征自觉症状，借助视觉观察患者的表情、动作，借助听觉观察患者的声音以判定患者主诉症状的可靠性），对于客观评价中医的疗效，提高证据级别具有重要意义。

二、中医常见疾病症状分布规律研究的方法

（一）临床医案分析与总结

医案又称诊籍、脉案、病案等，是中医临床医师实施辨证论治的文字记录，对临

床、教学和科研均有着重要的意义。医案是融合对个案诊疗分析、体会的文本，包括对辨证论治的成功经验和误诊误治教训的认识与总结。它不仅是医家医疗活动的真实记述，而且还反映了医家的临床经验及思维活动。

中医医案内容包括初诊、复诊的四诊资料及证的演变、辨证处方、药物用量用法、调护、预后的记录，即诊疗的理法方药综合运用的整体表述。通过浏览和阅读医案，我们可以了解到患者的主诉、伴随症状、体征、病情变化和诊疗经过，并加以分析和总结，从而可以很好地认识某一类疾病的症状分布规律，为疾病的诊疗和诊治扩宽了思路和方向。

（二）数据挖掘

随着现代信息技术的迅速发展，越来越多的中医药数据库被建立，数据量急剧增加，人们迫切希望能够采用新的技术对这些数据进行提炼，从中寻找有用的知识和规律，从中医的诊断、辨证、用药等方面进行规范化，从而促进了中医药事业的发展与推广。基于中医药数据的不完整性、表达形式多样化、数据的规范性较差等特点，选择和处理大量不完整的模糊数据的方法对中医药领域的数据进行分析显得至关重要。而数据挖掘就是从大量的、不完整的、有噪声的、模糊的随机数据中，提取隐含在其中的、人们事先不知道的、但又是潜在的有用的信息和知识。

传统的中医治疗是在辨证论治思维模式的指导下确立的理-法-方-药的治疗体系，是中医学的特色和精髓。然而，这种传统的中医辨证方法深受医生的经验、水平和学术流派等多方面因素的影响，致使中医的辨证论治主观性强、可重复性差，严重束缚了中医学的发展与推广。因此，信息技术快速发展所带来的数据挖掘为中医药现代化发展提供了重要的工具。

近年来，数据挖掘技术以其解决复杂性、非线性问题的良好能力被应用于中医诊断手段客观化、诊断规则提取和证候诊断模型的研究上，并显示出良好的前景。证候研究主要包括证候的基本特征、诊断规则的提取和规范化等研究。传统的统计方法基于正态分布假设，要求变量间相互独立并采用线性模型，中医证候复杂的非线性关系使得应用传统的统计方法无法深刻地反映出中医的证候分布规律。数据挖掘可通过大量的临床数据模拟中医专家的诊断推理过程，发现证候和症状之间的关系。

（三）多元统计分析

多元统计分析是数理统计学中近二十多年来迅速发展的一个分支，能综合体现出人体生命活动的特点和规律，与中医更有内在的切合性。目前，可应用多元统计方法探讨中医常见疾病症状分布规律的方法主要有聚类分析法、回归分析法、因子分析法、相关分析法等，其在中医疾病症状研究中具有很大的优势。多元统计方法是实现中医症状定量化、规范化的重要手段，为中医常见疾病症状分布规律的研究引入了规范化和数量化的数学描述，也能对中医常见疾病分布规律做出一定的解释，是中医药走向现代化过渡阶段的必然趋势，其研究意义深远。多元分析所得到的证候分类往往与传统中医辨证分型之间存在一定的差异，提示我们现代科学的多元分析方法与传统中医证候分类及临床辨证论治经验相对接有待进一步探索。这也是以后中医学者共同的研究重点和难点。

（四）用药规律

从用药规律中总结常见疾病症状的分布规律。在临床常见疾病的治疗过程中不同的医者会有不同的用药习惯和风格，对于疾病的不同症状也有相应的常用药。例如：在外感咳嗽中如若患者出现咳而痰黏、胸闷、苔腻等症状可酌加半夏、厚朴、茯苓以燥湿化痰；对于表寒未解，里有郁热，热为寒遏，咳嗽暗哑，气急似喘，痰黏稠，口渴，心烦，或有身热者，加生石膏、桑皮、黄芩以解表清里。反言之，在临床治疗外感咳嗽的处方中，如果我们见到用半夏、厚朴、茯苓、陈皮等燥湿化痰药，则可推知该患者可能出现痰湿的症状；见到生石膏、黄芩等可推测患者有里热壅盛等征象。这即是从用药规律中探讨中医常见疾病症状的分布。

三、中医常见疾病症状分布规律研究示例

同一个症状，可由不同的致病因素引起，其病理机制不尽相同，因此可见于不同的疾病和证候。对疾病症状分布规律的研究可以为中医证候的分类提供更好的依据。具体示例如下。

胸痹为内科常见慢性疾病之一，给患者的生活、工作带来极大的困扰和痛苦，对其症状分布规律的研究有利于冠心病临床辨证用药，从而提高患者生活质量和信心。胸痹为本虚标实之证，病位在心，气血阴阳亏虚为本，寒凝、气滞、血瘀、痰浊、瘀毒、热毒等为标。胸痹以胸部闷痛为主症，患者多见膻中或心前区憋闷疼痛，甚则痛彻左肩背、咽喉、胃脘部、左上臂内侧等部位，呈反复发作性，一般持续几秒到几十分钟。中医讲究"不通则痛，不荣则痛"。邪实致心脉不通及正虚心脉不荣均可导致胸痹之胸痛，常可伴有心悸、气短、自汗，甚则喘息不得卧，严重者可见胸痛剧烈、持续不解、汗出肢冷、面色苍白、唇甲青紫、脉散乱等危候，可发生猝死。现临床一般把胸痹分为心血瘀阻证、气滞心胸证、痰浊痹阻证、寒凝心脉证、气阴两虚证、心肾阴虚证及心肾阳虚证七个主要证型。症见闷重而痛轻者，兼见胸胁胀满，喜太息，憋气，苔薄白，脉弦者，多为气滞；症见胸部憋闷而痛，伴痰涎壅盛，苔腻，脉滑或数者，多属痰浊；症见胸痛如绞，遇寒则发，或得冷加剧，伴见畏寒肢冷，舌淡苔白，脉细，则多为寒凝心脉；症见刺痛固定不移，痛有定处，夜间频发，舌紫暗或有瘀斑，脉或结或代或涩，多为心脉瘀滞；症见心胸隐痛而闷，因劳累而发，伴心慌、气短、乏力，舌淡胖嫩，边有齿痕，脉沉细或结代者，多属心气不足；症见绞痛兼有胸闷气短，四肢厥冷，神疲自汗，脉沉细，则为心阳不振；症见隐痛时作时止，缠绵不休，动则多发，伴口干，舌淡红而少苔，脉沉细数，则为气阴两虚证。

原发性高血压病是一种常见的心血管系统疾病，多见于中老年人，属于祖国医学的眩晕证范畴，临证时还应参考"头痛""中风""胸痹""心悸"等辨证。临床常见眩晕、头痛、耳鸣、胸闷、疲乏无力、肢体浮肿、脉弦等表现。

由于中老年人精气渐亏的体质特点，出现记忆力减退、肢体乏力、耳鸣、耳聋、

腰膝酸软等退行性改变的频率较高，除此以外，头晕、心悸、胸闷、头痛、舌色淡红、薄白苔与弦脉等症状体征的出现频率亦较高。

不同性别的原发性高血压患者的常见症状和体征分布有所不同。女性患者多思多虑，易伤气耗血，故多见头晕、心悸、肢体乏力、腰膝酸软，舌色淡白、有齿痕、脉虚或细等精亏气虚、阴血不足之虚证，且易见自汗、口苦、潮热等更年期症状。不同于女性，男性患者嗜食烟酒肥甘，易激怒动气，多发肝风内动、气血上逆、脑卒中等心脑血管急症，故多见肢体麻木、头重脚轻、口唇紫暗、舌色红、舌体歪斜、苔厚腻、脉弦数等痰湿血瘀、阳亢动风的实证表现。不同年龄段的原发性高血压患者其症状体征分布亦有差别。年龄相对较小的患者出现头痛、潮热、口渴、舌色淡、苔薄白、脉细数等阴虚火旺类症状较多；而年龄较大的患者出现头晕、心悸、胸闷、耳鸣耳聋、腰膝酸软、肢体麻木、头胀、口唇偏暗、夜尿增多、舌体歪斜、老舌、剥苔、舌色青紫、脉弦结代等肝肾精亏、气血两虚、血瘀、阳亢和动风类症状的比例明显增加，且随年龄的增长呈逐渐加重的趋势。

寻常型银屑病是一种以表面覆盖银白色鳞屑、薄膜现象、筛状出血、束状发为特征的慢性皮肤病，临床病程较长，缠绵难愈，且易复发。典型病例组织病理学表现为过度增殖，伴角化不全及真皮淋巴细胞浸润。对近四十年的相关文献、期刊进行检索研究得出以下结果：临床寻常型银屑病以血热、血瘀、血燥三个证型为主，从皮疹常见症状上来看，皮损颜色鲜红、瘙痒、皮损呈点滴状、斑块状、点状出血、新皮疹不断出现都体现了热邪亢盛、热入血分的病机特点。

第三章 中医辨证学研究

第一节 概 述

一、中医辨证学研究的目的、意义和任务

中医辨证学是在中医基本理论和诊法的基础上，研究中医辨证的理论和方法，分析病情资料，辨别证候的一门学科。"证"是中医学的一个特有概念，是机体在疾病发展过程中某一阶段的病理概括，是反映病变发展过程中某一阶段病理变化的本质。辨证，是在中医统一整体观、天人合一观及知常达变等理论指导下，在望、闻、问、切四诊所得信息的基础上，进一步分析与归纳，抓住疾病的本质并进行诊断，从而判断出其证候、疾病的名称，为论治提供可靠的依据。

"辨证"是中医诊断思维过程的核心，中医辨证是古人在生产、生活实践过程中，不断与疾病进行斗争，逐渐积累、丰富医疗知识，在古代唯物论和辩证法思想的影响下，总结诊察疾病的方法，掌握了疾病变化的规律。中医辨证注重患者整体的病理联系，同时还要将患者与其所处环境结合起来，综合判断病情；同时必须将望、闻、问、切四诊合参，辨病与辨证相结合，参照互证，以全面、准确地做出诊断，具有整体、动态和个性化的特点。中医辨证学对中医的发展有重要意义，在长期临床实践中，历代医家创造了许多辨证方法，如八纲辨证、病因辨证、气血津液辨证、脏腑辨证、六经辨证、卫气营血辨证、三焦辨证、经络辨证等，这些辨证方法从不同角度总结了各种疾病的证候演变规律。随着医学的发展，通过运用现代科学的最新技术手段与成果，进行诊法与辨证客观化、规范化的研究，发展了中医诊断理论与技术，提高了中医诊断水平。同时，辨证是治疗的前提，辨证为临床治则、治法的确定提供基本依据，并指导处方用药，在疾病诊断不明确，或者虽有疾病诊断而目前对这种疾病尚无特效疗法的时候，运用辨证论治，也能对这些疾病进行治疗。辨证与论治是两个密切相连的环节，辨证是为了能采取有效的治疗方法，而在采取正确的治疗方法之前，要先进行深入的辨证。辨证是治疗的前提，但同一个证候在不同条件下，有可能采取不同的防治方法，辨证与治疗是两门独立的学科，辨证学一般不研究治疗问题。临床各科疾病所出现的证候都是辨证学的研究对象，但是辨证学主要研究证候发生、发展变化的一般规律，各科疾病的特殊规律将由临床各科研究。辨证需要以四诊所得的症状、体征作为基础，但是中医辨证学不直接研究症状鉴别。

　　辨证学的任务是研究每一个证的基本性质、临床表现及其特点，研究每一个证的形成原因与发展变化；研究证与证之间的关系，进而研究证候分类体系；研究正确认识证候的方法，研究证候与疾病、证候与症状之间的关系。此外，辨证学还必须研究中医几千年来传统的辨证理论、辨证方法；研究其发展史，特别是近年的新进展新成果，以利于学科的发展。中医辨证学的历史，最早可追溯到西汉时期，长沙马王堆汉墓出土的医书中已有了"治病者，取有余而益不足"的记载；《内经》已根据五脏六腑的不同功能分析疾病的不同证候，如《风论》《痹论》《咳论》《痿论》等篇，《内经》中所载病、证、症之名称达二百余种，到汉代张仲景著《伤寒杂病论》，其杂病部分《金匮要略》在辨病的基础上进行辨证，而《伤寒论》部分被认为是确立了辨证论治体系；唐代孙思邈《备急千金要方》发展了脏腑虚实辨证；明清时，在方隅、张景岳、程钟龄、吴谦等医家的努力下逐渐形成了"八纲辨证"；其后叶天士创立了"卫气营血辨证"、吴鞠通建立了"三焦辨证"。至此，在辨证学领域中出现了以八纲辨证为总纲领，以脏腑辨证为主，气血辨证、病邪辨证为辅的杂病辨证，以及六经辨证、卫气营血辨证与三焦辨证的杂病辨证等辨证方法并存的局面。

　　新中国成立后，中医辨证学以理论与临床相结合的形式开展了对"证"的概念，"病""证""症"三者之间的关系，辨证论治的步骤等问题的研究，以及深入讨论了八纲辨证、六经辨证、卫气营血辨证、三焦辨证、脏腑辨证等辨证体系，是否需要统一及如何统一等问题。随着医学的发展，中医辨证学的研究方法不断地丰富与发展。许多学者开始从西医的病理生理、内分泌、免疫、能量代谢对中医辨证论治进行研究，到目前已发展到从代谢组学、蛋白组学、基因组学等微观角度对中医辨治进行多方面的探索，但根据中医理论和疾病的"外候"所辨出来的"证"，与通过微观指标得出的"证"的结论之间仍存在较多歧义。在研究方式上，许多学者尝试用流行病学、循证医学的方式研究中医辨证学，循证医学是以科学研究证据为基础的医学，通过系统收集各领域开展的临床研究结果，进行全面定量的综合分析评价（如随机对照实验和荟萃分析），为医疗实践提供可靠的科学依据，临床流行病学的基本理论和临床研究的方法学是实践循证医学的学术基础。中医辨证学历来重视临床证据，就字面意义而言，"证"是证候、证明，"候"是外观、表现，即从患者的临床表现获取证据指导治疗，同时也非常重视医学文献的收集与整理，强调传统文献在理论与实践中的指导意义，这也与循证医学的观点不谋而合。循证医学看重人对干预措施的整体反应，其思辨方式与中医学十分相似。历代医家流传下来的大量行之有效的临床实践经验迫切需要继承与发展，而对其进行科学评价是重要的工作。用循证医学及临床流行病学知识丰富中医证候研究的方法与手段，遵循随机、对照、重复的一般原则，同时结合中医药理论与临床特点，进行专业设计，将中医辨证研究建立在坚实的科学基础上，定能加速中医药前进的步伐。此外，还有以中医传统理论和名老中医经验为依据，运用计算机构建数学分析及量化辨证模型，通过制作中医证的动物模型研究证候的病理生理基础，阐明脏腑生理病理等方法，进行中医辨证学研究。

　　总之，辨证学是一门中医基础学科，在中医基本理论和诊法的基础上，研究中医辨证的理论和方法，为临床各科的辨证论治服务，是中医基本理论与临床实践之间的桥梁。

二、中医辨证学研究的主要内容

中医辨证学是由基础理论过渡到临床各科的桥梁学科。辨证将四诊所收集的临床资料进行综合分析，概括出疾病的病因、病机、病性及病位，推断内在的病理变化，以获得对疾病的病理性认识。

中医辨证学主要研究八纲辨证、病因辨证、气血津液辨证、脏腑辨证、六经辨证、卫气营血辨证、三焦辨证、经络辨证等中医特色辨证方法，通过系统学习，掌握科学的辨证思维方法。重点介绍证候的概念、临床表现、证候分析及辨证要点，阐明四诊与辨病、辨证的关系及其综合运用的法则，以及介绍病案书写的基本内容、格式和要求。

八纲辨证是中医辨证理论中最基本的辨别证候的方法。八纲，即阴、阳、表、里、寒、热、虚、实八个辨证纲领。将四诊所获得的资料，运用八纲理论进行分析，从而辨别疾病部位的深浅、性质的寒热，邪正斗争的盛衰，以及病证类别的阴阳，最后综合归纳为八类证候，称为八纲辨证。八纲中表与里、寒与热、虚与实、阴与阳，虽然各自有多种多样的症状和体征，但都是以矛盾对立统一的思维方法，来观察认识人的反应。可以说任何病症都离不开这四对纲领的范畴。

脏腑辨证是运用藏象学说理论，将临床四诊所收集的症状、体征及其有关病情资料，进行综合归纳、分析，辨明脏腑病变的病因、病位、病性及邪正斗争情况的一种辨证方法。

六经辨证，是将外感疾病演变过程中所出现的各种证候进行分析、综合、归纳，从而讨论病变的部位、证候特点、寒热趋势、邪正消长等问题的一种辨证方法。它以阴阳为总纲，将错综复杂的病证归纳为三阳病（太阳病、阳明病、少阳病）和三阴病（太阴病、少阴病、厥阴病）两大类，作为论治的基础。凡是抗病力强，病势亢盛的为三阳病证；抗病力弱，病势虚弱的为三阴病证。六经病证的临床表现，均以经络、脏腑病变为其病理基础，其中三阳病证以六腑的病变为基础，三阴病证以五脏的病变为基础。因此，六经辨证的应用，不限于外感热病，也可用于内伤杂病，但其不等于内伤杂病的脏腑辨证，重点在于分析外感风寒所引起的一系列病理变化及其传变规律。

卫气营血辨证，是清代叶天士论治外感温热病所创立的一种辨证方法。卫气营血辨证将外感温热病发展过程中所反映的不同病理阶段，分为卫分证、气分证、营分证和血分证四类，用以说明病位的浅深、病情的轻重和传变的规律，并指导临床治疗。温热病邪由卫分入气，由气入营，由营入血，随着病邪的步步深入，病情逐渐加重。就其病变部位而言，卫分证主表，邪在肺与皮毛；气分证主里，病在胸膈、肺、胃、肠、胆等脏腑；营分证邪热入于心营，病在心与包络；血分证则邪热已深入心、肝、肾，病重则会耗血、动血。

三焦辨证方法，是清代吴鞠通在叶天士治疗温热病经验的基础上，结合自身的实践体会所创立的辨证方法。将外感温热病发生、发展过程中的一般证治规律，概括为上、中、下三焦病证，用以阐明三焦所属脏腑在温热病过程中的病理变化、证候表现及其传变规律，并指导治疗。上焦病证主要包括手太阴肺经和手厥阴心包经的病变，其中手太阴肺经的证候多为温病的初起阶段。中焦病证主要包括手阳明大肠经、足阳明胃经和足太阴脾经的病变。脾胃同属中焦，阳明主燥，太阴主湿，邪入阳明而从燥化，则多呈现里热燥实证；邪入太阴从湿化，多为湿温病证。下焦病证主要包括足少阴肾经和足厥阴肝经的病变，多为肝肾阴虚之候，属温病的末期阶段。

总之，辨证学是从基础到临床的桥梁学科，是在中医基础理论和中医诊法学的基础上，研究中医辨证的理论和方法，可以为进一步学习与研究临床各科的辨证论治服务，真正掌握科学的辨证思维方法。

第二节　对中医证及辨证论治的认识

一、症、病、证概念及其联系

（一）症的基本概念

症包括症状与体征，是患者自身感觉到的异常症状及医者通过四诊获得的异常体征，是疾病和证候的外在表现。症系"證"（证）字之本义，特指与病变有关的证据、证明。《简化字总表》颁布后，症字变为双声字。一为症（zheng），是古体字"證"的简化字，指证候、症状；一为徵（zheng），为征的繁体字。徵，《广韵》證也；《礼记·中庸》载有"虽善无徵，无徵不信"；《康熙字典》述"徵或为證"。徵有证验、象征之义，故徵字与證字有相通之处。

"症状"是患者自己向医生陈述（或是别人代述）的痛苦感觉，如头痛、腹痛、鼻塞、恶心、呕吐等。"体征"是医生给患者检查时发现的具有诊断意义的征象，如两目上视、角弓反张、颈项强直是诊断痉证的阳性体征。现代大部分书籍和临床上习惯把症状和体征并称为"症状"。症在临床上的表现多种多样，随时变化，互相关连，十分复杂，为了正确认识、明确、区别多种多样的"症"，就必须给"症"命名。命名是否正确精细，是否符合客观的临床实际，也反映了对病证的认识水平。由于"症"的复杂性、多样性、多变性，为了系统地正确地认识"症"的意义，对"症"进行命名的同时必须对"症"进行分类归纳。而症与证之间的关系又有症的迭加、抽象、夹杂及真假等四种。

总之症是原始的病情资料，是病与证的外在反映。可见，症仅仅是疾病的表象，而不完全是病变的本质，特别是临床上还存在着舌症、脉症不符的情况，有的症难以反映疾病的本质情况，因此必须将各种症状综合起来进行分析，才有可能将其上升到证乃至病的高度上加以认识，抓住本质，对疾病做出准确诊断。

（二）证的基本概念

"证"是中医学中特有的概念。证就字面含义而言，指的是证据和征象，结合具体概念而言，是指各种症状、体征的抽象集合体，是机体在疾病发展过程中某一阶段的病理概括，它包括了病因、病变部位、性质及邪正关系，反映出病变发展过程中某一阶段的病理变化的本质。

有时中医的证也称证候，证候是指该证的特定临床表现。段玉裁注《说文解字》解释"候"为"伺望也"，即证候是证的外候。"证"大多情况下是"证候"的简略，是疾病现象与本质的综合反映，在疾病发生、发展的过程中，它以一组相关的症状和体征表现出来，能够不同程度地揭示病位、病性、病因、病机及其发展趋势，为临床治疗提供依据并指出疾病的本质，能在概括疾病共性的基础上揭示患者的病机特点和差异。

"证"是辨析的核心，其意义在于：辨证是审查病因病机，确定病位病性的基础；是判断病变的依据，确定论治的原则。"证"是机体在致病原因和条件的作用下，整体体质反应特征和整体与周围环境（包括自然界与社会）之间、脏腑经络与脏腑经络之间、细胞与细胞之间、细胞与体液之间相互关系紊乱的综合表现。

"证"是人体患病过程中时相性、本质性的反映，是病因作用于人体，并与体质结合之后产生的，以功能变化为主的一种反映形式，没有病因即没有"证"，同时，没有人体也就没有"证"。由于病因是多种多样的，体质也是多种多样的，所以通过多因多果的机制形成的"证"必然是更加多种多样的。

（三）疾病的基本概念

"病"在古代与"疾"同，合为疾病；二者的微小差别是疾轻病重，《说文解字》云"疾，病也""病，疾加也"。在《内经》中，疾病称"病能"，即病态。宋代《玉篇》释作"病，疾甚也""疾，患也"。由此可见，疾与病的概念相同，但两者微有差别，中医古籍中，"病"之与"疾"，分而言之，疾重为病，病轻为疾；合而言之，其义类同，均指患病、病变。病名是对疾病本质认识所做的术语表达。一般来说，疾病是指在一定的致病因素（包括六淫、七情、饮食劳逸、外伤、各种理化因子、遗传因素等）作用下，人体阴阳、气血脏腑、经络的生理状态被破坏，与社会、环境的关系失调，出现了功能、形态或神志活动等方面的异常变化，且具有一定发展规律的演变过程，是在病因作用下，人的机体邪正相争，阴阳失调，产生特殊的病理变化，构成不同的病机及有规律的演变过程，具体表现出若干固定的症状和相应的证候。具体的疾病一般涉及致病因素、病变部位、病理性质、临床症状和体征、演变规律及预后等多种要素。

（四）症、证、病三者的关系

症、证与病三者既有联系又有区别，其概念的明确，经历了一个历史发展的过程。在《内经》中已有病的概念，但往往把症状也看作是病；在《内经》中已经有证的内容，但证的概念还不太明确，还没有引用"证"这个词。在《伤寒论》中，症、证与病三者的内容，已有比较明确的区别："伤寒"无疑是一个大范围的病的概念，"桂枝汤证""柴胡汤证"则明确是"证"的概念，《伤寒论》的篇名，"辨太阳病脉证并治"的"证"，显然指的是症状、体征，指症状的症与证候的证，都用一个"证"字。在《诸病源候论》中，将一个范围较大的病分成许多"候"。有的"候"相当一个证，有的"候"只是一个主要的症状，有的"候"则是一个独立的疾病。

症包括症状和体征。症是证（或病）在一定条件下人体某一解剖部位，某一功能方面的部分表现。可以认为证（或病）是本质，而症则是现象（包括假象在内）。因此，通过症这一现象，有可能窥知证（或病）的本质。

病，反映了一种疾病发生、发展，以至结束的全过程，而证有严格的阶段性，不同阶段出现不同的证。

证是疾病发展过程中，在致病因素及其他有关诸多因素的共同作用下，机体所产生的临床综合表现；证既是疾病的全部或部分临床表现的概括，又是在一定程度上对疾病本质的部分反映。例如，肝胆湿热证、脾肾阳虚证等，这就是当前病变的病理本质。一个疾病的某一发展阶段可以只出现一个证，也可以同时出现几个不同的证；一个疾病的不同发展阶段往往出现不同的证；而不同疾病的一定发展阶段，有可能出现相同的证。证还有选择性，如疾病初起可有表证，疾病中期会出现阳明腑实证等。

病是对疾病全过程的特点与规律所做的概括，证是对疾病当前阶段的病位、病性等所做的结论。病注重从贯穿疾病始终的根本矛盾上认识病情，证主要是从机体反应状况上认识病情。辨病和辨证，对中医诊断来说，都是重要的。辨病有利于从疾病全过程、特征上认识疾病的本质，重视疾病的基本矛盾；辨证则重在从疾病当前的表现中判断病变的位置与性质，抓住当前的主要矛盾。正由于"病"与"证"对疾病本质反映的侧重面有所不同，所以中医学强调"辨病"与"辨证"相结合，从而有利于对疾病本质的全面认识。"病"即"疾病"，"证"与"病"的概念是不同的。清代医家徐灵胎说："病之总者为之病，而一病总有数证。"这就是说病可以包括证，如《伤寒论》对伤寒病以六经分证，叶天士对温热病以卫、气、营、血分证，吴鞠通对湿热病以上、中、下三焦分证。

但辨病与辨证，既可能是先辨病后辨证，也可能是先辨证后辨病，也可能是只辨证而不辨病。所以，辨证论治并不是说中医不辨病，只是强调辨证对于中医临床而言更加重要。例如，一个初起发热、恶寒、头痛、脉浮的患者，初步印象为感冒病，至于是风热证感冒，还是风寒证感冒，以及有无其他兼、夹病，还有待进一步辨证，只有进一步辨证后才能考虑治则与处方用药。

临床进行思维分析时，有时是先辨病然后再辨证，有时是先辨证然后再辨病。如果通过辨病而确定病种，便可根据该病的一般演变规律而提示常见的证型，因而是在辨病基础上进行辨证。当疾病的本质尚反映不够充分时，先辨证不仅有利于当前的治疗，并且通过对证的变化的观察，有利于对疾病本质的揭示，从而确定病名。

一个证必然包含着多个症，但证并不等于是任意几个症的相加，组成一个证的几个症是密切相关、有机联系的，它们之间联系的纽带是病机，是一个或多个密切相联不可分割的病机。组成一个证的几个症之间，是有主次之分的，有主症，有一般见症。主症对证的确定起着决定作用，主症的消失往往提示证的转变，主症的加重或减轻往往提示证转变的可能性。

一个疾病的某一发展阶段可以只出现一个证，也可以同时出现几个不同的证，即有主证和兼证之别。一个疾病的不同发展阶段往往出现不同的证，而不同疾病的一定发展阶段，有可能出现相同的证。病反映了某一种疾病发生、发展，以至结束的全过程；而证有严格的阶段性，不同阶段出现不同的证。除十分简单的疾病之外，绝大多数疾病的某一发展阶段大都会同时出现几个不同的证。充分认识病与证之间的错综复杂的关系，对于明确证的基本概念是十分重要的。

总之，证、病、症三者均为人体病理变化的反映。每种病都有它的基本症状，但病在各个发展阶段是以证候表现出来的，证候也是由症状组成的。其区别在于疾病是独立的临床单元，它涵盖了疾病从发生、发展到结果等病变全过程，疾病的表现是由疾病的特殊本质决定的，疾病的特殊本质贯穿于疾病过程的始终，有其特定的规律性。证是疾病所处某一阶段的变化反映，是病在这一阶段主要的变化，证的表现既受自身体质特点及抗病能力的影响，又由病因等的特殊性所决定。总之，症是一个点（即表现），疾病是从始到终的一条线（或许到后期有几条分叉），证则既涉及自身的病理反应，又与病因休戚相关，是一个个横断面的综合表现。其中，症（点）连接成病（线），也组合成证（面）；而且不同的病（线）常可在某个证（面）上交叉或重叠。进而言之，症是诊断疾病和辨别证候的最基本的要素；病与证具有纵、横交错的相互关系，所以临床有同病异证、异病同证、异病异证、同病同证等情况。

二、辨证论治与辨病论治

辨证论治与辨病论治是中医临床诊治的主要手段，发挥着重要作用。症是诊断疾病和辨别证候的主要依据，审症是辨病和辨证的基础。辨病与辨证，是中医学从不同角度对疾病本质进行认识的方法，即通过辨病，确定该病全过程的病理重点与规律，通过辨证，确定疾病在某一阶段的病理性质与特点，两者相互联系、相互补充。正如朱肱《南阳活人书》所说："因名识病，因病识证，如暗得明，胸中晓然，无复疑虑而处病不差矣。"

纵观中国医学史，古人在防治疾病时，首先是辨病，如甲骨文中就有疾首、疾身、疟、蛊、龋等记载；《山海经》记载有瘿、瘕、痹、痔、疥、疟等38种病名，马王堆汉墓出土的简帛医书《五十二病方》中亦有癫疾、蛊、骨疽等52种病名的记载；《内经》已有二百余种病名记载，其临床思维均以辨病论治为主；以后逐渐出现辨证论治，张仲景《伤寒杂病论》中辨病与辨证论治的内容均有，如桂枝汤证用桂枝汤是属于辨证论治，鳖甲煎丸治疗疟母是辨病论治。从汉代张仲景的《伤寒杂病论》到清代温病学说这一段漫长的历史时期，传统辨病论治和辨证论治均有了长足的发展。自张仲景以来的历代医家分别从六经、脏腑、经络、八纲、病因、气血津液、卫气营血、三焦等不同角度进行深入研究，总结出各自的经验，形成诸多辨证论治的理论和方法。近代又开展了辨证论治规范化和客观化的研究，加深了对辨证论治规律和本质的认识，从而使辨证论治占据了临床的主导地位。因为"证"的概念相对于"病"来说，更能强化中医理论中的整体观念、动态变化、因人因时因地制宜的理性优势，更有利于"治病求本"，这是中医学的一大特色。辨病论治的长处是能够把握疾病全过程的特点与变化规律。同种疾病应当具有共同的、基本相同的发展、演变规律，应有相对一致的治疗规律和治法方药，因而辨病论治具有疾病的共性突出、治疗的针对性强等特点。

　　时至今日，在强调辨证论治特色的同时，人们渐渐忽略了辨病论治同样也是中医诊治疾病的重要手段。辨证论治的范围似乎在无限扩大，但临床是否一切病、症均可以或均有必要进行辨证论治？其辨证的准确率及疗效究竟如何？如果辨证论治的结果只是平平淡淡，那么其价值就有待重新评定。

　　无可否认，辨证论治对某些病、症的治疗的确具有良好的效果，其特色至少体现在：其一，临床上，疾病表现错综复杂，在目前对许多疾病认识不清且缺乏针对性治疗的前提下，辨证论治不仅能在某种程度上改善症状，调整机体状态；且能因人、因时、因地治疗，是较高级的对症处理。其二，临床上，对于诸如"身体不适"的状态，不需辨病同样可辨证治疗，从而弥补无病可辨、可治的不足。但辨证论治并非中医诊治病症的唯一最高层次，在现代医学日益发展，对许多传染性疾病已采取疫苗预防，感染性疾病通过抗生素治疗能得以控制，以及疾病将最终从分子、基因水平治疗的情况下，无疑辨证论治潜伏着危机。

　　辨证论治存在的问题主要有：辨证论治受主客观不确定因素的影响，加之所辨得的病因（如六淫、七情等）、病性（寒、热、虚、实等）、病位（气、血、肝、心、脾等）、病机（气虚、血虚、气滞、血瘀等）都是代名词，实无所指，故"司外揣内"究竟"揣"到了什么？是否能根据表面症状来如实推测内部的病变？不难看出，依据症状、体征获得的辨证结论属于较原始的诊断，难以反映病变的本质。在此情况下，有学者提出"微观辨证""潜证""隐证"等概念，认为这样就可以弥补宏观辨证的不足之处。但微观辨证与西医辨病有无异同？微观指标的植入是否就有利于中医辨证？如是否纤维镜下有红肿、糜烂就可认为是"热证"，某些生物化学指标的低下就可认为是"××虚证"？这些微观指标的改变是反映病的特性还是证的共性？

　　以辨病为主所进行的专方专药治疗，是中医学术发展和中医临床的重要内容。清代徐大椿《医学源流论》指出："欲治病者，必先识病之名……一病必有主方，一病必有主药。"说明不同疾病可有自己的专方专药治疗。专病专方，如少阳病用小柴胡汤，百合病用百合类方，肠痈用大黄牡丹皮汤或薏苡附子败酱散，郁病用逍遥散，脏躁用甘麦大枣汤，蛔厥用乌梅丸等；专病专药，如海藻、昆布软坚散瘿，水银、硫黄疗疥疾；常山、青蒿截疟，黄连、鸦胆子治痢等。这些专方专药对疾病的治疗有很强的针对性，是辨证施治甚或随证加减的灵活随机性难以比拟的。青蒿有退虚热的功效，亦能截疟，主治疟疾，所以，如何寻求对疾病有效的治疗药物，青蒿素的研制成功给予了我们有益的启示和思考，这也是疾病诊断所采取的针对性治疗的意义所在。但中医辨病论治也存在局限，尤其在病、证、症概念混淆不清的情况下，有必要结合西医学辨病治疗，以摆脱中医无证（症）可辨的困境，辨证论治结合辨病治疗已成为主流。辨证论治与辨病论治在临床实践中应二者并重，不可厚此薄彼。更重要的是，辨证论治与辨病论治的生命力在于不断提高临床诊治水平。辨证论治的不确定因素及主观随意性，要求中医需在临床上长期揣摩与实践并继承名老中医的丰富诊疗经验，以提高辨证论治水平，但辨证论治同样需要发展，而不能故步自封。

三、异病同证与同病异证

病证结合是中医学的特色，也是中医诊断的基本原则。某一证候的一组症状和（或）体征，在不同的疾病中有所差异。中医临床有"异病同治"和"同病异治"的治疗方法，提示辨证论治和辨病论治相结合的重要性。

在中医学中，有异病同证、异病异证、同病同证、同病异证等概念，对于异病异证、同病同证不难理解。但对于异病同证、同病异证，多认为证同治亦同、证异治亦异。但若从临床诊断、治疗等方面仔细分析，上述观点有待商讨。

从临床诊断来看，证候的主症受病的影响。异病虽可以同证，但由于所处病种不同，其证候的临床表现并非完全相同，即构成同一证型的诸要素如主症、次症、兼症及舌脉等，在不同的病种中其主次地位是不一致的。如同为脾虚证，大便溏泻和食后腹胀喜按均为其构成要素，但是，胃脘痛病的脾虚证主症是食后腹胀痛，可不一定出现大便泄泻，而泄泻病之脾虚证主症则以大便泄泻为主，食后腹胀则为次症或可不出现。又如哮喘、水肿、崩漏、阳痿等不同疾病，虽均可出现肾阳虚证之腰膝酸软、畏寒、舌苔白、脉沉弱等，但它们各自的主症显然是不同的。

异病同证之同，是在异病的基础上，不同疾病发展过程中至某一阶段所具有的共同的临床表现或具有的共同病理过程，但其本质仍有所差异。这也说明中医证的变化是多系统、多层次、多靶点的，因此，需多指标综合地去揭示中医证候的病理生理基础。

同病虽可以异证，但无论证型有何差异，既然病同，也就是其基本病理机制是一致的，那么其主症可贯穿病变的全过程，即同病异证，异中有同。如肺痨病，虽有肺阴亏损、阴虚火旺、气阴耗伤、阴阳两虚等不同的证型，但该病的临床特点有咳嗽、咳血、潮热、盗汗四大主症，均可出现于上述四证型之中，只不过因病情轻重或各阶段的不同而略有差别，病轻者四大主症未必悉具，病重者则四大主症多先后相继发生或合并出现。又如消渴病，虽有上、中、下三消之分，但该病总以多饮、多食、多尿及形体消瘦的"三多一少"的典型症状为其基本特征。

从临床治疗方面，证候的治疗受病的制约。辨证论治是中医特色，但以辨病为主所进行的专方专药治疗，亦是中医学术发展和中医临床的一个重要组成部分。对证候治疗的同时，也应结合针对性的对病治疗。在临床验案报道中，有不少是关于某方（古方、经方、名医验方、自拟验方等）对某证候的治疗有效，但均难以重复推广应用开发，之所以如此，是在辨证治疗的同时缺乏对病的针对性治疗。

异病同证，证同治亦同，但结合具体疾病，其理法方药仍应有所不同。例如，哮喘、水肿、崩漏等病之肾阳虚证，以温补肾阳立法，可选右归丸或肾气丸为基本方，但哮喘治宜兼予化痰平喘之陈皮、半夏、苏子、茯苓等，水肿治宜兼予利水消肿之白术、泽泻、车前子、大腹皮等，崩漏治宜兼予养血止血之当归、阿胶、白茅根、侧柏叶等。

同病异证，证异治亦异，但结合同一具体疾病，无论随证治疗有何差异而针对病的治疗应始终如一，如肺痨病，尽管因有肺阴亏损、阴虚火旺、气阴耗伤、阴阳两虚等不同证型，理法方药有所不同，但仍以补虚培元和治痨杀虫为其基本的治疗原则。

四、隐证及"无症可辨"的思考

中医传统的辨证论治体系利用四诊的方法进行辨证，对于很多疾病都有很好的疗效，但也有一些"隐证"例外。"隐证"相对于"显证"而言，"显证"有明显的临床症状和体征，用四诊可以发现，进行诊治；"隐证"没有明显的症状和体征，仅凭医生和患者的感官无法发觉，传统的四诊方法不能发现，只能借助现代的诊疗手段从微观上才能觉察。"隐证"内部的病变已存在，所隐伏的只是症状和体征，是疾病发展变化过程中的阶段性现象。

"无症可辨"是指疾病缺少典型症状或者疾病已根据理化检查结果明确诊断，但患者尚无明显的症状和体征。前者常因症状不典型而被忽略，导致"无症可辨"，比如临床实践过程中糖尿病患者的临床表现亦有无"三多一少"的典型症状者，高血压病患者可无眩晕、头痛等症状，此类多属于前者，此时"无症可辨"并非"无证可辨"，它只是缺少了疾病的典型症状，为辨证论治带来了一定的困难，但通过仔细询问、诊察患者的其他症状仍能为临床辨证论治提供依据。而后一种"无症可辨"与"隐证"关系密切，中医传统辨证运用司外揣内、以常衡变、取类比象等方法，通过分析四诊时收集到的患者的信息，进行辨证论治，其所采集的症状和体征有较强的主观性，而随着现代医学检测水平的发展，医学影像、生理生化检测，甚至基因检测等技术揭示了疾病的微观变化，大大提高了疾病的早期诊断，而这种理化检查结果已明确诊断，但患者尚无明显症状和体征，已有"隐证"但"无症可辨"。

"隐证"情况下的"无症可辨"给临床中医治疗带来了一定困难，但也促进着中医的发展，为"辨病论治""微观辨证"的发展带来了契机。中医对于疾病的认识虽有"证""症""病"之分，但有时三者又相互重合。随着中医学的发展，以西医"病名"为研究对象，对其进行辨证论治，是目前中医发展的趋势。西医病名，相较于中医病名而言更为具体，有详细的概念、诊断标准、鉴别诊断，检测指标，通过对其的病证论治有助于规范中医辨证。"隐证"虽无中医的"证"，但是已有现代医学的微观指标，多数已可以归纳到西医病名之中，此时中西结合，进行"辨病论治"，是切实可行的方案。而随着中药现代化的研究，"辨病论治"在中药治疗方面获得越来越多的药理研究支持，吴又可在《温疫论》中指出："万物各有所制……能知以物制气，一病只有一药之到病已，不烦君、臣、佐、使品味加减之劳矣。"记载了古人对专病专方、特效药的应用体会。近年来有学者对中药的药理进行了大量科学研究，并已取得了可喜的成果，如屠呦呦应用青蒿素抗疟，临床应用黄连提取物小檗碱治疗肠道感染、痢疾等。尽管对中药的现代药理的研究还存在不少问题，但利用现代科学技术对中草药的药理研究是中药学史上一大飞跃，是中药学的进一步发展和提高，也为"隐证""无症可辨"的治疗提供了思路。

现代医学的发展将中医从"宏观辨证"引向"微观辨证"，临床实践中可以运用"微观辨证"的方法应对"无症可辨"。"微观辨证"是在中医基础理论的指导下，运用现代医学影像学检查、内镜检查、实验室检查、病理组织检查，甚至基因检查等先进技术，旨在从器官水平、细胞水平、亚细胞水平、分子水平、基因水平等较深层次上辨别证候，从而为临床诊断治疗提供一定客观依据的辨证方法。从概念上可以看出，用于"微观辨证"的检测手段，除了传统的四诊之外，还包括现代医学乃至现代科学的一些深层次的手段，也可以说是中医传统的辨证论治和现代科学相结合的产物。所以，现代科学的发展势必会对"微观辨证"的产生提供强有力的技术支撑。

"微观辨证"可以阐明证候的病理生理基础。辨证不仅是对机体外在表现与功能的认识，也是对其内在生理、生物化学、病理基础的认识，通过"微观辨证"可以逐步寻求疾病从无到有的微观过程。例如，通过对肾虚证的病理生理基础的研究，表明了肾虚证与下丘脑-垂体-靶腺轴等内分泌功能有关，也与免疫功能自由基、脂质代谢、能量代谢、机体电解质调节功能、微量元素等有关。中医辨证的重点是从整体把握人体的功能状态，随着科学技术的进步，许多医学科学工作者借助现代科学技术和手段，对四诊内容进行了深化和扩展，即从人体的不同层次和水平（系统、器官、细胞、亚细胞、分子等）去阐明证候在结构、代谢、功能诸方面的物质基础，并寻找对证候具有诊断价值的微观指标，以期建立证候的诊断标准。

通过提高中医临床的早期诊断，"微观辨证"多用在"无症可辨""无证可辨"、证候不太明显（有若干症状而未能构成证）或证候复杂以致辨证困难的情况，也有助于辨析在某些疾病的发展过程中有微观的变化而未能彰显形之于外象的所谓的"隐潜性证"。"微观辨证"可以提高临床诊断的准确率，并正确地指导治疗。内镜、X线、CT、超声波等影像学检查内容，可分别对脏腑色泽、形态、位置及体内积聚、痈疡、水液停聚等情况进行直接或间接探查，以弥补由外揣内之不足，为脏腑、气血病变提供更加可靠的辨证依据。中医对某些病轻而无临床症状可辨的疾病，如原发性高血压、糖尿病、肾炎恢复期等，通过"微观辨证"，利用现代医学的一些检测手段发现其潜在证候，可弥补以往中医对这些疾病无症状情况下诊治的不足。

"微观辨证"弥补了"宏观辨证"之不足，将实验室指标纳入中医辨证，实行"宏观辨证"和"微观辨证"相结合，可以提高中医诊断水平；探讨中医证候病理基础，可以将现象与本质、功能与结构统一；揭示脏腑、气血的本质，探寻各种证候的微观指标，有利于中医诊断的客观化与规范化。

应用"微观辨证"虽可以解决"隐证""无症可辨"的部分问题，在较深层次上认识和辨别"证"，但无法脱离现代医学一些固有的局限性和机械性。因此，实行"微观辨证"必须坚持中医基础理论的指导，而不能简单地用一些现代医学微观指标同中医"证"画上等号。中医的"证"都有其明显的整体性，任何一个微观指标均难以全面阐释"证"的本质，而只能从一个侧面说明部分问题。所以，实行"微观辨证"必须强调多指标合参、同步观察，这样才能对各种"证"的认识更趋全面并使"微观辨证"研究不断深化。

第三节　中医证规范化研究

一、中医证规范化研究的意义

(一) 传统中医辨证的局限性

由于历史条件的限制，传统的辨证存在自身不足，中医缺少现代化设备、仪器等定性、定量的客观标准，尤其是缺乏微观层次的认识，其辨证学的建立主要借助于援物比类、以外揣内的直观观察分析，仅仅是对病理现象做定性分析，未能在确定性质的基础上做定量研究；理论的阐述偏于文字性描述，缺乏得出结论的原始资料和数据；诊断也主要依赖医生感官去收集临床资料，由于观察角度不同，加之每个医生的医疗经验及思维方法不同，对同一病证，不同的医生可能辨出不同的证，这样据证论治就会出现不同的治疗方法，让人难以把握。所以，中医辨证有其不规范性，不全面性。首先，中医诊断以临床症状为标准，有些疾病（如糖尿病、肾病早期）已有器质性病变，却因代偿表现为隐匿状态，往往不表现出任何症状，因此不做诊断，即失去早期治疗的机会。有时虽然症状明确，可供辨证，却因为缺乏对疾病基本矛盾或本质的了解，则无法精准辨证，如咳嗽，很多疾病都会引起这一症状，若不了解疾病的本质对症治疗，则不会取得好的疗效，还会延误病情。其次，随着时代变迁，疾病谱发生了深刻的变化，大量新的疾病涌入临床，中医书籍多未涉及，如获得性免疫缺陷综合征（艾滋病）、潜水病、疯牛病、太空病，等等，这些疾病很难辨证。证候是由一组有内在联系的症状与体征组成的，而中医学在临床上运用四诊所获取的症状与体征，其性质、状态均有亦此亦彼性，即不准确性。例如，望诊中的有神与无神、厚苔与薄苔，闻诊中的声低息微与高亢有力，问诊中的口渴与口不渴，切诊中脉象的有力与无力等，没有一个清晰的区别。少气作为气虚证要素之一，临床上如何做出少气之判断，少气与气短又如何区别？对其性质状态的描述多呈模糊性。再次，是症状与体征类属的不准确性，如浮脉既可见于表证又可见于里证，迟脉既可见于寒证又可见于实热证，腹胀既可见于实证又可见于虚证，小便不利既可见于虚证又可见于实证，凡此等等都具有明显的亦此亦彼性。又如心阳虚证是由心、阳、虚三个小概念构成的，没有严格的量化标准，医者只能凭借自己的学术见解或经验予以大体的、笼统判断。不统一证的表述欠规范，如肝脾不调证到底是肝郁乘脾或肝火乘脾或肝旺乘脾或肝不疏脾，还是指脾寒肝乘或脾湿肝郁？在诸多古今文献、教材中某一证的临床表现完全相同，但所使用的名称不统一。例如，食减、不欲食、纳食少思、纳呆、纳少等为同一表现，但名称不同；又如，胸闷喜太息与气短喜太息，两种太息显然一为气郁，一为气虚，名同意不同，无疑给实践运用者带来诸多不便。

（二）中医证规范化研究的现状

基于目前中医证诊断标准不全面、不统一的现状，可认为规范证的诊断标准是中医诊断规范化研究中的重要内容之一，是提高证候诊断及其鉴别诊断水平、深化对疾病本质的认识、促进中医证候诊断体系发展的重要途径。探讨证的诊断标准的内容与要求、提出任何一个规范证名均应有与之相应的科学严谨、全面完整、规范统一的诊断标准，其内容应准确地反映该证的基本要素、自然界时相变化对该证的影响，以及病史、病程、年龄、体质、理化检测指标等因素。证候诊断标准是确定证候的客观依据，是对证候全面准确的认识，它应既是科学严谨、全面完整、规范统一的，又是相对稳定的，否则就失去了诊断的准确性。可见，要发展中医的证候论断体系，在规范了证名之后，就应制定其完整规范的诊断标准，若这一环节解决不好，证的理论就难以发展，势必影响中医诊断水平的提高。临床辨证是中医学的特点与精华，是中医诊断疾病的基本方法和原则，是中医独特理论体系和丰富临床实践经验的集中体现，规范证的诊断标准是提高中医证候诊断体系中的重要环节，也是中医发展的方向和走向世界的突破口。

提高诊断及鉴别诊断的水平，深化对疾病本质的认识，发现新的证型。目前一些学者本着中医的证还可见于不属于疾病范畴的亚健康状态，认为需要给证以新的定义，把亚健康状态包括进去，以促进中医证候诊断体系的发展。建立规范化的临床辨证标准和各证辅助实验诊断指标，是确立诊断、评定疗效、选择研究对象的必备基础。

（三）中医证规范化研究的思路

1. 症状的规范

由于中医自身特点及长期以来对症状规范化前瞻性的研究不多，因此对症状的规范工作做得还很不够，今后应从以下几个方面做出努力：加强文献研究，对症状的概念做出明确规定，特别要注意主观症状在性质上的区分；加强临床研究，对症状范围、轻重程度做出分级、分度的量化划分；加强多学科研究，对性质同类症状采取症状积分法判断，建立数字模式，使模糊判断逐步走向精确判断；加强四诊客观化研究，研制、利用各种检测仪器辅助诊断，以便尽量得到客观的依据和数据；加强微观辨证研究，借用现代新科技、新材料，设计出能反映中医理论的有关检测手段，对四诊进行补充发挥。只有使四诊客观化、症状规范化，才能使证候规范落到实处。

2. 证名的规范

证名的规范与统一必须按照一个为广大医学家所接受的证候命名原则，结合传统命名方法，才能对临床常见具体证候做出规范化命名。这其中要充分考虑以下几点。

（1）概括性与准确性统一：既要考虑证名具有高度概括域，又要考虑概念有准确内涵和明确外延。

（2）阶段性与方向性统一：既要反映辨证的目的，抓住和揭示疾病某一阶段的主要矛盾，又要反映疾病处在该阶段的趋势。

（3）共性与个性统一：既要显示不同疾病中相同证候的共性，又要显示相同证候在不同疾病中的个性，做到病证结合。

（4）实用性与理论性统一：既要使证名在实践中可见，有相应的有效治疗方药，又要具有中医理论的逻辑推理性，能够找到其前因后果。

（5）继承性与创新性统一：既体现中医学理论赋予的明确含义，又要体现自然科学发展、创新的一面。

3. 辨证模式的规范

中医临床辨证体系应有利于疾病的防治。众所周知，中医学和西医学是两种截然不同的理论框架体系，两者之间缺少共同的理论纽带加以联系。单纯的西医学的生理、生化指标的观察，无法全面而准确地揭示证的本质，要寻找一项特异性的指标来确诊某一证是很困难的。现代医学对疾病的诊断也是通过临床表现和实验检查的指标群进行综合分析判断的，所以一味追求证本质的研究是不切实际的。生化实验对西医学本身某些疾病的诊断也缺乏特异性，其理论也存在着许多与中医学同样的未知数。然而随着新的诊断仪器的不断产生，许多过去没有被发现的病被检查出来，许多疾病被检查为异常时，虽未出现临床症状，却已近中晚期，这是传统中医辨证无法防治的；由于受现代科技水平的限制，对许多疾病还没有完全认识清楚，但这些病客观存在，包括很多功能性疾病，患者有强烈的主诉，各项理化检查却无阳性结果，而根据中医以证识病，以外揣内的特点，是可以通过辨证论治为患者解决痛苦的。因此，如果我们能把几千年积累的不同证的症候群和仪器、化验诊断的指标结合起来，开展现代化的临床辨证体系研究，这不但扩大和延伸了中医传统的辨证方法，还提高了中医临床预防和治疗的水平，同时丰富了传统中医辨证理论。对有病无症状者和无病有症状者均可以进行有效治疗。鉴于中医证候的复杂性，即同一证候在不同疾病中的临床表现和所属指标不同，新的辨证体系必须把中医传统规范的证和西医诊断完整的病结合起来研究。在证的研究中，我们往往会发现证受病的制约，如慢性肝病的脾虚证，以肝组织形态发生病理改变及肝功能异常为主，而慢性胃病脾虚证以胃组织形态发生病理改变及消化系统功能障碍为主。证与病之间呈交织网络的关系，即一证可见于多种疾病之中，一病之下可见若干证型，那么从目前异病同证、同病异证的思路中，寻找证的物质基础的愿望能否实现呢？可能在事实上，脾气虚证、肾气虚证、心气虚证均有免疫功能低下，心气虚也可同肾虚一样出现性激素的改变，这些表明证是有共性的，但证的特性又体现在哪里呢？这需要我们从病的角度去思考，如冠心病的心气虚证者有左心室功能改变，那么，非冠心病的心气虚证者左心室功能又如何呢？正因为证受病的束缚，那么，在中医证实质的研究中，病证结合的方法是值得提倡的。

二、中医证名规范化研究

中医诊断包括病名和证名两个方面。证名是中医用于诊断的特有名称，是认识疾病的核心、论治的准则。因此，对证名规范化的研究，不仅是中医学术的一项基本建设，而且对促进中医学术的发展和加速中医现代化均有深远的意义。证名诊断应当具有法律性意义，因此证名必须规范。规范的证名，应当是定义确切、外延清楚，所概括的内容完整，用词严谨、精湛，并富有中医学的特色。

（一）证名的命名原则

1. 必须揭示疾病阶段性的主要矛盾

这是证名命名的最基本原则，是由辨证目的和证名的概念所决定的。

2. 必须揭示不同疾病的共同矛盾

从某种意义上说，病名主要揭示了不同疾病的个性，而证名主要显示出不同疾病的共性。但不同病的相同性质的证是有差异的，因此，求共性时也不能忽视这种差异。

3. 必须注意实践性

在确定任何一个证名时，都应是临床上能见到的，并具有相应的有效方药，必须避免推理性证名的产生和使用。

4. 必须注意准确性

证名含义应当确切，要避免使人产生或此或彼的误解。例如，湿热中阻证，应标明湿热的孰轻孰重，才能准确揭示此病变阶段的主要矛盾。证命名时所使用的名词术语，中焦、中州、中宫、脾胃这些名词，所指的内容完全相同，其中以脾胃这个名词较大众化，命名证时可考虑以此来统一。因此，要使证名规范化，首先必须使中医学的术语规范化。

5. 必须注意继承性

由于很多证名是前人已确认了的，并有较明确的含义，就应当继承下来。随着科学的发展，对一些证的认识已经深入，我们亦可创造新的证名。此外，在表述每一具体证名时，文字力求简明扼要、精练确切，一般以四到八字为宜，其内在形式要做到结构严谨、术语恰当、符合逻辑。

（二）证名的基本构成要素

据现有资料统计，多数人认为，证名的构成要素包括病因、病位和病性三个方面，还有人认为包括病机、病势等。由于病因与病性不能绝对划分，所以病位和病性是证名的基本构成要素。证名的基本构成要素中不提病机者，是因为证名本来就是对于疾病处于一定阶段的病理概括。有医者提出，病机实质上就是疾病病理变化全过程的反映，包括病位、病性、病势等内容，证机则是疾病病理变化全过程中在某一阶段的病理反映，病机乃是一个或数个证机的综合反映。依此观点，证名所做的病理概括，也可称为证机。因此，证名的基本构成要素中不提病机，既不重复又易理解。

1. 证名中的病位

首先，一个完整规范的证名，应当明确病变所在的主要位置。划分时不拘泥于病变的具体组织器官，如子宫下垂，常称脾虚气陷，而不称胞虚气陷。其次，辨证中病位的概念应具体确切。有的是具体病位，如肝、脾、咽喉等，有的是笼统病位。有的病位看来具体，其实笼统，如"湿热下注"，大肠、小肠、膀胱、前阴都可称之。因此，辨证应尽量使病位具体确切，证名不应使用笼统的病位。目前教科书中有一些证名，未提出具体病位，大致有以下情况：一是病名涉及病位，而在证名中省略，如胃痛饮食停滞证；二是病位广泛，不便列出，如温病极期气分热盛证；三是受证名字数限制，有意省略，如气不摄血证；四是已习惯省略，崇古不变，如阳虚水泛证。这些在今后编写教材时应明确提出，规范统一。

2. 证名中的病性

病性即病理改变的性质，亦即疾病的病理本质，它是导致疾病当时证候出现的原因。因此，辨证所寻求的病因与辨别疾病的性质是难以截然分开的，即"审证求因"之谓。辨证中有关病性的概念，同样有具体与笼统之分。气滞、痰、湿、阴虚等是具体的病理性质，而辨别阴、阳、虚、实等，虽亦属辨别病性，但属抽象的病性概念，是对病性的归类（如虚、实证），其所提示的病性是不具体的。所以临床辨证，既应把握病性的纲领，更要落实到具体的病性内容。但现有证名中仍有病性概念不具体、不确切的情况存在，如肝肾亏虚，是阴虚还是阳虚，这种证名并未揭示出病变的真正本质。故证名规范研究应对这些证名进行剖析，具体的病理本质有多少种就分多少种，而不能笼统的以亏虚、两虚、同病等概括之。

（三）证名的病理连接词

证名中除了病位、病性的基本内容以外，还常常加入病理连接词，如束、扰、衰等。这些词不具备独立的病理意义，因而不是辨证的基本内容。但这些词在证名中除了使病位与病性之间发生有机联系，并配成四到八个字的证名习惯形式外，还具有揭示一定病理机制，提示一定病状的作用。如"阻"字常用于痰、湿、瘀等病性为病，而风、火、燥等邪为病，则不具有"阻"的病理改变。所以，对病理连接词，不可不顾字义，不分病理性质而任意乱用，应尽量选用既切合病情又有利于揭示本证病理本质的字词。值得注意的是，病理连接词多用属实的证名命名，有的属虚的证名则可以不用。

（四）证名的命名方法

从现有证名的命名情况分析，命名方式很多，据统计，有 14 种命名方式。如前分析，证名的命名仍有规律可循。所以，一个标准的证名，一般是病位、病性的基本内容加入病理连接词相互组合构成，关键在于如何将这些内容进行合理的组合，其组合随着病位、病情和病理连接词在证名中的不同位置而有多种方式。属实的证名，一般以病性+病理连接词+病位为最常见，如肝火犯肺、湿热困脾等；属虚的证名，一般以病位+病性为最常见，如肾阳虚。

（五）证名的规范化

证名是辨证所得的结果，是对疾病当前状态的高度概括。查看现有的文献资料可知，目前普遍存在一证多名和一名多义的现象。所谓一证多名，即病机实质相同的证候，在不同资料中名称不同，如《中医虚证辨证参考标准》中定义了脾虚证的诊断标准，但未注明是脾气虚证还是脾阳虚证，这样不同研究参考使用时就会产生歧义，所得的研究结果也就缺乏可比性。作为教学、科研范本的文献资料，尚且存在证名不规范的问题，可想而知，临床上证名不规范的普遍性，因此，必须规范证名，使证候内涵"名正言顺"，为证候规范化打好基础。由分析证名的组成可知，证名大多是由病位加病性再加上关联词组成。有的关联词起连接作用，如"侵、犯、客、扰、袭、滞"，这样的关联词，没有特定的含义，临床使用较随意，但却大大加重了证名不规范的情况，因此，在能明确表达证候内涵的情况下，应尽量减少使用。另有一类关联词表示不足或有余，出现在证名末尾，起修饰作用，如表示不足的有不足、亏虚、虚损、虚衰、亏耗等，这是证名必不可少的部分，对证候内涵的表达有重要意义，规范证名时应统一用语。证名规范化是证候规范化过程中的重要内容，既要保持中医传统，体现中医特色，又要避免随意性、不确定性，既要反映证候的本质特征，又要通俗易懂，因此，在符合特定证候内涵的前提下应力求简洁扼要，准确精练。

（六）展望

证名规范的研究尚待进一步深入。笔者认为：一是开展证名中病位、病性基本内容的研究，并尽快得到统一；二是进行证名结构及分类的研究，使证名规范有更加完善；三是不断从多学科探索中医的"证"，使证名规范更加明确地进行，如一些专家、学者已经从唯物辩证法、微电脑、数学、泛系数学模型和现代科学等方面研究。只要中医工作者共同努力，悉心研究，证名规范的统一是完全可能实现的。

三、中医证诊断标准规范化研究

证候规范，是指对症状、体征等的名称、概念、具体表现及其程度等所做的规范、约定。而证候是辨证的根据，因此开展辨证研究，首先应对症状、体征等病理信息进行规范化处理。对中医证候诊断标准规范化的研究，不同学者提出了不同的观点。例如，从病证结合入手、建立证候宏观诊断标准、创立以证候要素为核心的辨证新体系、以单证为研究单元等研究思路，最终采用多元统计分析、数据挖掘、基于熵的复杂系统分划方法等技术手段进行研究，并取得了一定成果。但因病情表现极其多样、复杂，许多证候是难以用语言精确表达的模糊概念；中医学对症状的描述极其生动、精彩，证候存在着一症多名，或多症一名的现象；症状之间的质、量差别不够明确等因素导致该领域研究还存在一些问题与分歧。总而言之，证候规范化研究是中医研究的热点领域，而建立证候量化诊断标准是其中的核心内容。

（一）研究思路与观点

1. 从病证结合入手

初期的证候诊断标准规范化研究多以单纯中医证候为研究切入点，忽略不同的西医病种对研究可能带来的偏倚。随着研究的不断深入，许多学者意识到问题的存在。姚魁武等从病证结合的角度运用 Logistic 回归分析探讨了与血瘀证相关的各个症状、体征在冠心病、高血压病、脑梗死三种疾病中表现的差异，结果提示同一证型在不同疾病中表现不完全相同，症状、体征对于该证的诊断贡献度也不相等。吴秀艳等主张病证结合证候规范化研究，指出病证结合是指在现代医学确定的疾病下开展的证候研究，建议首先应开展某一西医常见疾病下证候分类及诊断标准的研究，然后逐步进行更多西医常见疾病的证候研究，由点到面，最终逐步建立客观、规范、公认、可行的证候分型及诊断标准。西医疾病的特异性可以为证候研究做出较明确的限定，可提高证候诊断的准确性，减少随意性。

2. 建立证候宏观诊断标准

赖世隆认为，证候宏观诊断标准的建立是证候研究中一项最具基础性的工作，不论是中医药的疗效评价、证候临床研究，还是证候微观研究，都是以宏观辨证是否准确为前提的。在证候传统的宏观标准都未确定的前提下，任何现代化的微观指标对证候研究来说都是无源之水。

3. 创立以证素为核心的辨证新体系

证素，即证的要素，指辨证所要辨别的脾、肾、肝、胃、表等位置和气虚、血瘀、痰、寒等性质。朱文锋认为，辨证过程是确定其病位和病性等病理本质——证素，并做出证名诊断的思维认识过程，主张在揭示辨证原理与规律的基础上，采用现代量化诊断的方法和技术，将证候与证素之间的诊断关系进行计量刻画，制定出具有特色的全病域中医辨证量表，构建以证素为核心的辨证新体系。建立科学的证素辨证标准，是辨证统一体系推广应用的基础。

4. 辨证元计量诊断

江启煜在现有的中医辨证计量诊断方法的基础上，阐述了辨证元计量诊断思路。辨证元是由若干辨证因子组成的，能够代表某证型诊断性质的最小辨证单元。辨证因子即证候，包括症状、体征或舌脉等。诊断性质是指证型的病位、病性等属性。辨证元计量诊断法由证素辨证体系发展而成，它将辨证元素在一定条件下组合成最小的运算单元，既能体现中医辨证的整体观，又能对辨证元素进行客观的量化。

(二) 方法学实践

中医证候研究的关键是方法学的合理应用。近些年来不少学者以临床科研设计、衡量、评价（DME）及循证医学为指导，进行临床大样本的数据收集，然后采用数理方法进行数据分析，从而建立证候的定性和定量诊断标准。总结目前运用于证候诊断标准研究的技术方法，主要有以下几种。

1. 多元统计分析

多元分析是定量分析事物间复杂的相互关系的一种数理统计方法，对于中医证的诊断与鉴别诊断，寻找灵敏度高、特异性强的中医实验数据，探讨中医药治疗方法和疗效评价等都具有一定的应用价值。它是实现中医脉证定量化、规范化、标准化的重要手段，主要包括回归分析、判别分析。

回归分析：主要有多元逐步回归、Logistic 回归等，常被用于筛选对证候诊断及鉴别诊断影响较大的指标。王阶等对临床预试验血瘀证症状、体征及客观指标共 40 个因素进行了多元逐步回归分析，并提出当 F=6 时，选出的 18 个因素对血瘀证诊断的贡献度最大，并得出回归方程。将数量化资料代入回归方程进行检验，总符合率为 94.24%。姚魁武等对多中心、大样本血瘀证临床资料进行 Logistic 回归分析，结果从中筛选出性别、职业、齿龈色黑、肌肤甲错、眼周色黑、面色黑等 14 个确定为血瘀证的危险因素。对 2004 例患者依据回归方程进行回代分析，总预测正确率为 92.9%。

判别分析：是根据多种因素对事物的影响，判别样本所属类别的一种多元分析方法。常用的有 Fish-er 判别分析、Bayes 判别分析、逐步判别分析等。刘四军等通过文献出现的频率确定研究指标，在流行病学调查的基础上，应用条件概率换算方法建立症状体征赋分表，应用最大似然判别法确定火热证诊断阈值为 63，建立了火热证的诊断计分表。经回顾性和前瞻性检验证明其具有较好的判别效果和一定的临床实用性。

2. 数据挖掘

数据挖掘是揭示存在于数据里的模式及数据间关系的学科，它通过对观测到的大量数据库进行处理，从大型的、复杂的、信息丰富的、随机的实际应用的数据中，提取出隐含在其中的、人们事先不知道的、有用的信息和知识。中医证候数据挖掘是近年来数据挖掘用于中医药领域研究的一个热点。王波等利用聚类挖掘、关联挖掘等数据挖掘技术研究从病例中提取特征，寻找规律性信息，形成用数字描述和表达的中医症状信息，构建了面向中医辨证规范的交互式数据挖掘框架，为中医辨证的规范化研究提供了一个平台。李建生等提出了用于中医证候诊断的径向基（RBF）神经网络，利用聚类分析确定 RBF 神经网络隐层的参数，运用最小二乘法确定 RBF 神经网络输出层的参数，为中医证候诊断标准的研究提供了可行性方法。并采用人工神经网络及模糊系统，构建了基于 Kohonen 网络的自适应模糊推理系统模型。通过 Fisher-iris 数据检验模型的可靠性，然后用该模型对 1134 份 2 型糖尿病患者的临床调查资料进行数据挖掘，获取 24 个模糊规则及相应的模糊子集及参数，结合上述中医证候模型转换规则及中医现有的证候诊断标准，最后确定了气阴两虚证、肾阴亏虚证、血瘀证、肺燥津伤证等 6 个常见证候的诊断标准。边沁等的研究亦表明，神经网络用于证候规范化研究具有方法学上的可行性。

3. 基于熵的复杂系统分划方法

基于熵的复杂系统分划方法是信息熵在非线性相关模式识别领域的具体应用，它依据数据内在关联进行自主聚类，不对数据作刚性分割，可以无监督地处理多变量、多层次的复杂数据，对于提取中医证候要素相关症状并分析症状之间复杂的非线性关系具有重要的应用价值。对于证候数据，首先应用熵分划方法计算症状间的关联度，获得大量有关联关系的症状集合群，提取出具有中医理论意义的症状集合，即基本证候；通过分析基本证候中各个症状与所在症状集合的关联度，获得症状对于所在症状集合（证候）的贡献度，从而实现中医证候相关症状的提取及症状贡献度的运算。

(三) 小结

中医证候诊断规范化研究涉及中医理论与实践的众多领域，是一项艰巨复杂的工作，虽然经多年的探索，取得了一定成绩，但也还存在诸多问题。诸如：①由于方法学运用不一，难以形成统一的标准；②症状的权值不明确，主观性强；③相关学科的方法在运用上存在不足；④具体方法未能紧密结合中医临床的实际需要。综上所述，相关学科的方法在运用上存在不足及标准的临床验证存在循环论证的缺陷，是当前证候研究存在的主要问题。有学者针对目前中医证候标准研究的现状与存在的问题，提出了建立证候标准的思路与方法，即文献研究是证候研究的基础，临床调研是构建证候标准研究的重要环节，专家问卷调查提高证候标准的指导性，症状、体征量化是证候标准建立的关键，计算智能方法的介入将为证候诊断研究提供技术平台。中医辨证规范应着重解决两个方面的问题：一是病证所属症状、体征的规范，其中包括症状术语的规范、症状间逻辑关系的规范、症状体征分级的规范、症状体征测量方法的规范；二是疾病所属各证的规范，具体完成疾病所属各证基本构成的规范，疾病所属各证构成比的确定，疾病所属各证的症状构成的规范，疾病所属中医各证临床诊断的规范、疾病所属中医各证基本演变规律的确定，西医疾病分期、分类、分型等与所属中医各证对应关系的确定等规范方法，应兼顾逻辑分析、数理统计和数据挖掘等。综上所述，中医证候诊断规范化的研究工作不论从基本思路、方法，还是从具体研究、实施及应用方面，都存在一定的问题与分歧。今后该领域的研究应继续以中医理论为指导，以临床实践为基础，开展多学科、多层次、多途径的综合性研究，以期尽快建立规范的中医证候诊断标准体系。

四、中医证规范化研究展望

分析近年来中医证研究的现状，客观评价其所存在的问题，认为中医证的研究大部分采用了现代科学技术，即以现代医学的逻辑思维去验证中医理论的合理性。对于目前开展的各项研究，成果已显现的应该继续下去，而对收效甚微的则应积极转变，切换思路，在未形成更完善的医疗模式之前，都应取其精华，弃其糟粕。今后中医证的研究一方面仍需大力挖掘古籍资源，另一方面也要借助现代科学技术等优势，以期更好地明晰证研究的方向。在证候研究过程中发现证候存在着一证多义、一证多方、一证多药的不确定性，给证候研究带来一定的困难，迫切需要对证候进行规范，这种情况引起了有识之士的重视。自 20 世纪 80 年代以来，证候的规范化研究已成为中医界研究的重大课题，研究内容包括证候概念的规范、证候命名的规范、证候诊断标准的规范，等等。其中，证候诊断标准是证规范化研究的主要内容，其研究方法包括：病证结合、宏观辨证与微观辨证相结合、证候计量化研究、临床流行病学（DME）方法的运用。随着学者们的重视，证候规范化也取得了一些成绩，如对脾气虚证的规范，其诊断标准计有：中国中西医结合学会虚证与老年医学专业委员会 1982 年制定、1986年修订的诊断标准，原卫生部药政局制定的诊断标准，研究者个人制定的诊断标准，国家中医药管理局发布的《中医病证诊断疗效标准》，各种中医诊断学教材中的诊断标准等。但由于这方面工作难度较大，目前所取得的成绩十分有限。深究其根源，存在着系统方法与分析方法的对立、辨证逻辑思维方式向形式逻辑思维方式转化的极限及证规范化不可行性的数学机制等方面的问题，这就使证的规范化研究裹足不前。

（一）"证"的规范化研究现状

证的规范化研究主要涉及"证名"、证候诊断和四诊的规范化。由于历代医家创建辨证体系的独特性、表述习惯的多样性及汉字内涵的丰富性，导致了"证名"的不一致，具体表现为异名同证。例如，肝脾不调、肝旺乘脾和肝郁脾虚证，太阳伤寒、风寒表实、麻黄汤证等；或以病机概括，如心肾不交、上热下寒，营卫不和等；或以方剂命名，如小柴胡汤证、泻心汤证、承气汤证等。为方便中医界的交流和研究，需在证名、证型上达成共识，合并同类项，这是证候规范化的第一步。有学者认为，目前确定证名，是从病因（六淫、七情等）、病位（五脏六腑、气血津液、三焦六经、卫气营血等）、病性（虚、实、寒、热等）三者中，择其一二，加上与病理相关的连接词，如炽、盛、袭、犯、困、阻、亏、衰等，构成四字词条进行命名，如朱文峰提出的"统一辨证体系"：辨证的基本要素是病位与病性（包括六淫、气血等），选取目前临床上通用而较规范的60项基本病位和病性元素，进行排列组合，构成证名，以期达到证名的规范化。

在证候诊断上，如王永炎院士提出的"证候内实外虚论"，是指诊断某"证"时所需的症状及其权重，他们选取《伤寒论》《金匮要略》《诸病源候论》《景岳全书》《杂病源流犀烛》《赤水玄珠》《中国现代名中医医案精华》等医著为研究对象，共收集有明确名称及相应症状组成的证候4232条，然后从198个证候名称和817个症状中筛选出具有统计学意义的证候，采用Logistic多元逐步回归方法筛选变量，获得回归方程数学模型，初步得出了五脏系统的"内实外虚证"。既然"证"作为中医的诊疗单元，那么辨证过程（即四诊分析）就显得格外重要。但由于每位中医师收集症状、体征等信息的方法、习惯不同，整合临床表现的思维和侧重点也不同，加之当下临证时间缩水、四诊水平下滑，出现了目前临床上所谓的"无证可辨"。其实"无证可辨"有相当一部分与四诊信息的不全面、不细致有关，同时因中医关注的主观症状较多，患者易受到医者的暗示，出现理解和表述偏差，且因目前望诊、脉诊多变成形式，就易导致证的诊断的随意性和模糊性。研究者应设法规范四诊，比如问诊时采用问卷、量表，运用脉诊仪、舌诊仪等，以期最大限度地排除主观因素，客观评价中医的疗效。基于上述现状，认为目前"证"的规范化研究仍处于"发现问题"阶段，即能指出关于证候命名、诊断、四诊等所存在的不足，却很少有实质性的实施方案出台。今后中医界还应进一步统一证名，共享证候诊断的大型数据库，经反复验证反馈后，逐渐完善形成证候诊断指南，同时尽可能使四诊客观化。

（二）辨"证"新体系的研究现状

1. 方证辨证体系

"方证"二字最早可追溯至孙思邈提出的"方证同条，比类相附"，而后宋代的朱肱是方证相对的拥护者。到了清代，喻嘉言、柯琴、徐灵胎研究《伤寒论》均采用"以方类证""以方名证"的方式。日本汉方医学也倾向于方证，比如吉益东洞的《药征》、汤本求真的《皇汉医学》就是典范，并创立"腹证"的方剂研究。到近现代，中医界以胡希恕和黄煌教授为代表，进一步提倡和应用该辨证体系。翻阅历代中医古籍，可以发现这样一个规律，即以《神农本草经》《名医别录》《伤寒杂病论》《脉经》《诸病源候论》《肘后方》《小品方》《备急千金要方》《外台秘要》等为代表的魏晋南北朝及汉唐医学著作，其说理成分少，而多以"某病—症候群—治以某方及其加减"的形式记叙。宋代可以说是一个分水岭。在理学于宋明时期得到空前发展的同时，中医学受其"格物致知"的影响，将"凡物必穷其理"的哲学观念引入对中医病机的探讨之中，以"理"论方，以"理"创方成为之后中医方剂发展的主体。"方证"是指方药与证候相对应，又称方剂辨证，即方药有其明确的应用证候和症状，有是证用是药。该辨证方法近年来逐渐受到重视，原因在于其无烦琐的病机推演，也非从实验数据中来。方证研究也存在着"各自为政"的问题，故应需要形成以地域为中心的研究机构，构建并共享统一的方剂数据库，从而提高研究速度和质量，并结合必要的实验研究等从多角度探讨方证的对应关系。

2. 病证结合辨证体系

中医诊病多"司外揣内"，立足于宏观，对疾病和人体微观认识不够。由于现代检测手段的丰富及对疾病研究的深入，症状与体征的消失已不能满足患者和医者作为治愈疾病的衡量标准，如乙肝携带者、无症状性糖尿病、镜下血尿和蛋白尿等往往属于"无证可辨"的情况，这就使"老中医"面临"新问题"，由此病证结合辨证体系便应运而生。辨证与辨病两者各有优劣。辨证的优势在于能具体把握任何疾病各阶段的病理状态，并使治疗个体化，其不足则在于缺乏对总体病变规律与疾病性质特点的认识；辨病的优势则在于能明确疾病诊断和治疗的共性问题，其不足则表现在一旦诊断不清或常规治疗无效或稍有疗效时便无从下手。辨病与辨证两者结合能够更好地解决临床问题。现代医学对疾病的发生发展、转归、预后已有了较为系统的认识，可以为"证"提供一个确定性较强的坐标，故目前的研究思路多以某一西医疾病为纲，进行大量临床病例的流行病学调查和回顾性研究，来确定某病的常见证型（病机）或是某病在整个发病过程中证候的一般变化趋势及贯穿始终的病机，从而更好地指导治疗。

（三）"证"本质的实验研究

关于"证"本质的实验研究，研究者应本着以下两点理论依据探究"证"在人体内的特异性变化：①中医辨证着眼于功能的变化，而功能的变化必伴有物质的改变；②异病既有同证，必然有共同的物质基础。如今对"证"本质的实验研究已有五十多年，其中最具代表性的为沈自尹教授于 1959 年率先开展的肾实质研究。该课题组经过四十多年多中心、大样本临床研究后发现：肾阳虚证患者具有下丘脑-垂体及其所属三个靶腺轴不同程度的功能紊乱，用补肾药之后明显改善，故补肾能延缓衰老是因为它对神经内分泌有广泛的调节作用。

（四）中医证的研究的展望与思考

综上，当代一批中医学者对于"证"的研究进行了艰苦的探求，但也不乏"大部分研究是用现代科学技术作为一面镜子，以现代医学的逻辑思维作为一把尺子，去审核验证中医理论的合理性"的非议。正如姜春华老先生所说：中医的辨证论治内容我们还搞不清，它有时行之有效，有时一般有效，有时完全无效。对于行之有效的，我们要追求它的道理，一般有效的也要探讨，至于无效的，我们也要搞清楚为什么无效。故认为目前开展的各项研究其实并不相悖，成果显现的应该继续下去，而收效甚微的应该结合意见，转换思路，在未形成更完善的医疗模式之前，都不应轻易偏废。今后中医证候的研究一方面需要大力挖掘丰富的古籍资源，守住传统的阵地，另一方面也要敢于面对自身存在的不足，与时俱进借助现代医学直观、微观和定性、定位、定量等优势，更好地为中医临床和科研服务。

第四节　中医辨证体系研究

一、中医辨证体系研究的现状

中医辨证体系的形成和发展源远流长，最早在《黄帝内经》中就记载了丰富的辨证内容，张仲景《伤寒论》创立了"六经辨证"，并在《金匮要略》中奠定了"脏腑辨证"的基础，确立了中医辨证论治体系。此后，历代医家在此基础上创立了脏腑、卫气营血、三焦、病因、气血津液等辨证方法，使中医学在辨证方面的认识不断得到丰富和深化。

但以上辨证方法在相当长的时期里，往往散落于各家，未能得以系统的整理，对中医诊断学辨证体系的系统梳理，在民国初见端倪。据《中医古籍总录》记载，1923年由绍兴三三医社编写的《诊断学讲义》为近代最早的中医诊断学理论书籍。1952年上海千顷堂书局刊行的《时氏诊断学》，其内容包括四大诊法，在辨证方法中除表里、寒热、虚实外，还加入了邪正、标本辨别法。

1960年全国统编教材的问世，标志着对中医辨证体系的整理得以初步完成。三版教材将"辨证"作为单独一个章节列出，对辨证做出了明确的定义，即将四诊所搜集的症状根据其内在联系加以综合、分析、归纳而做出诊断的过程，并将八纲、气血津液、脏腑、六经、卫气营血、三焦辨证方法纳入其中，构建出中医传统的辨证体系。迄今为止，中医传统辨证体系在指导临床实践中仍发挥着重要作用。

（一）中医传统辨证体系

1. 八纲辨证

八纲指表、里、寒、热、虚、实、阴、阳八个纲领。运用八纲对四诊所获得的各种病情资料，进行分析、综合与归纳，从而辨别疾病现阶段病变部位的浅深、病情性质的寒热、邪正斗争的盛衰和病证类别的阴阳，称为八纲辨证。八纲辨证早在《内经》中就有散在性论述，东汉张仲景在《伤寒杂病论》中已运用八纲对疾病进行辨证论治，明代张景岳在《景岳全书·传忠录》提出"二纲六辨"作为辨证的要领，近代祝味菊在《伤寒质难》中正式提出了八纲的概念："所谓'八纲'者，阴、阳、表、里、寒、热、虚、实是也。"20 世纪 50 年代八纲辨证作为辨证方法见于诸教材，得以普及。八纲辨证是中医辨证的总纲，是用于分析各种疾病共性的辨证方法，在诊断过程中能起到执简驭繁、提纲挈领的作用。

2. 脏腑辨证

脏腑辨证是根据脏腑的生理功能及病理特点，对四诊所收集的各种病情资料进行分析、归纳，辨别疾病所在的脏腑部位及病性的一种辨证方法。脏腑辨证理论以《内经》为起源，临床应用发端于《金匮要略》，初步形成于《中藏经》，内容丰富于《脉经》《诸病源候论》《备急千金要方》《小儿药证直诀》等，体系完善于《医学起源》，至清代《笔花医镜》，则更为细致缜密。脏腑辨证是中医辨证体系中的重要内容，是临床诊断的基本方法，也是内、外、妇、儿各科辨证的基础，具有广泛的适用性。

3. 六经辨证

六经辨证是东汉张仲景在《素问·热论》六经分证理论的基础上，根据外感病的发生发展、证候特点和传变规律总结而创立出来的一种辨证方法。六经辨证为中医临床辨证之首创，为后世各种辨证方法的形成奠定了基础，在中医学发展史上起到了重要作用。

4. 卫气营血辨证

卫气营血辨证是清代医家叶天士创立的一种辨治外感温热病的辨证方法。温热病是一类由温热病邪引起的热象偏重，并具有一定季节性和传染性的外感疾病。叶氏应用《内经》中关于"卫""气""营""血"的分布与生理功能不同的论述，将外感温热病发展过程中所反映的不同的病理阶段，分为卫分证、气分证、营分证、血分证四类，用以阐明温热病变发展过程中病位的浅深、病情的轻重和传变的规律，并指导临床治疗。

5. 三焦辨证

三焦辨证是清代著名医家吴鞠通创立的一种诊治温热病的辨证方法。其依据《内经》及先贤对三焦所属部位的论述，结合张仲景六经辨证及叶天士卫气营血辨证，以临床温热病的传变特点及规律为核心总结而成。三焦辨证将外感温热病的各种证分别纳入上焦病证、中焦病证、下焦病证，着重阐明了三焦所属脏腑在温热病过程中的病理变化、临床表现、证候特点及其传变规律。

6. 病因辨证

病因辨证是以中医病因理论为依据，通过对临床资料的分析，识别疾病属于何种因素所致的一种辨证方法。病因辨证的主要内容，概括起来可分为六淫疫疠、七情、饮食劳逸及外伤四个方面，其中六淫、疫疠属外感性病因，为人体感受自然界的致病因素而患病；七情为内伤性病因，常使气机失调而致病；饮食劳逸则是通过影响脏腑功能使人生病；外伤属于人体受到外力损害出现的病变。

7. 气血津液辨证

气血津液辨证是运用脏腑学说中气血津液的理论，分析气、血、津、液所反映的各科病证的一种辨证诊病方法。由于气、血、津、液都是脏腑功能活动的物质基础，而它们的生成及运行又有赖于脏腑的功能活动。因此，在病理上，脏腑发生病变，可以影响到气、血、津、液的变化；而气、血、津、液的病变，也必然要影响到脏腑的功能。所以，气、血、津、液的病变是与脏腑密切相关的。气血津液辨证应与脏腑辨证互相参照。

8. 经络辨证

经络辨证是以经络学说为理论依据，对患者所反映的症状、体征进行分析综合，以判断病属何经、何脏、何腑，并进而确定发病原因、病变性质及其病机的一种辨证方法。经络辨证是对脏腑辨证的补充和辅助，特别是在针灸、推拿等治疗方法中，更常运用经络辨证。

（二）中医辨证体系的现代发展

随着现代科学技术手段的迅速发展及中医理论的不断完善，中医传统辨证体系在临床应用中的不足之处也日益凸显。现代医家对中医辨证体系进行了更深入的研究，在传统辨证体系的基础上创新发展了诸多新的辨证体系，如微观辨证、证素辨证、方证辨证、藏象辨证、病机辨证等，进一步丰富和完善了中医辨证体系。

1. 微观辨证

所谓微观辨证，是指在中医宏观辨证的基础上，运用现代各种先进科学技术检测、分析患者体内各种客观征象的变化，探寻其与不同中医证型间的联系，以阐明中医各证候产生的内在机制，揭示疾病发生、发展的物质基础，探讨其在不同证候中的变化规律，从而使人们对中医各证型之病理生理有较直观而清晰的认识，使中医辨证更具科学性，并在一定程度上可用于指导临床。这是传统医学与现代医学相撞击而结合的产物，对于中医辨证理论是一个极大的丰富和提高。

微观辨证改变了传统中医的辨证模式，它针对的是人体内在征象，更加注重人体内微观征象之改变，这无疑使中医传统的四诊范围从客观表象扩大到微观变化；同时它也有利于中医"症"和"证型"的标准化、规范化的建立，有利于临床疗效的判定及动物实验模型的复制，从而推动中医药学临床及实验研究的深入，因而有助于中医的现代化。总体来看，微观辨证对于疾病的诊断、预后、治疗等均有重要的指导意义。

2. 证素辨证

朱文峰教授根据中医辨证思维的认识过程，整合了诸多辨证方法的核心内容，最终创立了证素辨证体系。该辨证体系是以辨识证候为基础，以辨别证素为关键，以辨定证名为目的，充分体现出了中医辨证思维过程的三个重要环节，即证候资料的获取、病变本质的分析及证名的确定。该体系通过多学科综合研究，运用数据挖掘和信息处理等多种数学方法和计算机技术，对证素辨证进行计量分析及判别研究，实现了证素辨别较为精确的量化，并建立了"证候辨证量表"，制定了证素诊断标准，使中医辨证更为规范。

3. 方证辨证

方证辨证也叫汤方辨证，最早由顾武军在 1987 年提出，是指以方剂的适应病证范围、病机、治法、禁忌证等相关内容为框架，对疾病的临床表现、体征及其他相关资料进行综合分析，以探求治疗疾病最佳处方的辨证方法。方证辨证追求疾病病情与方剂适应证的高度契合，强调有是证用是方，无是证则去是药，其优点是灵活性高、实用性强，若方证对应，则效如桴鼓。近年来许多经方学者如胡希恕、刘渡舟、冯世纶、黄煌、娄绍昆等无不强调方证辨证的重要性。

4. 藏象辨证

严世芸提出了"藏象辨证论治理论体系"的概念，认为"脏腑"只是指人体内的脏器及其生理功能，而"藏象"还包括脏腑与体表、自然环境等在内的各种联系。因此"藏象辨证"作为一个以藏象为核心的、新的统一的辨证论治体系，从理论和临床两个方面来涵盖中医学的阴阳、五行、脏腑、经络、气血津液，以及病因病机、治则治法等诸多理论，从而能更充分、更全面地体现中医学的整体观念。

5. 病机辨证

周仲瑛秉承《内经》病机十九条的思想，结合多年的诊疗经验，提出了"审证求机、辨机论治"的病机辨证方法。周仲瑛教授提出病机辨证的基本思路是：以病理因素为纲，以病机证素为条目，以症状、体征为依据，以病性、病位为核心，以脏腑理论为基础，以多元辨证为内涵，以活化辨证谋创新，以提示治则为目的。其真正体现辨证论治的灵魂。

目前，中医辨证方法种类多样，临床应用的各种辨证模式均有各自的特点和优势，将文献研究与临床研究相结合，回顾性研究与前瞻性研究相结合，个案研究与群体研究相结合，传统研究与现代研究相结合，并开展多中心、大样本的随机临床研究，对现行的新的辨证方法加以整理提高，同时确定辨证、辨病各自的适用范围，是以后辨证体系研究的发展方向。

二、宏观辨证体系研究

中医的宏观辨证论治体系在长期医疗实践中逐步成熟起来，形成了多种辨证方法。随着现代科技与中医学的融合，中医的辨证体系开始形成宏观和微观的结合，二者各有利弊，互相补充，从不同的角度揭示了中医"证"的内涵，完善了中医的辨证论治体系。

中医临床常用的辨证方法包括八纲辨证、脏腑辨证、经络辨证、气血津液辨证、六经辨证、病因辨证、卫气营血辨证和三焦辨证，该八种辨证方法在不同的历史时期形成、发展和完善，并具有各自不同的适用范围和特点，是历代医家总结各自临床经验并不断发展和完善的结果，也是历代中医认识疾病、治疗疾病的理论法则。临床通过四诊搜集的症状、体征进行综合分析而得出的诊断性结论，其特点是对疾病能因人、因时、因地制宜，注意局部与整体的关系。

因为传统的辨证论治方法是建立在宏观认识问题基础上的，概括性高，容易把握事物的共性，着重运用运动的观点、整体的观点去认识人和疾病的关系，故在宏观、定性、动态方面的研究有独到之处，基本把握住了疾病的本质，因此属于宏观辨证论治。因此，可以说"宏观辨证"是将四诊所收集到的有关疾病的各种症状和体征加以综合分析、概括，最后判断为某种性质的"证"。传统的八种辨证方法即属宏观辨证的范围，在临床实践中不断显现其自身优越性的同时也暴露了其局限性。

（一）宏观辨证的优越性

"宏观辨证"是当前中医临床最常用的辨证论治形式。其特点是对疾病能因人、因时、因地制宜，注意局部与整体的关系；治疗时既注意祛邪，也重视扶正。此辨证论治体系是历代医家在几千年来长期临床实践中逐步总结形成和发展起来的，为中医防病治病发挥了重大的作用。在科学技术高度发达的今天，它仍有效地指导着中医临床实践。它建立在宏观认识问题的基础上，概括性与抽象性高，容易揭示机体状态的共性，着重运用动态、整体的观点去认识人和病的关系，在宏观、定性、动态方面的研究有独到之处。

（二）宏观辨证的局限性

应用范围的不确定性：尽管现有比较通行的看法是，六经辨证、卫气营血辨证和三焦辨证常用于外感病的辨证，脏腑辨证、气血津液辨证常用于内伤杂病的辨证，经络辨证常用于针灸疗法中的辨证或结合其他辨证方法用于内伤与外感病的辨证，病因辨证和八纲辨证常不能单独用于各种疾病的辨证论治，往往需结合使用，但临床还要视医家个人知识和经验而定。

临床辨证的欠全面性：由于传统的八种辨证体系各自在不同的历史条件下形成，各自的内容、特点及适用范围都不尽相同，因而具体到某一种辨证方法时，就会有欠全面的弊端，如卫气营血辨证长于反映温邪的肆虐而疏于机体的正气情况，而八纲辨证、气血津液辨证必须结合脏腑辨证才能指导临床用药，显示了其临床应用的局限性。

单纯通过医者由外揣内对疾病的认识，会增加诊断病证的主观臆测，而且会对于一些隐匿的、"无证可辨"的疾病产生遗漏。例如：水肿病经辨治之后，水肿消退，但肾功能尚未恢复（尿中仍有蛋白或管型尿）；癌症患者的早期，患者并无任何异常主观感觉。这些"无证可辨"的"隐匿证"就常常使宏观辨证鞭长莫及。

指导用药的非特异性：用药的精当源于辨证的准确，传统的辨证方法长于宏观，故对用药的指导在一定程度上缺乏特异性。例如，运用气血津液辨证方法，将临床表现有乏力、少气懒言、自汗、舌边有齿痕、脉虚无力者诊断为气虚证，即使结合脏腑辨证进而确定为何脏气虚证，在临床治疗选择中药复方时也难以寻找具体针对补某脏气虚证的药物，不难看出，中医存在着诊断的细化与用药的矛盾性。

任何疾病都能按中医理论施治，但有些疾病，尤其是某些急重危病，虽然理论上辨证准确，切合病机，可辨证指导下的药物治疗效果差或无效。比如，急性胰腺炎的患者，症见脘胁胀满，腹痛拒按，身目发黄，嗳气恶心，小便黄赤，大便干结，舌红苔黄厚腻，脉滑数，按中医辨证应为"肝胆湿热证"，并给予相应的方剂治疗，但效果可能不佳，如不及时手术甚至可能延误病情。

（三）微观辨证对宏观辨证的补充

微观辨证正是针对上述挑战应运而生，它吸收包括现代医学在内的各种新的现代技术，以之为中介，使得人体的各种感官不断伸延。它的兴起和发展，使宏观辨证在下述方面得到补充和发展。

第一，微观病理信息的搜集，使得四诊资料大为丰富，提高了证的清晰度和可见度，使证的规范化、客观化逐渐成为可能。当血行脉中丧失如水流的常态而表现为血瘀时，除了从肌肤甲错、舌质暗红、痛有定处、脉涩等方面来加以判定外，还可以从血液流变学（血细胞比容、全血黏度比、血液黏度、红细胞电泳、血沉、K^+值等）来加以印证和参照。

第二，微观辨证学使得针对证的形态学和功能学改变进行药理化选药成为可能。例如，当出现血液黏度过高，细胞凝集增强，推知有发生缺血性中风及心肌梗死之可能时，即可进行预防性治疗。血瘀证隐性阶段的揭示，不仅使"治病求本"的治则得以升华，而且使潜隐证的早防早治成为可能。

第三，微观辨证学促进了临床疗效的客观判定。有了公认的诊断和疗效判断标准，才会促进中医学的国内外交流并提高中医学的形象。

第四，微观辨证学扩大了诊断范围，促进了诊断的及时性，并能提高其准确性。例如，精制的 DNA 技术可以诊断母体内 70 天胎儿的遗传性疾病，X 线、CT 技术使身体任何部位的截面显示出形象的立体解剖图，单克隆技术的运用使军团病的诊断由 1~2 周缩减至 15~20 分钟，等等。

第五，微观指标的引入使得证的判定趋于精确。由于医者的专业理论、临证经验不同，患者的体质类型、文化素养及情感体验、表达方式有别，宏观辨证学在对证的判断上难免呈现差异。而微观指标的引入不仅使医患之间易产生共识，而且有利于新的医学模式下新型医患关系的建立。当医师的诊断不能为患者接受时，新一代的"扁鹊"不仅可以语之以其善，告之以其败，而且可以示之以其证了。

综上所述，微观辨证学的兴起和发展，不仅使得宏观辨证在日新月异的信息时代不至于孤雁离群，而且使中医学仍有可能以如虎添翼的新姿态活跃在世界医学之林，令人刮目相看。

（四）微观辨证发展下宏观辨证的意义

尽管微观辨证学补充和发展了宏观辨证，却不能取而代之，并且需要接受宏观原则的指导,这是由于以下几个方面。

第一,系统性原则告诉我们,系统性能具有非加和性特征。人体中各个子系统的微观病理改变固然可以通过一定的方式和一定的程序作用于整体,但宏观病理现象却并非各子系统微观病理改变的简单加减。随着社会心理-生物医学模式的提出,社会医学、心身医学的兴起和发展,提示人的社会学属性(诸如意志、性格、情操、气质、生理、意念等)以及环境因素、天人关系等和自然属性一样,都会影响到人体各子系统,忽视这一原则而仅仅根据微观病理指标用药,其结果常常事与愿违。

第二,人体作为一个庞大而复杂的自动控制体系,其结构和功能不可能严格地一一对应。一种结构可以产生多种功能,一种功能也可能来自多种结构,一部分微观病理性缺陷,完全可能由另一部分结构给予代偿。因此,某一项或某几项微观指标的正常与否,对于相应结构功能态的判断,都不具有绝对可靠性。国内有些学者曾希望通过证的动物模型的复制,寻找一二项具有特异性的微观指标,结果并不令人满意。而在这些不能用数字表达的地方,系统思想仍有价值,或者仍然是一种指导思想。

第三,现代科技手段作为人体感官的延伸,促使人类对自身的认识逐渐深入到微观层面。然而科学技术的进步永远不会停止,人体对自身的认识也永远不会完结,这样,每一个阶段的微观辨证学都难免会忽视当时还不能用已知方法测定和证实的整体性复杂因素。如果忽视整个病性状况的收集及诊断全过程的思维推理,又会重蹈西医学早期"只见树木,不见森林"分析方法之覆辙。

第四,针对微观改变而进行的药理化选药,其疗效的证实尚需时日,其作用环节和机制也亟待阐明。有学者发现,在用同一药物治疗冠心病、血瘀证时,有时使血小板凝集受到抑制,而有时却反而加速了血小板的凝集。通过以宏观辨证分型作为参照,识别了"个体差异"而提高了临床疗效。

第五,微观辨证指标与宏观辨证中的病性、病因、病机概念目前尚缺乏有机联系和对应。国内学者将病性概念归结为30项,发展中的微观辨证学目前还不可能一一寻找出其中合理的内核,对其中可能存在的臆测部分也来不及证伪,这就仍然需要借助"天才的自然哲学的直觉"。尽管有学者已将血浆中环鸟苷酸(cGMP)和环腺苷酸(cAMP)作为阴虚、阳虚的特征性指标,但是二者之间的真实联系是否那样简单和直接,低于和高于正常值的微观变化可否简单地引入虚实的范围而施之以补泻,短时间内尚缺乏明晰的标准和普遍的认同。

宏观辨证和微观辨证的互补和统一,从认识论看是普遍性和特殊性的统一,它使中医学的特异性得以发扬,并使其先进性得以升华。这种思维方式的更新必将导致中医学理论的发展,也将拓展中医学的临床应用领域。每个阶段宏观辨证与微观辨证相结合的水平都较前一阶段有所提高和进步,中医学的民族性和科学性将完美地融合而青春常驻。

三、微观辨证的产生及其发展

1986年,沈自尹教授首次明确提出"微观辨证"的概念,并定义:微观辨证在临床收集辨证素材过程中，引进现代科学，特别是现代医学的先进技术，发挥它们长于在较深入的层次上微观地认识机体的结构、代谢和功能特点，更完整、准确、本质地阐明证的物质基础，从而为辨证微观化奠定基础。简言之，是试用微观指标认识与辨别证。之后，诸位学者纷纷对"微观辨证"提出了自己的看法。例如：危北海指出，微观辨证主要是运用各种现代科学方法，对各类中医证型患者进行内在的生理、生化、病理和免疫微生物等各方面客观征象的检查分析，旨在深入阐明证候内在机制，探讨其发生、发展的物质基础和提供可作为辅助诊断的客观定量化指标；匡萃璋认为所谓微观辨证，实际上是企图用某种或某些生理、生化指标作为描述证候的内在依据的一种方法；郭振球认为，微观辨证是以中医经典辨证为向导，四诊"司外揣内"宏观辨证，结合现代新科技，深入到细胞化学、神经递质、激素、免疫，乃至基因调节层面，以阐明病证传变规律的一种辨证方法。

尽管有多种描述，各位学者对于"微观辨证"的理解大致为："微观辨证"吸收了现代科学技术的检测手段，是中医宏观四诊的深化和扩展，对"证"的诊断起辅助作用。"微观辨证"不可能独立于"宏观辨证"而存在，应该在中医基础理论的指导下进行。

（一）"微观辨证"的发展

"微观辨证"的产生是中医辨证论治体系与中医诊断学发展的需要，是中西医结合、现代科学技术的发展对中医学不断渗透所产生的必然结果。近年来，随着"微观辨证"理论的逐渐成熟，与之相关术语如潜证、隐潜性证、隐症等也开始产生。

潜证：罗金才认为，由于目前中医四诊手段和各种辨证大多仍沿袭传统"司外揣内""诊于外者，斯以知内"的方法，故在临床上常常出现这样的情况：一些传统四诊辨证看来完全是无病的"正常人"，如隐匿性糖尿病、血脂过高症等患者，其并无明显的临床表现，却为西医检查证实体内存在着某种病变而需进行治疗；还有一些疾病后期无明显临床症状和体征者，在传统的诊治方法看来似已痊愈而不需治疗，然而西医检查却表明尚有某项重要指标异常，仍需进一步治疗等，这些在传统的中医辨证过程中皆可看为是"无证（症）可辨"。罗金才指出，这种无明显症状和体征，用传统的四诊方法不能发现的病变，称为"潜证"；反之为"显证"。

隐潜性证：沈自尹首先通过临床和实验室观察发现并提出"证"的"隐潜性变化"——"隐性肾阳虚证"，发现"肾阳虚证"具有下丘脑-垂体-肾上腺皮质轴功能紊乱，证实了中医的"证"具有物质基础，并首先提出"肾阳虚证"具有神经内分泌系统的"隐潜性变化"，进一步发现"肾阳虚证"不仅具有肾上腺皮质轴的功能紊乱，还具有下丘脑-垂体-甲状腺轴及下丘脑-垂体-性腺轴，乃至多靶腺轴的不同环节或不同程度的隐潜性变化。同时在对哮喘患者内分泌变化的临床研究中，发现哮喘患者即使无"肾虚"的临床表现，其肾上腺皮质也有类似"肾阳虚"的隐潜性变化，故其本质仍属"肾阳虚"范畴。而且用温阳片温补肾阳治疗哮喘患者，取得了明显疗效，并纠正其内分泌和免疫功能，以药测证，可认为其是"隐性肾阳虚"者。

隐症：杨毅玲提出隐症主要是指在一定致病因子作用下，在机体内部已出现明显病理改变，但无明显相应症状、体征，只有通过现代医学检查手段（包括各种仪器检查及血液排泄物、分泌物等物理和化学的检查）才能辨识的病证。隐症是相对于外候而言的，而外候基本上指传统认识的四诊方法（即望、闻、问、切等手段）所诊察出来的症状和体征。通过隐症与外候的结合进行辨证，较之传统的四诊辨证，应该更能反映疾病的客观和本质，是四诊诊法的延伸。

以上提出的"潜证""隐潜性证""隐症"，其内涵基本相同，指在临床上大量存在的，按照中医传统宏观辨证方法"无症可辨"的，而通过实验室微观检测可证实的一类病证或者状态。

（二）"微观辨证"的优越性

"微观辨证"可以提高临床诊断的准确率，并正确地指导临床治疗。内镜、X线、CT、超声波等影像学检查内容，可分别对脏腑色泽、形态、位置及体内积聚、痈疡、水液停聚等情况进行直接或间接探查，以弥补"由外揣内"之不足，为脏腑、气血病变提供更加可靠的辨证依据。中医对某些病轻而无临床症状可辨的疾病（如高血压、糖尿病、肾炎恢复期等）通过"微观辨证"，利用现代医学的一些检测手段，发现其潜在证候，可弥补以往中医对这些疾病的无症状情况下诊治的不足。

"微观辨证"的应用有助于中医证候的疗效评价体系的科学制定，以利于提高中医药疗效评价的客观性和科学性。"微观辨证"弥补了"宏观辨证"之不足。将实验室指标纳入中医辨证，实现"宏观辨证"和"微观辨证"相结合，可以提高中医诊断水平；探讨中医证候的病理基础，可以将现象与本质、功能与结构统一起来；揭示脏腑、气血的本质，探寻各种证候的微观指标，有利于中医诊断的客观化、规范化。例如，近年来，对血瘀证、脾虚证以及中风病证候的诊断标准的制定都是将微观指标纳入中医"证"诊断标准的尝试。

（三）"微观辨证"的局限性

"微观辨证"虽然可以在较深层次上认识和辨别"证"，但"微观辨证"无法脱离现代医学一些固有的局限性和机械性。因此，实行"微观辨证"不能简单用一些现代医学微观指标同中医的"证"画上等号。中医的"证"都有其明显的整体性，任何一个微观指标都难以全面阐释"证"的本质，只能从一个侧面说明部分问题。所以，实行"微观辨证"必须强调多指标合参、同步、动态观察，这样才能对各种"证"的认识更趋全面并使"微观辨证"研究不断深化。

（四）"微观辨证"是"宏观辨证"的深化和补充

传统的辨证过程是通过对四诊获取的信息进行分析，从而辨别证的方法，其重点是从整体把握人体的功能状态，是对"证"宏观层次的探索；随着科学技术的进步，对疾病认识的深化，许多医学科学工作者，借助现代科学技术和手段，对四诊内容进行了深化和扩展，即从人体的不同层次和水平（系统、器官、细胞、亚细胞、分子等）去阐明证候在结构、代谢、功能诸方面的物质基础，并寻找对证候具有诊断价值的微观指标，以期建立证候的诊断标准，这是对"证"微观层次的探索。由此可见，相对于依赖四诊以获得信息的"宏观辨证"而言，它便是"微观辨证"。"微观辨证"对于传统的"宏观辨证"起到了发展、补充和深化的作用。

宏观辨证和微观辨证相结合的模式，根据国内学者的探索，做如下设想。

第一，在肯定宏观辨证的证型、治则及方药之后，进一步根据证的微观改变及已知的药理研究成果，进行药理化选药。例如，冠心病证属血瘀痰阻者，治宜活血化瘀，以丹参、红花活血，瓜蒌、薤白化痰，并选用葛根扩张冠状动脉，草决明降低胆固醇，山楂强心通脉，苦参调节心律。又如，对于证属脾虚的患儿，在益气健脾时，选用麦芽、山楂以促进消化酶的分泌，选用润肠之品以增强胃肠蠕动。治疗黄疸时，在清热利湿的基础上，根据不同的病理背景选用利胆及护肝溶石的药物，等等。

第二，对于微观指标改变相同的患者，要以宏观辨证的证型作为参照和指导，以照顾个体差异，提高疗效。例如，用参芪注射液给冠心病患者注射，对于心气虚患者多能抑制血小板并能增加 cAMP 的含量，对心阴虚者则相反。由此可见，以宏观辨证作为指导，不仅避免了弃医存药的错误，而且有利于提高临床疗效。

第三，辨证组方与专病专方相结合。辨证论治是对临床经验的理论总结，而理论常常落后于经验。"单方一味，气死名医"的事实，表明在有效的单方与病证之间确实存在暂时不为人知的"默契"，也说明现有的中西医理论都未能穷尽对于疾病治疗机制的认识，重视专病专方的疗效，实际上丰富了宏观辨证的内涵。

第四，既辨西医的病，也辨中医的病。在以微观辨证作为补充时，宏观辨证无疑会吸收西医学所揭示的微观病理信息，即辨西医的病。与此同时，也要重视辨中医的病（如太阳病、阳明病、百合病、狐惑病等）。与西医的病有共识者，可以合二为一，不必忌讳，无共识者，完全应该自立门户，而不必苟同，以免囿于偏见，造成中医有证无病的错觉。

总之，中医辨证论治体系随着辨证方法的变化而发展。不少临床医家注意到，结合现代医学检测手段不仅拓宽和加深了传统四诊的视野，而且在某种程度上的确能提高中医的临床诊治水平。中医临床疗效的判断不仅只满足于整体症状和体征层次上的改善，还有待结合微观指征的变化，以提高中医临床疗效的客观显示度。从科学观和方法论的角度看，兼顾整体与局部、综合与分化、宏观和微观的统一，是自然科学发展的正确方向。通过病证结合、宏观与微观结合以寻求中医"证"的共性与个性指征；同时，结合中药方剂的特点从化学角度分析为多组分、作用于机体的靶点亦是多环节的复杂体系与中医"证"的相关性，建立以证候多维靶点为目标的中医辨证论治体系。

四、辨状态论治研究

《辞海》中"状态"一词的解释是："在科学技术中，状态指物质系统所处的状况，物质系统的状态由一组物理量来表征……在外界作用下，物质系统的状态随着时间而变化。"说明了两点：一是状态是某一时间物质系统的状况，会随时变化；二是状态可由一定的量的指标来表征。

状态辨治能高度概括生命过程，人从出生、生长、到死亡一直都处于不同的动态变化形态，只有"状态"能高度概括整个生命过程。人体是一个开放的系统，在其生命活动的全过程中，不断地与外界进行着物质、能量及信息的交换。同时，在机体内部也不间断地对信息、能量、物质做着自我调控的处理。状态指在人体生命过程中脏腑、经络、气血做出与内外因素作用相适应的调整，从而形成的生命态，是对生命时序连续过程的概括，所以想要理解这个过程，其必须是包含一个动态的包容过程。状态具有包容性，客观与主观、事实与理论、现象与本质、哲学与医学、表象与思辨可同时存在。李灿东等指出状态辨识的内涵应该包括以下几个方面：①状态识别是整体功能的评价；②状态辨识是体用结合的评价；③状态辨识是时空统一的判断；④状态辨识的对象是个体人；⑤状态辨识应考虑轻重缓急；⑥状态辨识是生理病理的结合。中医"状态辨治"的优点为既宏观又微观、既整体又个性、既动态又稳定、既定性又定量、既复杂又简单。

状态辨治可促进治疗方案选择的优化。医生的使命不仅是为人类解除痛苦，同时也应该是保健的提供者，更应该是一个良好的决策者，应为患者选择成本最低、最有效的治疗方案和健康方案。

目前在医学上对状态识别的主要应用仍然是治疗，治疗后有效是硬道理，疗效是中医的生命线。现阶段提高中医辨治水平的突破点，在于实现传统中医以定性为主的辨证论治向量化的状态识别和干预转化。中医不传之秘在量，需要在定性的基础上提出定量的分析和依据，定量是定性的深化和精确化，状态辨治也不例外。

而这个转化过程所需的思想应该是形象思维。钱学森曾说，形象思维是 21 世纪科学的突破口。人体所处环境综合表现出来的状态在中医看来是一个"象"的呈现。经过反复征询、逐步修正，使模糊的定性到清晰的定量，确定与状态相关的因素、症状和体征，并给予分级的赋权值处理。状态辨治就是一个以形象思维为主的辨治过程，经过形象思维力求达到从定位到定性的逐步精准治疗。

在治疗上，状态辨治能够概括各个方面，是综合考虑后的治疗方法。不拘泥于西医或者中医的单纯性治疗，而是结合中医和西医的视野，扬长避短，开拓思维，选择一种最优化的治疗方法，即不会贻误病情，更不会加重疾病的症状。给患者最优的选择，以便及时减缓甚至消除痛苦，提高生活质量，延长生存时间。通过状态分析与处理，不仅使中医学辨证施治具有了不可替代性，而且也使中西医学辨病与辨证相结合，在克服中医"无证可辨"与西医"无病可识"之不足的基础上，能够非常显著地提高中西医药的临床疗效。如此，便能选择最佳诊疗方案。可以根据患者的现在所处的状态，推测疾病的变化，及时截断病情的恶化发展，也具有未病防治的先见。未病先防，既病早治，防患于未然，这是《内经》中论治的一条重要原则，称之为"治未病"。历来，"治未病"既是中医药的一大优势，亦是现在和未来继续指导大众健康的一大宗旨。

状态辨治的内容包括了人的身体、心理、生活质量、社会功能和相应的社会实践能力。比如，近年来随着癌症患者的逐年增多，大量的社会资源被用于抗肿瘤治疗，大部分医生及患者注重单纯的生理治疗而忽视了癌症患者的心理治疗。但是在中医看来，根据望、闻、问、切四诊诊察合参，不仅能够及时掌握患者的身体状态，而且可以了解患者的心理状态，并且在处方时也给予相应的干预，常可以及时减轻患者的痛苦，减缓病情的恶化程度，很多时候还能使患者带肿瘤生存。这一点正体现了状态辨治的优势所在。

当下医学中存在许多瓶颈，这是医学发展的一个契机。状态辨治的理论在新的历史条件下，顺应时代潮流应运而生，既保持了传统的优势特点，又吸收了西医学的检测手段以及互联网的人工智能、大数据分析技术，乃至整个现代科学的新知识、新技术和新方法。由此可见，状态辨治思想是来源于中西医学又高于中西医学的新的医学思想理论体系。

状态辨治理论主要用于指导临床实践，临床实践的有效与可靠性，验证了理论的真理性。换言之，理论与实践是相互升华的。

为了更加直观形象地理解"状态辨治"，可以用"种子长成花草"作形象比喻。"种子"就是整个细胞，"土壤"就是人体的生存环境，"花草"就是结果。人只是世间万物中的渺小个体，与其他的生物都一样，活着除需有机体以外，还需要维持状态的稳定性，这就必须有赖以生存的环境。

种子，即用来比喻人体细胞，它具有与生俱来的对某些疾病的易感性。在这一层面上，虽然人们对分子细胞水平的认识越来越深入，但是人为干预的作用不大，因为现在大量研究表明，在危害人类健康的疾病中，医药以外的因素占85%，而个人的生活方式、行为习惯等则占据85%中的60%。可见，不良生活（行为）方式是疾病发生的重要因素，即"土壤"的保持才是最重要的。土壤，为人体细胞以外的内环境和外环境，是机体处在存活状态下的最重要作用因素。土壤的状态不同，结果也会呈现出不一样，或是长出"花朵"或是长出"毒草"，都取决于机体的"土壤"，因此说状态调整过程即是改造土壤的过程。人体生存的环境总体来说更为复杂，除了生理环境，还包括人际关系和社会氛围等，所以"土壤改造"的过程也更加具有挑战性。

状态是动态的、立体的、多维的，不仅可以从中解读出过去的可能生活方式，还能从中诊断当下的疾病，以及预测机体未来转愈的方向。提升至整个生命的高度，状态辨治还有养生预防的重大意义。

状态辨治可以贯穿于从出生、成长到死亡的整个生命过程，在某种意义上可以说，即如何让一个新生命更好地诞生在这个世界上，到对生命的变化及时做出调整、保障健康，最后甚至到怎样能够让人更好地告别这个世界。从这个高度来说，状态辨治应该逐渐成为中医乃至整个医学界的辨治主流。

五、数字化辨证研究及应用

中医临证辨治模式是我们在实践和应用中医诊治疾病过程中所用的方法，临证模式的选择在治疗过程中起着非常重要的作用，它直接影响着临床疗效。在信息日益普遍化的今天，大数据已经影响着我们生活的诸多方面，包括中医学，如何在旧有的中医临证辨治模式的基础上，应用信息化技术，将古今中医临证辨治信息进行大数据处理做出最佳的中医临证治疗新模式，以提高临床疗效值得研究探讨。

（一）传统中医临证辨治模式梳理

1. 辨证论治

"辨证论治"一词最早由任应秋教授在 1955 年提出并系统阐述，开始提出的词是"辨证施治"，后改为辨证论治。其中"辨证施治"的提法追溯源流为明代周之干（字慎斋），他首次系统阐释了辨证施治的机制和临床应用原则。目前，辨证论治强调望、闻、问、切四诊收集的资料、症状和体征，结合病因、病性、病位总结归纳为某种类型的证，并对该证采取相应的治疗方法。在治疗思路上沿着"症-证-法-方"的临床路径进行治疗，注重患者当前的症状和体征。当今中医药院校所用教材均为辨证论治体系，其中脏腑辨证、八纲辨证为其最突出的辨治工具。

2. 辨病论治

古代辨病论治地位较高，最早如《金匮要略》中每章节题目均为"辨……病脉证并治"，先明确是何病以确定整体治疗方向。再如，明代龚廷贤在《万病回春》中"主病脉证""诸病主药"等篇，很直接指出某种疾病的主要脉象和治疗选择的药物。辨病论治主要强调对疾病整体病理特征的把握，故有"病-药（方）"的临床路径治疗。但是，目前辨病论治所强调的病大多是指西医病名，弱化了这种某病选某药的功能，故提出新的具有中医特色的新的病证结合辨治模式尤为重要。

3. 辨脉论治

朱丹溪《脉因证治》中突出脉诊在疾病诊疗过程中的重要性，并将脉象作为辨治的主要参考，并综合病因、证候进行论治。后世如赵绍琴《文魁脉学》中将脉象分为表、里、虚、实、寒、热、气、血诊脉八纲，经浮、中、按、沉四部以定标本虚实，寸、关、尺以定脏腑，每一种脉象确定一种病机，以指导临床治疗。赵绍琴父亲赵文魁是清末太医院院判，其诊疗特色明显带有宫廷御医重视脉诊的特点，在治疗思路上沿着"脉-机-法-药"的路径进行临床诊疗，强化了脉诊在疾病诊疗中的地位。

4. 辨"五运六气"论治

依据"五运六气"学说进行中医辨治的医家首推清代黄元御，其对《内经》《伤寒论》《金匮要略》等经典著作进行了运气学说解读，在《四圣心源》中应用运气学说对疾病的发生、发展进行了系统的阐述，主要突出五脏六腑气机的升降浮沉在疾病演变过程中的应用。临床沿着"病/症-运气分析-气机-方药"路径进行诊治。

5. 辨体论治

体质学说在古代文献中有散在记载，最早应为《灵枢·卫气失常》，其曰："膏者，多气而皮纵缓，故能纵腹垂腴。肉者，身体容大。"后如《金匮要略·血痹虚劳病脉证并治》曰"夫尊荣人，骨弱肌肤盛"，很形象地描述了富贵之人体胖里虚的特征。元代朱丹溪提出的"肥痰瘦火"论可谓是将体质辨证应用于临床的第一人。当代将体质辨证系统化并建立学科的是王琦教授，其将人的体质分为 9 种类型，并给予相应的主方进行治疗。当代如黄煌教授"药证"学说，强调一种药对应一种体质，如麻黄体质为肌肉健硕、皮肤致密、身健体强的人，可以说是对体质学说的有效补充。此种辨治思路多沿着"人–质–方/药"的临床思路进行诊疗。

6. 辨因论治和辨症论治

辨因论治强调的是对病因的治疗尤为突出，如明代秦景明《症因并治》和朱丹溪《脉因证治》等同是在辨治过程中把病因提到了比较重要的位置，每一种疾病一般都具有明确的病因，对病因的治疗是在整个疾病治疗过程最开始的治疗。"辨症论治"是"辨证论治"的前提，强调对主症对应的相应证候进行对应性治疗，往往能收到事半功倍的效果，如胡希恕、刘渡舟等伤寒大家在中医临证过程中都强调抓主症。

以上是中医学中较为优秀的临证辨治模式，就其方法而言，每一种辨治方法都有其独特的临证优势，同时又有所不足，只有将多种辨治方法进行整合，才是提高中医临床疗效的方法，如仝小林等探讨了辨证、辨因、辨症、辨病等多种辨治方法的综合应用，在临床上取得了较好的疗效。

(二) 大数据时代下的中医临证辨治模式探讨

大数据，或称巨量资料，指的是只有需要新处理模式才能具有更强的决策力、洞察发现力和流程优化能力的海量、高增长率和多样化的信息资产，摒弃以往随机抽样的方法，而是对整体数据进行处理，其具有大量 (volume)、高速 (velocity)、多样 (variety)、价值 (value) 等 4V 特点。

1. 古今名医辨治数据库的建立

20 世纪 90 年代，有人依托名老中医的临床经验建立了网络诊疗系统，但是这种诊疗系统结构单一，软件后台运行算法简单，经验仅限于某一位名老中医，临床操作起来有相当大的局限性。如何将古今诸多中医名家的临证经验进行综合性的归类和统一显得尤为重要。

在大数据理论的指导下，依据历史朝代的名医姓氏为排序方案，以本文第一部分所述的传统中医辨治模式为纲进行分类。并且借鉴《中医临床诊疗术语国家标准》对古代中医书籍中的症状、证候、病名等进行规范化和标准化，为建立整体数据库做好前期准备。

就历史时期而言可以分为三个时期，即古代 (包括秦汉、晋唐、宋金元、明、清中叶)、近现代 (包括清末、民国)、当代 (新中国成立后至今)。古代和近现代的部分为固态数据库，一般不会再发生变化，当代部分由于医学的进步和中医研究的进展，必须借鉴云数据库的特点，建立开放的数据库系统，以便将最新最有效的临床验证或者研究进展加入其中，实现数据库的开放式的优化。所以，保持数据库的动态性和可扩展性是一个非常重要的环节，这是大数据环境下的数据库特征，为大规模数据处理提供坚实的前提。

简单举一例证：如清代吴鞠通，创立了三焦辨证体系，属于典型的辨证论治，结合其著作对其诊疗思路进行梳理，如三焦的具体分类依据及细化，包括症状和体征的变化特征，要从上焦发展至下焦进行细化，严格按照"症-证-法-方"的思路进行建库，如从银翘散进展到三甲复脉汤的证候变化特征必须体现出来。

总之，按以上传统中医辨治模式对古今医家进行分类，然后对各个医家的临证辨治思路和用药特色进行电子化、结构化梳理，并进行数据录入，构建古今中医临床医家诊疗数据库。

2. 大数据背景下中医辨治模式的改变

依托动态和可延展的数据库，对数据的检索和优化提出了更高的要求，这就需要借鉴大数据的"流式运算"模式通过对数据流实时性回馈验证，提取重复率最高的数据源进行排序；对重复率低的信息作为易失性数据进行剔除；在数据节点处进行主动推送和被动拉取等方式进行数据处理，得出最优方案并进行排序。通过适合的数据处理平台（如 Hadoop 数据处理平台等），对数据处理和检索进一步优化。

具体地可以在应用端口输入患者病名、症状和体征信息后，通过前面大数据的流式运算对诊疗信息进行运算，如对"头痛-寒性"方药进行大数据化处理，对既往名医对该型"头痛"的决策方案进行对比和遴选，甄别出重复使用率最高的方剂或者药物，对重复使用率较低的方药信息进行剔除，这就实现了数据的主动推送检索；对初步检索结果进行回馈性验证，对重复次数较多且证候吻合率较高的方药保留，对重复率低且证候吻合率较低的方药进行剔除，实现数据的被动拉取。借助 Hadoop 数据处理平台对古今医家的辨治方案进行进一步优化和遴选，模拟出上千位古今名医对同一患者进行会诊的模式，通过对既往名医的诊疗过程进行梳理，提取重复率最高的诊疗方案并进行排序，选择出前三位，由医者进行甄别和遴选，整理出最优治疗方案。最后医者对多种辨治模式进行比较、识别，做出临证判断。这样既可以借鉴古今名医的临床辨治经验，又可以很好地避免电脑处理数据过程中的死板和僵化，医者仍然掌握主导选择地位，数据处理和检索只是工具。

大数据的中医辨治模式首先是借助信息化技术在大数据时代背景下运用数据处理和检索功能对古代中医名家的经验进行一个系统和针对性的总结，并且可以整合以上传统的单一中医临证辨治模式的优点。其次，医者再整合分析信息系统所检索归类的结果，进行权衡和判断，选择最适合患者的中医诊疗方案。当然，这一步的实现就要以术语标准化、诊疗对应体系等一系列的数据化来处理。相信在不久的将来，中医药事业借助信息化技术，特别是在大数据背景下将有更好的发展前景。

第五节　中医常见疾病证候分布规律研究

一、中医常见疾病证候分布规律研究的方法和内容

中医虽然历史悠久，但对中医证候的研究从 20 世纪 50 年代中期才开始，直到 80 年代才展开中医证候规范化的研究工作。在中医学理论中，辨证论治是最显著的特点

之一，证候则是辨证论治的核心。证候是通过望、闻、问、切四诊所获知的在疾病过程中表现在整体层次上的机体反应状态及其运动、变化的规律，是从时间和空间两个方面反映疾病的过程及其相互依存和联系的复杂关系。

近年来，随着循证医学、统计学、流行病学、信息学、模糊数学等诸多学科知识的不断交融渗透，用于中医常见疾病证候分布规律研究的方法日益增多，然而寻找到能完全适应中医证候复杂性特点的方法尚有难度。目前，常用的中医的证候分布规律研究的方法主要有以下几个方面。

（一）中医证候的定性研究

定量研究最关心的是如何最客观地拿到这个数据，而定性研究更多关注的是这个病的原因，是社会环境还是自然环境，医院医疗人为因素还是患者自身疾病发展因素及相关无法量化的方方面面。定性研究能够提供对医疗过程和结果最基本的理解。

定性研究发展到现在出现过许多理论，其中扎根理论的建立和发展最为经典，由Glaser 和 Strauss 于 1967 年提出，它通过收集和分析资料，自下而上进行归纳，建立理论模型。现今，计算机软件的运用已经大大提高了定性研究过程中资料收集、储存、检索和分析的效率。定性研究在目前的医疗卫生研究领域里主要有三种常用方法：观察研究、访谈研究、实物资料研究。

观察法被认为是定性研究方法体系中最原始的方法，它能够提供最直接的一手资料。访谈法指研究者通过有目的地询问被访者并与其交谈获得资料的方法。该方法在医学研究领域中最为常用。实物资料法是对从各种渠道获得既成的资料与信息进行研究的一种方法。此外，还有焦点组访谈法、德尔菲法、群体决策法、共识法及案例研究法，等等。

定性研究在研究过程中习惯将多种方法综合使用。目前定性资料的分析方法常用的有：类属分析、情景分析、概念分析、惯用语分析、话语分析和叙述分析等。定性研究过程实际上是一个循环往复的非线性的动态过程，其操作过程主要包括五个部分：确定研究问题、进入研究现场、收集资料、分析资料、撰写研究报告。

（二）数据挖掘技术

定量研究方法是运用数学工具和统计学方法收集、处理研究资料的。它能够客观、准确地描述中医药研究的现象与规律，可以最大程度地发挥数据的效能来对中医药进行研究。定量研究通过引用一定的数学方法，来变换和判断研究对象诸因素间的关联和因果关系，最后用数值（如 P 值）来表示分析研究的结果，这的确使几十年来的医学研究取得了许多成效。但是医学研究的复杂性仅仅靠数字或是数据是有很大局限性的。

数据挖掘（datamining）是指从数据库中提取隐含在其中的、人们事先未知的、潜在的有用的信息和知识。数据挖掘产生于 20 世纪 80 年代后期，90 年代以后有了突飞猛进的发展。它是一个多学科交叉研究领域，融合了数据库、人工智能、统计学、模式识别、可视化技术、并行计算等多领域知识。

由于中医学具有系统性、模糊性、复杂性、多变性及隐匿性等特点，这就决定了中医证候方法学的研究需要多学科的交叉渗透。而数据挖掘技术擅于从海量的数据库中发现有意义的隐含的知识，预测未来趋势及行为，这就使得数据挖掘技术在分析中医证候的研究中被广泛应用。目前中医常见疾病证候分布规律研究中常用的数据挖掘技术主要有以下几种。

1. 关联规则

关联规则是数据挖掘中最活跃的研究方法之一。在数据库的数据挖掘中，关联规则就是描述在一个事物中物品之间同时出现的规律的知识模式。关联分析的目的是找出多维数据中隐藏的关联规则，挖掘症状与症状、病机与症状之间的关联关系，以发现症状的相关规律。关联规则有如下优点：可以产生清晰有用的结果；支持间接数据挖掘；可以处理较长的数据；计算的消耗量可以预见。但在中医证候的研究中，由于最小支持度和置信度的设定是由专家设定的，这就不可避免地加入了研究者的主观性。

2. 粗糙集理论

粗糙集理论是波兰数学家 Z. Paklak 在 1982 年提出的一种分析处理数据的数学理论，该理论是一种处理不确定、不完整、不精确问题的新的数学工具。其最大优点在于不需要问题所需处理数据之外的任何先验信息，且算法易于实现。将粗糙集理论引入到中医学中来，将为实现中医诊断智能化提供一种方法。

3. 聚类分析

聚类分析是把整个数据分成不同的组，并使组与组之间的差距尽可能大，组内数据的差距尽可能小。聚类分析在证候研究中的优点在于类别不是人为划定的，可以结合中医特定理论选取代表性指标以简化证候标准，但是，由于中医证候的复杂性，可能目前的聚类分析还不能从多维、多层次角度来全面分析数据中真正的复杂结构。

4. 贝叶斯网络

贝叶斯网络是 1981 年由 R. Howard 和 J. Matheson 提出来的用于不确定性推理，带有概率注释的有向无环图模型，它可以把概率推理和网络结构有效地结合起来，用概率测度的权重表达多个变量间的时序关系、相关关系或因果关系等多种依赖关系。贝叶斯网络的网络结构由代表变量的节点及连接这些节点的箭头构成，其推理过程与中医辨证思维相似。

5. 集对分析

集对分析是一种用联系数 a+bi+cj 统一处理由于模糊、随机、中介和信息不完全所致的不确定性信息的系统理论和方法。集对分析理论用于中医数据挖掘的优势在于其把不确定性与确定性作为一个系统来加以研究，但是，其对于不确定的描述只是在系统层次上，对于相对精细的问题则束手无策了。

6. 决策树

决策树算法是目前应用最广泛的归纳推理算法之一，是一种逼近离散值函数的方法，通常用来形成分类器和预测模。决策树的主要优点是描述简单、分类速度快，特别适合大规模的数据处理，该方法比神经网络更快、更易于理解。其主要缺陷是，数据类型是不连续的或者必须归为某类，这样可能会导致有重要意义的数据点被删除。

7. 人工神经网络

人工神经网络以神经元为基本运算单位，通过模拟生物的神经网络结构和功能，实现对各种信息的有效处理。它具有很强的自我组织性、鲁棒性和容错性，因此在医学数据挖掘中得到了广泛的应用。神经元网络对于复杂情况仍能得到精确的预测结果，而且可以处理类别和连续变量。但神经元网络最大的缺点是它的不透明性，不适合处理高维变量。

8. 熵聚堆

熵聚堆方法是信息论中熵方法和熵语言在非线性相关模式识别领域的具体应用，该方法遵照数据的内在联系，对变量的分布类型没有任何特殊要求，不对数据做刚性先行分割，依据数据内在关联进行自主聚类，可以无监督地处理多变量、多层次上的复杂数据，对提取中医证的相关症状并分析症状之间的非线性相关关系具有重要的应用价值。

(三) 统计学分析方法

1. Logistic 回归

Logistic 回归属于概率型非线性回归，其原理是利用回归系数绝对值的大小来判断各自变量对发病影响的重要性。研究者通常是通过临床流行病学的方法收集患者的资料，并根据辨证论治理论对患者进行辨证，然后采用判别分析和回归分析建立症状与证之间的判别函数，达到筛选和确定证候相关症状的目的。

2. 主成分分析与因子分析

有学者试图用主成分分析法和因子分析法找出辨证的主要症状因子，并进行证型分布研究。主成分分析和因子分析都是把多个相关的原始变量转换成少数几个独立的变量，但它们的出发点不同：主成分分析是寻找出反映多个变量的独立综合指标，因子分析是寻求出解释多个指标的独立的公因子，若初始公因子难以合理解释，可进一步进行因子旋转求得合理解释。

3. 结构方程

结构方程模型是一种运用统计中的假设检验对有关现象的内在结构理论进行分析的一种统计方法。它有效整合了统计学的两大主流技术——因素分析与路径分析。

4. 隐结构模型

中医辨证理论讲述的是证候与症状之间的关系。例如，关于肾阴虚，诸如腰膝酸痛、舌红少苔、脉细数的症状是可以通过望、闻、问、切而直接观察到的，是显变量。而诸如肾阴虚、阴虚内热是没有办法对它们进行直接观察，是隐变量。隐变量与隐变量之间及隐变量与显变量之间的关系构成了一个隐结构。中医辨证理论所描述的是一个把各式各样的症状联系起来的隐结构。

（四）中医证候与分子生物学

随着现代医学和分子生物学的迅猛发展，越来越多的学者开始从基因组、蛋白质组、代谢组等层面研究中医证候学。

综上可以看出，中医证候分布的研究方法众多，在证候研究领域的应用也凸显成效。但是，面对中医证候高维多阶的复杂性特点，每种方法都存在着这样或者那样的不足。这就需要我们根据研究的需要，联合应用多种分析方法，对其进行进一步的改进，以便用更科学的理论来解释中医，使中医更具说服力。

二、中医常见疾病证候分布规律研究的现状及展望

证候是中医学的重要理论，指导着中医对疾病发生、发展及其表现的认识，是认识疾病和辨证论治的主要依据。近年来，中医证候分布规律研究一直是中医基础研究的重要组成部分，也是国家自然科学基金委员会中医药学科重点资助的方向。

（一）中医证候概念的再探讨

在我们祖国医学的伟大宝库《内经》中，即有关于"证"的论述。《素问·至真要大论》曰："气有高下，病有远近，证有中外，治有轻重。"此处"证"即指症状，《内经》中提及"证"也仅此一处，其余均用"病""病形""能"指代症状。《难经·十六难》中指出"是其病，有内外证"，"证"也是指症状。然而，在中医辨证论治的经典著作《伤寒论》中，证又存在着两种解释，如"观其脉证，知犯何逆，随证治之"。前者是指症状，而后者是指的结论。晋代葛洪《肘后备急方》最早记了"证候"一词，见于"诸病证候"的论述中，后世医家和学者也都从不同的角度对证候做出了不同的论述。郭蕾提出证候是一个非线性的"内实外虚""动态时空"和"多维界面"的复杂巨系统，包括"证"与"候"两个方面。证是指对疾病所处一定阶段的病机概括，或非疾病机体的一定阶段的机体状态的概括；候是指这种病机或状态可被观察到的外在表现，概括说来，中医"证"是一个综合概念，是对疾病某个阶段的病因、病位及病理性质的反映，并随着机体的功能改变而呈动态变化。近年来，许多学者结合现代科学研究的最新成果，运用现代科学语言对证候的概念进行了表述。王忠认为，中医证本质极为复杂，是一种多基因参与和调控的，具有时空性、系统性及层次性的临床症候群。申维玺教授通过研究发现，在很多证候状态下一些细胞因子的生物活性相对或绝对升高，提示证的本质可能是机体在不同致病因素反复和持续作用下，体内某些靶组织细胞内的基因表达调控失常而产生的一类具有特殊生物活性的细胞因子，即蛋白质和多肽分子，从而认为中医证候的确切概念应该是一类细胞因子网络紊乱的基本病理过程和临床综合征。

（二）中医证候分布规律的现代研究现状与展望

中医辨证的关键在于从不同的疾病或同一疾病的不同病理阶段找出共同的病理环节，寻找证候的物质基础和发生机制。近四十多年来，许多学者从四诊、八纲、生理

学等多方面对中医证候进行了大量的研究，其中，针对证本质的研究主要是从异病同证、同病异证入手，探讨了五脏之证、气血之证、阴阳寒热虚实等证的本质，为证候诊断指标的确立提供了一定的理论和实验依据，取得了可喜的成就。

针对肾脏本质的研究，上海医科大学（现名复旦大学上海医学院）主要从异病（哮喘、功能性子宫出血等）同证（肾阳虚证）入手，寻找肾阳虚证的物质基础或机制，结果认为是下丘脑-垂体-靶腺轴功能的异常，将肾阳虚证发病环节定位在下丘脑；进一步从健脾、补肾、化瘀药对免疫的调节异同方面进行研究，旨在从证效这一侧面研究脾虚证、肾虚证、血瘀证在免疫学变化上的异同。湖南医科大学（现名中南大学湘雅医学院）主要从肝病五证（即肝郁脾虚、肝阳上亢、肝风内动、肝火上炎、肝血虚证）方面进行了本质的研究，确立了该五证的诊断标准、在疾病中的分配规律、相关的实验指标等。此外，实验研究表明，证与机体自主神经功能紊乱、激素分泌功能失调、免疫功能紊乱及环磷酸腺苷（cAMP）、环磷酸鸟苷（cGMP）等实验室指标有关。

然而，现有的实验指标及单系统、单层次的研究已经难以全面揭示证候的科学内涵。实践证明，证候的微观指标特异性较弱，很难找到针对某种证候的特异性指标。如有关热证寒证的研究，仍然只停留在原有的一些有关反映机体自主神经功能、内分泌水平及能量代谢水平等的研究上，指标的特异性差、客观性不强及各观察者之间研究结果不一致等问题的出现，导致有关寒热证的现代研究至今尚未取得突破性进展。此外，以脾虚证为例，研究大多数仍停留在中系统、单层次地寻找脾虚证患者的特异性指标上，在所采用的上百个指标中，特异性相对较高的仅有酸刺激后唾液淀粉酶活性下降和木糖吸收率下降两个，此两指标被列入 1986 年中国中西医结合学会虚证与老年医学专业委员会修订的脾虚证诊断参考标准。但这两项指标仍然具有特异性不强的特点。随着研究的广泛深入发展，某些指标的特异性逐渐被否定，许多观察指标实验重复性差。于慎中认为很多与对照组具有显著性差异的指标，实际上存在较多的假阴性和假阳性的个例，缺乏实用价值。另外，他还认为之所以寻找单一特异性指标的问题一直困扰着研究者。一方面是因为证本身作为一个综合征，是个体对内外动因所做的整合后的反应状态，具有复杂性、模糊性、多样性和变化性，希冀用某一微观指标揭示其复杂的变化，还原为一种因素或病理变化是不可能的；另一方面表现为中医每一脏腑的生理功能，常常涵盖了现代解剖生理学中的许多脏器，每一个脏腑的证候必然会涉及多个生理功能或病理改变，某一证不会只有某一项指标的异常，某一项指标异常也不可能只反映某一证的特点，因此有必要在研究思路上有所创新，突破现有的模式，从多系统、多层次、多角度、多指标等方面，结合现代科学与医学从整体、细胞、分子水平探讨中医证的本质。

当今，分子生物学作为现代生命科学的前沿学科为证的研究提供了有利条件，后基因组时代的到来为中医证本质的研究提供了新的研究思路和技术平台。张昱提出了后基因组时代中医药研究的几点思路，其中与证候相关的有：①证候与基因组的相关性研究；②证候与蛋白质组的研究；③中医辨证论治的个体化治疗模式与疾病基因多态性关系的研究。

　　如何借鉴和引入这些新观点和新技术已成为当前中医证候现代研究的重点和热点。基因组学研究表明，人体健康状况或疾病状态作为表型，直接或间接地与基因有关，通过体外观察到的症状和体征变化是基因及其所在转录和翻译水平作用的综合过程，证候不一，其基因表达谱也不一样。另外，从基因水平探讨证候的本质，可以忽略具体器官、组织的解剖定位，更符合中医学整体观的基本特点。因此，从基因表达的功能特性，尤其是带有广泛生物学属性的基因表达和调控研究作为突破口来研究证候的本质，可能会找到证候发生机制研究的切入点。

　　近年来，利用基因芯片等新技术，从 mRNA（cDNA）水平上阐明基因的功能及活动规律取得了较大的进展。在基因与证本质的相关性研究过程中，很多学者选择某一种疾病或某一类疾病作为研究对象，按照中医证候诊断标准进行证候分型，探讨各种证型的基因表达情况。王洪琦教授进行了不同恶性肿瘤 HSP70 基因表达与中医热证关系的研究，结果表明，HSP70 基因在多种恶性肿瘤（如肺癌、大肠癌、胃癌等）组织中呈高表达，其表达水平与机体处于不同的证候状态有关，以热证组表达为明显，具有证候的特异性。

　　继基因、基因组学之后，人们又认识到 mRNA 水平并不能完全代表蛋白质的水平状况，某些基因相同的 mRNA 翻译成蛋白质的量有高达几十倍的变化差异；再者在基因转录翻译成蛋白质的过程中存在着剪切、加工修饰、构象变化和转运定位等蛋白特有的活动规律，因此仅从基因组 mRNA 表达水平研究尚不能完全揭示人类疾病的本质及生命活动规律。已知生物功能的主要体现者或执行者是蛋白质，任何基因、基因组都只有在表达蛋白质的前提下才能表现出生命现象，也就是说蛋白质的表达水平、存在方式及相互作用等直接与生物功能有关。蛋白质组是由基因组表达的全部蛋白质构成的整体。通过对蛋白质组的研究，可获得无法单独从基因水平上获得的信息，如基因预测产物是否与实际表达产物一致、基因产物的浓度及翻译后修饰情况如何等。因此，可以说，蛋白质组研究能独立于基因组的研究而进行，并且是对基因组研究的一种完善和补充。另外，中医证候具有明显的群体性和动态观，而蛋白质组又是对不同时间和空间发挥功能的特定蛋白质群体进行研究，能够从整体水平反应蛋白质表达的动态演变过程，与中医辨证论治的认识论和方法论具有极大的相似性。

　　目前，人们已经认识到，证候是一个十分复杂的生命现象，只有及时运用整个自然科学最前沿的新技术、新方法进行中医证候分布规律的现代研究，才有可能取得划时代的成果，即证候分布规律研究不仅要与生命科学接轨，更要与整个自然科学（如数学、物理、化学、信息学等）接轨。运用基因组学、蛋白质组学这一现代最新技术探讨中医证候的内涵将可望获得实质性突破，为中医证候分布规律的现代研究开辟崭新的研究领域。

三、中医常见疾病证候分布规律研究示例

　　慢性萎缩性胃炎（chronic atrophic gastritis，CAG）是以胃黏膜上皮和腺体萎缩、黏膜

变薄、黏膜肌层增厚及伴有肠上皮化生、不典型增生为特征的常见慢性消化系统疾病。在中医学里，本病属"胃脘痛""痞满""胃痞""嘈杂"等范畴，病位在胃，病因以饮食失调、七情失和、劳倦过度、先天禀赋不足、外邪犯胃等多见。近几十年来，借助现代检查手段和方法，中医对本病的认识不断深入，但因 CAG 病机较为复杂，临床辨证分型至今尚未完全统一，为本病的辨证施治规范化带来诸多不利。因此，慢性萎缩性胃炎的病机分析及证候分布规律研究具有非常重要的意义。本文对近 10 年来以中医药为主治疗慢性萎缩性胃炎的文献进行整理，综合运用归纳、比较、分析等方法，结合中医理论，分析了现代中医关于本病的病机及证候分布规律，为今后该病中医临床和科研提供了新的研究思路。

（一）资料与方法

1. 资料来源

中国国家知识基础设施（中国知网，CNKI）文献数据库、重庆维普咨讯中文期刊数据库收录的发表时间在 2000 年 1 月至 2010 年 1 月之间的文献。采用计算机检索与人工筛选相结合，剔除不合格文献。

2. 纳入标准

中医常见疾病证候分布规律研究的纳入标准如下：①文章研究对象为明确的 CAG 的中医临床诊治；②观察病例成组设计，病例数不少于 20 例。

3. 排除标准

中医常见疾病证候分布规律研究的排除标准如下：①不符合诊断标准和纳入标准者；②综述文献；③动物实验及病理研究等基础文献；④采用中成药治疗而无具体药物或无临床病例者；⑤个案分析；⑥以中医针灸为主要治法者。

4. 资料处理及统计学方法

①证候规范：以全国科学技术名词审定委员会公布的《中医药学名词》为依据，对文献中辨证分型的名称进行规范，另以《中医诊断学》《中医证候规范》《中医证候鉴别诊断学》等内容进行补充；②症状名称规范：以《中医诊断学》《中医药学名词》《中医症状鉴别诊断学》为依据对文献中各类症状名称进行规范。③统计分析：对符合标准的文献进行中医病机、症状、辨证归纳，并采用频数统计方法，运用 SPSS12.0 软件进行数据统计分析。

（二）结果

1. 病机分析

本研究共收集符合条件的文献 122 篇，文献中病例数共 731 例，涉及的主要病机经归纳共分为六类：脾胃虚弱、肝郁、湿热、阴虚、血瘀和其他。统计结果见表 3。

表3　CAG患者病机分析

病机	频次	累积频次	频率（%）	累积频率（%）
脾胃虚弱	2360	2360	32.25	32.25
肝郁	1756	4116	24.00	56.25
湿热	1479	5595	20.22	76.47
阴虚	881	6476	12.04	88.51
血瘀	545	7021	7.44	95.95
其他	296	7317	4.05	100.00

从表3可以看出，在所有病机中脾胃虚弱所占比例最大，为32.25%，说明现代医家多认为脾胃虚弱是CAG发生的最根本原因，也说明本虚标实是CAG的基本病机；其次为肝郁和湿热，分别为24.00%和20.22%，两者是构成标实的主要因素；阴虚与血瘀分别占12.04%和7.44%。

2. 常见症状分析

对所收集病例主要症状的频次进行统计分析，结果见表4。

表4　主要症状出现频率分析

症状	频次	累积频次	频率（%）	累积频率（%）
胃脘隐痛	2446	2446	9.97	9.97
大便稀或溏	2104	4550	8.58	18.55
胃脘胀满	2033	6583	8.29	26.84
胃脘灼痛	2007	8590	8.18	35.02
胃脘胀痛	1974	10 564	8.05	43.07
胸胁胀痛	1881	12 445	7.67	50.74
食欲减退	1774	14 219	7.23	57.97
胃脘刺痛	1503	15 722	6.13	64.10
泛酸	1440	17 162	5.87	69.97
恶心呕吐	1300	18 462	5.31	75.28
神疲乏力	1254	19 716	5.11	80.39
食后腹胀	1023	20 739	4.17	84.56
口苦	907	21 646	3.70	88.26

（续表）

症状	频次	累积频次	频率（%）	累积频率（%）
嘈杂	895	22 541	3.65	91.91
呃逆嗳气	835	23 376	3.40	95.31
四肢倦怠	607	23 983	2.48	97.79
口干	541	24 524	2.21	100%

在所收集的病例中，各症状的出现频次在 2000 次以上的为：胃脘隐痛、大便稀或溏、胃脘胀满、胃脘灼痛；出现频次在 1000～2000 次的为：胃脘胀痛、胸胁胀痛、食欲减退、胃脘刺痛、泛酸、恶心呕吐、神疲乏力、食后腹胀；在 1000 次以下的为：口苦、嘈杂、呃逆嗳气、四肢倦怠和口干。以全国科学技术名词审定委员会公布的《中医药学名词》为规范，在以上出现频数最高的主要症状中，属于脾胃虚弱证的有：胃脘隐痛、胃脘胀满、大便稀或溏、食欲减退、四肢倦怠、神疲乏力，累积频率为 41.66%；属于肝胃不和证的有：胸胁胀痛、胃脘胀痛、胃脘胀满、食欲减退、泛酸、呃逆嗳气，累积频率为 40.51%；属于脾胃湿热证的有：胃脘胀满、口苦、恶心呕吐、胃脘灼热、胃脘胀痛，累积频率为 33.53%；属于胃阴不足证的有：胃脘胀满、胃脘灼痛、嘈杂、口干、食欲减退，累积频率为 29.56%；属于胃络瘀血证的有：胃脘胀满、胃脘刺痛，累积频率为 14.42%。

3. 证候的分布特点

对全国科学技术名词审定委员会公布的《中医药学名词》确定的中医证型进行归纳统计，文献中出现频次最高的证型主要有五个，其他证型另归一类，统计结果见表5。

表5　证候分布

证型	频次	累积频次	频率（%）	累积频率（%）
脾胃虚弱证	2654	2654	36.27	36.27
肝胃不和证	1861	4515	25.44	61.71
脾胃湿热证	1236	5751	16.89	78.60
胃阴不足证	747	6498	10.21	88.81
胃络瘀血证	415	6913	5.67	94.48
其他	404	7317	5.52	100.00

证候出现频率大小依次为：脾胃虚弱证、肝胃不和证、脾胃湿热证、胃阴不足证、胃络瘀血证。其中，脾胃虚弱证的出现频率明显高于其他证候，占 36.27%；其次是肝胃不和证，占 25.44%。此二者累积频率达 61.71%，是本研究中最主要的两种证候。

其余证候的出现频率为38.3%。

（三）讨论

1. 分析

在文献统计中发现，各病机中出现频次较高的分别为脾胃虚弱、肝郁、湿热、血瘀等，各医家对CAG的病因病机各有认识，但基本认为本虚标实是CAG的主要病机。其虚者重在脾胃虚弱和胃阴不足；实者主要有肝郁、湿热、瘀血阻滞。

从本研究结果可知，脾胃虚弱出现的频率较高，说明脾胃虚损是最主要的本虚病机。脾胃的损伤，首先表现为脾胃功能受到影响，临床可见食少纳呆、短气乏力等气虚之症。在脾胃气虚的基础上，或因气虚及阳，而致脾胃虚寒；或因气虚运化不力，生化乏源，胃阴受损，胃体失养，表现为胃阴不足之候；或因肝气来乘，气机升降失常，运化失职，表现为肝胃不和之证。脾胃气滞日久，郁而化热而致郁热内生；脾胃气虚，运化失司，水谷不能运化而为痰湿；由于脾气虚推动无力，或气滞血瘀，而致病久胃腑气滞血郁、胃络血瘀等，所以常兼有气郁、湿热、血瘀等病理因素，由本虚而致标实。

此外，在本研究中，肝郁病机的频次居第2位，说明CAG的发病与肝的关系亦很密切。肝气致病，常与情志相关，情志不遂，郁怒伤肝，木郁克土，或忧思过度，思则气结，久则肝郁脾结，胃失和降，气机壅滞，以致肝胃不和之证；气滞则血瘀，而成肝郁血瘀之证；气结日久，脾失运化，则成肝郁脾虚之证。

由此可见，本病多是在脾胃气虚的基础上致阴虚、气郁、湿热、血瘀等，从而形成了虚实夹杂的病理特点。

2. 常见症状分析

症状在中医辨证中起着决定性的作用。探明慢性萎缩性胃炎的症状表现，尤其是在不同证候中症状的分布特点，对于其辨证的规范化研究具有重要的意义。本研究通过对文献研究和分析，初步探明了CAG常见症状出现的频率和在不同证候的症状分布特点。从表5结果可以看出，胃脘隐痛、大便稀或溏、胃脘胀满、胃脘灼痛等症状出现频次最高；胃脘胀痛、胸胁胀痛、食欲减退、胃脘刺痛、泛酸、恶心呕吐、神疲乏力、食后腹胀等症状渐次，均可说明本病主要与脾胃虚弱、肝郁、湿热、阴虚、血瘀等病机有关。在出现频率最高的17个症状中，脾胃虚弱型出现频率最高的症状为胃脘隐痛、胃脘胀满、大便稀或溏、食欲减退、四肢倦怠、神疲乏力，肝胃不和型出现频率最高的症状为胸胁胀痛、胃脘胀痛、胃脘胀满、食欲减少、泛酸、呃逆嗳气，脾胃湿热型出现频率最高的症状为胃脘胀满、口苦、恶心呕吐、胃脘灼热、胃脘胀痛，胃阴不足型出现频率最高的症状为胃脘胀满、胃脘灼痛、嘈杂、口干、食欲减退；胃络瘀血型出现频率最高的症状为：胃脘胀满、胃脘刺痛。以上研究初步揭示了慢性萎缩性胃炎不同证候症状出现的频率，为将来证候规范化的研究提供了更具体翔实的资料。

3. 证候分布特点

现代医家在对CAG的辨证分型上亦有很多不同意见。归纳总结本次研究结果显示，证候出现频率大小依次为：脾胃虚弱、肝胃不和、脾胃湿热、胃阴不足、胃络瘀血。脾胃虚弱证候的出现频率明显高于其他证候，其次是肝胃不和证，此二者累积频率更高，是本研究中最主要的两种证候。

　　本次研究，在中医辨证理论指导下，运用循证医学的研究方法对慢性萎缩性胃炎的现代中医文献进行了归纳总结，认为本病的证候分布特点与前述之病机一致，基本上反映了本病本虚标实的基本病机，这就为本病中医证候诊断及临床施治的科学化、规范化提供了参考。

下篇 应用研究

第四章 中医诊断学文献研究

第一节 概 述

文献是指凡是人类用文字、符号、图形、声频、视频等手段记录下来的，具有历史价值、科学价值、艺术价值或实用价值的知识、资料等。国际标准把文献的内容规定为一切数据。中医诊断学文献研究主要是研究与中医诊断学相关的文献资料。

一、文献研究的目的和意义

1. 有效地检索、学习、研究、利用浩瀚的中医药文献资源，是继承中医药学术的前提条件。中医文献学是中医药工作者读书治学的门径和方法。掌握中医文献学的原理和方法，就能在各自的中医药教学研究、临床、开发工作中，更快地找到自己所需要的中医药文献，选择善本进行学习、研究，并发现文献中的错误加以纠正。

2. 整理研究前人流传下来的中医药文献资源，是从事中医药文献研究工作者的历史责任。遵循中医药文献和学术的发展规律，去认识整理文献、繁荣学术，为临床、教学、科研开发建立文献和学术平台，是中医药文献研究工作的主要着眼点，也是发展中医药事业，弘扬中华民族传统文化的迫切需要。而中医文献学正是我们整理研究中医药文献的一把钥匙。

3. 在中医药学继承与创新关系方面，继承是基础，创新是目的。继承就要对中医药学术资源进行全面把握，对中医药学术的前沿动态有全面了解。中医文献学本着"辨章学术，考镜源流"的宗旨，系统介绍了中医药文献的主要学术著作和历史沿革，是读者把握中医药文献信息资源的一个窗口；结合我们长期研究应用中医药文献的心得体会，中医药文献也可作为继承中医药学术的一种工具。

二、中医诊断学文献研究的内容

关于古籍整理研究的含义和方式，黄永年先生《古籍整理概论》说："古籍整理者，是对原有的古籍做种种加工，而这些加工的目的是使古籍更便于今人以及后人阅读利用，这就是古籍整理的含义，或者可以说是古籍整理的领域。超过这个领域，如撰写讲述某种古籍的论文，以及撰写某种古籍的研究专著，尽管学术价值很高，也不算古籍整理，而只能算古籍研究"。对于古籍整理的方式，黄永年先生提出了选择底本、影印、校勘、标点、注释、今译、索引、序跋、附录等九个内容。此对中医古籍整理来说，也有一定意义。对中医古籍的整理与研究，今且不去探讨概念的界定和含义的说解。就当前仍当进行的工作而论，我们认为，主要应包括以下几项内容。

（一）善本影印

重在提供价值较大的善本，供整理研究古医籍人员应用及图书资料的保存。

（二）标点

由于大多数古医籍，本无标点，或仅有简单的断句，对今日缺乏古汉语知识的读者来说，阅读和使用尤为困难，故需以新式标点加工整理。

（三）今译

今译，即以现代汉语对原著进行翻译，以利于古医籍的普及。对古医籍的今译，要符合信、达、雅的要求，其难度亦相当大。如果翻译不好，有失原意，则贻误后学。

（四）校勘

对古医籍来说，除作者原稿尚存，或出版时间不久而出版时校对又较严的书以外，凡经多次翻刻传抄者，可以肯定地说，无一不需校勘，否则有可能以讹传讹。特别是某些关键性文字，常可由字误而造成文义与理解方面的众多歧义，故古书必校而方可读。

（五）注释

有些古医籍成书较早，如先秦两汉的著作等，或后世医家文风尚古者，由于文字语言音声之变，故后人读古人书，常感困难，加之有些文章词语简单，语义含混，尤需进行阐发。故有些古医籍，必须加以注释，一则扫除文字方面的障碍，二则阐明义理，方可更好地发挥作用。

（六）类编

由于古医籍内容，无论是一家之言，还是杂合众说，或作为一种学术体系，在文字记录的系统性、逻辑性等方面，都有些不足。故前人为了便于学习与应用，为了探索学术思想的体系，为了临床资料的积累，都进行了大量工作，取得了宝贵的经验，比如类书的编纂，或对某一著作的分类研究等。但这只能是这一工作的基础，今后仍有大量的工作要去完成。

（七）丛书编辑

古医籍丛书编辑，据书目著录，现存尚有元刻元代杜思敬编《济生拔萃》版本，明以后编纂刊印之丛书，则大量存世，从而说明前人在丛书编纂方面，已做出了相当的成就，而且也积累了丰富的经验。但也存有诸多不足之处，比如指导思想、选择版本、收载内容、加工方式等，都可在汲取前人经验教训的基础上，编辑出版更好、更精、更实用的丛书。

（八）史书的编纂

中医专史的编写，仅是近几十年之事。这方面已取得了一定成绩，积累了一定经验，但在中医文献及其他文史文献中，加之近些年出土文物，仍有大量资料，应进一步挖掘，以便客观地、全面地、实事求是地对中医学的形成与发展，做出历史的评价，编写出本学科的通史、发展史及专科史。

（九）文献工具书的编纂

由于中医古籍书品种众多、版本复杂、内容丰富、检索不易，故自明清以后，特别是民国以来，有不少学者，十分注意中医古文献工具书的编写，诸如书目叙录、版本考证、各类索引、文字音韵、通释语义等各类工具书籍；近些年来，也有不少学者，在这方面做了许多有益的工作。但总的看来，这方面的工作，与中医文献的实际情况及社会需求，尚未能相称。因此，对文献工具书的编写，也是一项十分艰巨的任务。

（十）各种专科与专病文献的整理研究

由于中医历代文献历时较长、分散性较大，应用不便，故对各科或专病的文献，进行系统地、全面地整理研究，取其精华，弃其糟粕，有利于提高对中医文献的实际运用，有利于对学术的继承与发扬。

（十一）各种学术流派与学术思想文献的整理研究

中医文献自形成之日起，历经各个不同的历史时期，都体现了诸多不同学派与不同的学术思想，有待于根据现有文献资料，加以系统的整理总结，并在此基础上，进行深入的研究，有利于促进学术的发展。

（十二）中医文献理论的研究

文献理论的研究，也就是文献学的研究。在中医这一学科领域，也仅是在新中国成立以后，才有些学者注意到这一学科的建设和理论方面的研究，并已做出了可喜的成就。但随着中医文献整理研究工作的不断深入与扩展，中医文献专业的建立和中医文献整理研究人才的培养等，都要求我们在学科体系的建立、教材建设及中医文献理论的研究方面做出新的成就，以满足社会需求与教学的需要。因此，在这方面，也还有艰难而繁重的任务，等待我们去完成。

凡此等等，均需要对众多的具体文献做广泛深入的研究后，方可完成。在广泛深入地研究过程中，并将进一步丰富和提高文献学的基本知识和基础理论。

知识范畴属于中医学领域的文献，即中医文献，包括古代中医文献和现代中医文献。中医文献学是探究中医文献的学术源流，探究整理、研究、利用中医文献的方法及其理论的一门学问。中医文献学主要研究中医文献的著录、考订与整理，以目录、版本、校勘为核心内容。在现代信息社会中，为了便于中医药信息的开发、利用，中医文献学的研究内容应包括历代中医文献传承嬗变的概况、各类中医文献的学术源流、中医文献整理研究的方法（包括古代文献的整理和现代文献的处理）、中医文献的利用价值与利用规律等。

三、文献研究方法和研究流程

中医文献是让中医学生在了解载体、目录、版本、校勘等文献学理论知识的基础上，掌握历代中医各科文献源流的概况，知道什么科该读什么书，各书的特点和价值何在。对于非文献专业的学生来说，主要是学会如何利用文献整理的成果。比如：学习版本时，重点不在于版本鉴别的方法，而在于选用版本的原则；学习校勘时，重点了解校勘的意义及各种不同校本的特点，学会选用精校本。

做中医文献研究，必须配合一定数量的原文阅读，才能获得较好的体会和效果。介绍各类文献源流时，需尽量多接触原文献，先对原文献的概况有一定基本了解，以便今后的查检和阅读。

中医文献中蕴含了历代劳动人民与疾病做斗争的丰富知识和经验，是对教科书的重要补充。通过中医文献学的学习，要掌握临床各科文献的脉络要略，积极开发中医文献资源来解决临床各科的疑难问题，拓展治病思路，丰富治病方法，提高中医的临床水平。

中医文献研究要了解各类中医文献的著作系统和学术源流，所谓"辨章学术，考镜源流"。

研究流程见图1。

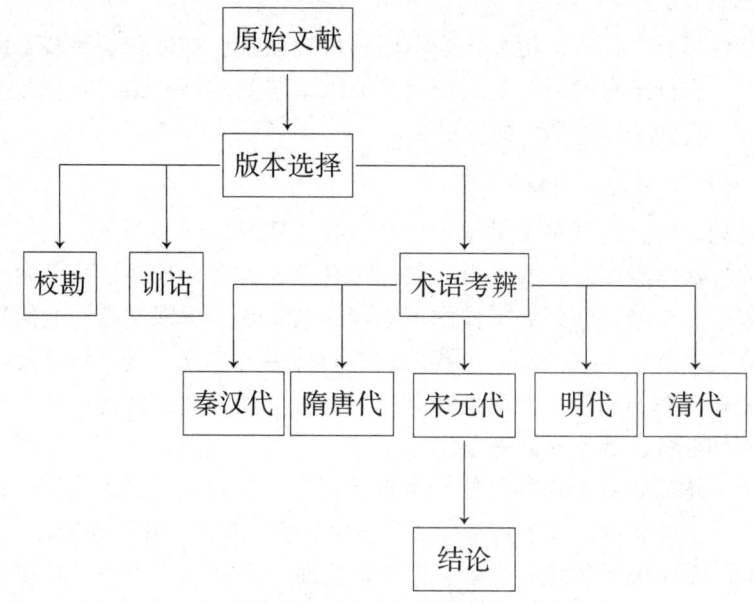

图1　中医文献研究统程

第二节 中医诊断学文献研究范例

一、古籍文献研究和现代文献研究方法的选用

(一) 古籍文献研究

1. 古籍文献研究的源流与流别

中医古代文献，源远流长，它与中国汉文化的形成与发展，一脉相承，息息相关。根据现有文献记载，远自上古时代，即有诸多有关医学的传说。自商周时期，即有不少有关医学内容的文字记录。迨至春秋、战国以降，医学文献的内容，则有较多资料可征，特别在秦汉时期，随着社会生产力的不断提高，传统文化的不断发展，医疗技术也有了较大提高，而且在长期的大量医疗实践的基础上，通过广大医事工作者的总结概括，并注意吸收与借鉴其他学科的知识与理论，不但有较多临床经验的总结，而且有一批理论性著作问世，为中医学后来的发展，奠定了良好的基础。自汉以后，大量医学文献层出不穷，截至清王朝灭亡，在两千多年的历史进程中，仅现有存世医籍，亦有约万千种之多，真可谓汗牛充栋。这既是先辈们留下的一笔宝贵财富，也是一座伟大的宝库。中医古代文献在各个历史时期存在诸多文献的源流与流别。

(1) 上古医学文献：此所谓上古时期，非史学家之历史分期，而为叙述方便，此指殷商以前的历史时期。

在上古时期，由于去古已远，未能留下实证，仅从先秦及两汉时期遗存之古代文献中，有追记上古与医学有关之事，亦多属于医事及医林人物有关之传说，难能成为信史。但是，随着人们生产活动的进行和疾病的侵扰，也必然和自然地会产生医疗活动，故后来许多文献所追记之事，亦当可反映我们的祖先或部族在医疗方面的一些情况。

(2) 周秦医学文献：从周朝立国至秦覆灭，此一历史时期，历经八百余年。中国已进入了封建社会，社会生产力较之奴隶社会有较大发展，随着经济的增长，各种科学文化事业亦均得到了相应的增长。作为社会交际工具和知识载体的文字亦处于成熟时期。因此，此一时期，医学这一领域，无论是医学专用文献及其他文献收载之医学内容，数量明显增多，特别是从"春秋"到秦这二百余年间，由于学术上的百家争鸣，各种学派十分活跃。因而反映在文献方面，不仅著录医学文献之图书范围广，而且数量多、质量高。此类医学文献内容，主要记载于经史子集诸古籍及后世医学著作引文与其他著作追记文献中，亦有少数为后世出土文物所发现。

(3) 两汉三国医学文献：从汉朝立国到三国统一归晋，经历了四百七十余年的时间。在这期间有过像西汉时期的文帝、景帝、武帝、昭帝、宣帝等及东汉时期的光武帝、明帝、章帝、和帝等比较安定的时期，国家的政治经济形势比较稳定，生产与文

化事业也得到了相应的提高。但是也有楚汉逐鹿、新莽篡汉、三国分裂等动乱时期，经济衰退，科学文化受挫。但这一时期，从总的方面看，中国的封建社会正处于稳定阶段，生产力有了新的发展，促进了科学文化的提高。加之秦及先秦时期留下的大批文献资料，为汉代文化的发展，提供了有利条件。随着科学技术的进步，自战国以来，简、帛等书籍载体的广泛应用，加之秦始皇统一文字等，均为汉代文化发展奠定了基础。反映在各种文献事业上，值得提及者有两大方面。一是对汉前及汉初文献进行全面系统地研究；二是在前朝文献的基础上，创造和发展形成了一大批新的文献。这两个方面，在医学文献领域中，均有所体现。

（4）两晋南北朝医学文献：三国倾覆之后，政归司马氏，建立了晋朝，但由于政局未稳，自武帝司马炎死后，经八王之乱，生产遭到破坏，经济与文化均受到极大摧残，社会上层人物大量南迁，科学文化亦随之南移。自元帝在建康（今南京）重整基业之后，由于国家政治中心的转移，加之科技文化人才亦集中于南方，故在东晋时期，南方有一段相对的稳定时期，随着科学文化的发展，医学也有相应的发展，并形成一起新的文献。北方经匈奴、鲜卑、羯、氐、羌等少数民族约七十年左右的混战局面，政局亦渐趋统一，由于北方经济文化破坏较重，故医学文献亦无更多进展。至晋朝覆亡，南北方仍未统一，形成南北朝对峙的局面约一百七十年。南方与北方在此期间，均经过数朝的更替，政局始终未能得到较长时间的稳定，故科技文化及医学文献的发展，亦受到一定影响。相反，由于长时间的政局不稳，天下大乱，人们为了寻求精神上的依托，加之统治阶级的利用，释、道两教则有较大发展。因而道教医学在此时期也随之发展，形成了较多新的文献。

（5）隋唐五代医学文献：中国自两晋至南北朝时期，经历了三百余年的分裂局面，终于由隋文帝杨坚继北周之基业，建立了隋朝，统一了天下，使北、南二方均获得了相对的稳定，经济亦有所增长，科学文化事业亦有所发展。隋末，由于隋炀帝生活之奢华，赋税日增，阶级矛盾日趋恶化，终于暴发了农民运动，最后由李渊夺取了国家政权，建立了唐朝。阶级矛盾有所缓和，社会安定，经济发展，文化事业更加繁荣，对外交流特别是与日、朝等国的交流，亦比较频繁，推动了科学文化的不断发展。由于李家王朝对儒、道、释三教均采取利用的态度，故三教的思想体系在科学文化方面均有所体现与影响。在医学文献方面也同样如此。因此，反映于医学文献中，不仅具有儒家的某些学术思想，也渗入了道、释二教的神学观念。在文献整理方面，由于唐代对儒家经典的进一步疏证，也带动了医学对某些经典著作的重视与整理，推动了医学经典校雠的进一步发展。同时，由于医学受到了官方的重视，不仅使诸多经典医学文献的学习得到了进一步加强，也出现了一些官修医书。唐代中后期，国势渐衰，生产日降，阶级矛盾加剧，特别是后期，多次爆发农民起义，李唐天下最终覆亡，中国又处于五代十国达五十余年的分裂局面。由于政局不稳，社会动乱，科技文化的发展受到一定影响，医学文献问世亦少。但就隋唐五代时期的总体情况而论，医学文献仍然有新的发展。

（6）宋金元医学文献：宋金元时期，在历史上亦为多事之秋。五代十国，历经五十余年的分裂割据局面，加以战乱频繁，经济衰退，文化科技事业的发展亦有所减缓。赵匡胤发动陈桥兵变，定鼎中原，建都于汴京，历太祖、太宗两代征战，仅统一了五代十国所据境地。而在唐代统一了的北方与西方的大片地区，仍处于分割局面，特别是居于北方的辽国与西北地区的西夏，对宋朝的威胁尤大。终于由后来在北方崛起的女真族建立起了金国，灭辽之后，北宋亦亡，高宗赵构，仅据江淮及江南地区，建立南宋，形成了南宋与金对峙的局面。于宋金对峙之际北方蒙古族，迅速壮大，灭金之后，并征服了欧亚广大地区，最后，以武力颠覆了南宋，建立了横跨欧亚广大地区的大元帝国。

北宋统治时期，虽对外由于军力不强，民族矛盾日趋严重；而对内则对农业的政策有所让步，阶级矛盾有所缓和，经济文化有所发展。特别是继唐与五代雕版印刷之后，由于活字印刷术的发明，使印刷事业更加繁荣，为图书文献的兴旺提供了十分有利的条件。加之宋代几届帝王对医学的爱好，加强了对医学文献的整理研究。宋代统治者崇尚道教，儒家盛行理学，凡此对医学文献均有不同程度的影响。

在宋金元时期，特别是南宋以后，由于战争频仍，人民负担沉重，疾病流行较多，加之战伤救治等多方面因素，也带动了医学的发展。

总之，宋金元时期在继承前代成就的基础上，医学文献仍有较大发展，并形成一些不同的流派。

（7）明清医学文献：元代末期，由于阶级矛盾与民族矛盾的不断加剧，经过多次农民起义，推翻了元朝的残暴统治，最后，由朱元璋平定了其他起义军，建立了明朝。经过一个时期统治集团内部权力之争，终于由永乐帝朱棣完成了国家的统一，对内采取了比较宽松的政策，对外进行了开发，使经济文化及科学技术均有较大发展。明代末期，由于统治阶层的腐败，加重了对人民的压迫与剥削，终于爆发了全国大规模的农民起义，推翻了明朝的统治。但由于以李自成为首的起义军贪图享受，最后由贵族阶级为代表的吴三桂乘起义军政权未稳之机，勾结盘踞东北早已垂涎关内的清兵入关，平定了起义军，建立了由满族统治的清王朝。在清王朝的前中期，由于政治局势较为稳定，阶级矛盾和民族矛盾有所缓和，经济与科学文化也有一定发展。但 19 世纪以后，即自宣宗黄帝道光继位以来，政治日趋腐败，经济日趋衰落，导致国内多次的农民起义和外国的多次入侵，彻底打破了清政府闭关自守的政策。随着东西方资本主义国家对中国的经济侵略，其科技文化，亦相继传入中国。由于清政府国力日衰，最后终于引发了孙中山先生领导的资产阶级革命，推翻了清王朝的统治，结束了中国数千年的封建社会。

在明清统治时期，均有一段政局相对稳定、经济相对繁荣、科学文化也有一定发展的时期。中医文献也在宋金元的基础上，有一定发展与提高。随着清代闭关自守政策被打破，西学东渐，对中医学术与文献，也产生了一定影响。

2. 古籍文献研究的方法

古代文献随着历代传承，辗转抄录翻刻，历经数十年或数百年、上千年的时间，文字内容及其版式都有可能出现变化，与原貌产生误差和偏离，为后人使用古代文献设置了重重障碍。古往今来，文献整理研究者为消除这些障碍，常常采用文献对比研究的方法。通过不同时代、不同古籍，但内容相同的文献对比，找出其中的差异，分析其差异出现的源流关系，结合不同时代背景、文献文字特征、版本差别，解开其盘根错节造成的疑误，更正错误，复其原貌。对比文献的研究方法是古代文献研究常用的基本方法，它看似简单，其实是文字与版本考证、中医学及其他相关学科知识的综合应用。

（1）关于版本：足够的版本资料是进行校勘的基础，也是进行字词训诂、文义阐发的基础，所以版本的调研和搜集乃是中医药古籍整理的最基础的工作。无论是针对某一中医药古籍的点校、校注、语译，还是作为中医药数据库的入库资料，首先要选择正确的底本，确定合适的校本。如果底本或校本的选择不当，无疑会影响工作成果的学术价值。国家中医药管理局在施行"优秀中医临床人才研修计划"时，对候选人的考试内容明确限定了版本，如《素问》指定为明代顾从德影刻宋本，《灵枢经》指定为赵府居敬堂本，说明版本一项是对中医药古籍的基本要求。新中国成立后，出版部门曾对一些重要的中医药古籍选择善本影印发行，但相对于数量巨大的中医药古籍而言还只是少数，远远不能满足实际需要。许多中医药古籍的珍本、善本沉寂在馆阁之中，而新校古籍却往往由于缺乏版本依据而影响了整理工作的最终质量。

（2）关于校勘：中医药古籍由于年代久远，版本不一，传抄刻写之误实所难免，要使之对现代临床及科研发挥作用，适当的校勘是必须的。古籍的校勘是一门专学，由于目的不同而有不同的校勘方法。虽有误字，必存原文，是死校法，多是藏书家的作为；罗列各本，择善而从，是活校法，则多是出版者的意图。现代关于中医药古籍的校勘，是以公之于众而作为研究依据为目的的，当然不能再用死校法。至于活校法的应用，既要遵循校勘学的一般原则和方法，又要根据具体古籍的实际情况灵活变通。只有经历过简策时代的古籍才可能有错简，只有经前人注解过的古籍才可能把正文误作注文或把注文误作正文，异文多见于存在多种版本或征引他书或被他书征引的书籍，至于妄加、妄删、误改、误读，必见于曾经校勘过的书中。虽然校勘的内容涉及很多，但对大部分中医药古籍而言，误字、脱字、衍文、颠倒和异文是应该校勘的主要内容。

（3）关于训诂：训诂学是中医药古籍整理所必需的基本知识，这种知识不仅可用于对原文的断句、标点、校勘、注解、阐释和发挥，而且是进行其他文献学研究和学术理论研究的基础。如果缺乏良好的训诂学知识训练，要想进行成功的中医药古籍整理是很困难的。早期的训诂之学与经学密不可分，无论是作为传注训诂典范的《诗经》毛传，还是作为最早训诂专书的《尔雅》，都是经学的重要著作。中医药著作的训诂始于何时，尚无定论。南朝齐梁间全元起的《素问训解》虽已失传，但从其命名来看，很有可能是一部注重训诂的著作。中唐时期王冰著《黄帝内经素问注》，成为中医药文献中最具有典范性的训诂类专著。要使中医药古籍能够直接被众多的研究使用者借鉴，训诂是必不可少的。虽然训诂所涉及的内容在理解上常被泛化，但主体内容仍然是关于字词的释义。在对中医药文献的整理工作中，一方面要严格遵循传统训诂学的规则，另一方面又不必拘泥于古时的格式和术语。清代阮元在编纂《经籍籑诂》时将训诂术语归纳为二十八种，现代使用时只需取其意而不必拘其文。

（二）现代文献研究

1. 数据库中知识发现（KDD）

随着科学的发展，中医药理论研究的需要，人们越来越意识到传统普通数理统计方法的局限性，尤其是对于复杂系统问题的处理上存在着明显的不足，研究者在研究过程中进行逐步探索并引用"数据库中知识发现（KDD）"技术。

数据库中知识发现（knowledge discovery in database，KDD）是 20 世纪 80 年代末兴起的一种信息技术，是人工智能与数据库、统计学、机器学习等技术的交叉产物，是从海量数据中获取有效、新颖、有潜在应用价值和最终可理解模式的过程。KDD 一词最早于 1989 年在美国召开的"第一届 KDD 国际学术会议"上，为解决"数据丰富，信息贫乏"这一海量数据下的困境，KDD 技术获得了巨大的发展，也逐步为研究者应用到中医药理论文献研究的领域。例如，利用 KDD 技术，姚美村等加深对方剂配伍规律和药性理论的理解，蒋永光探究中医脾胃方配伍规律，乔延江等加快从中医药方剂中提取有效成分的过程，王佑华等研究复杂混乱的中医医案。

KDD 过程一般由三个主要的阶段组成：数据准备、数据挖掘、结果表达和解释。从技术角度来讲，常用的 KDD 技术包括高频集/关联分析、分类/预测、聚类分析、孤立点分析、时序/序列分析等。KDD 技术经过近 20 年的发展，在每个子任务上都已经出现了一系列代表性的算法。以聚类为例，代表性的算法包括 k-means、BIRCH、CURE、DBSCAN 等。目前，KDD 技术的一个发展趋势就是处理对象的多样化，而且随着更多特定数据对象的出现，KDD 技术也将获得不断地发展。同样，根据中医药数据的特点也将促成已有方法的进一步完善和一些新方法的出现。

2. 数据挖掘（DM）

与 KDD 相关的一个重要概念是数据挖掘（data mining，DM）。Fayyad 等认为，数据挖掘是 KDD 过程当中的一步。但许多人在使用过程中把数据挖掘和 KDD 看作是同义词，不加以严格区分，或者二者等同。所以在大多数场合下，人们认为广义的数据挖掘等同于 KDD，即从存放在数据库、数据仓库或其他信息库中的大量数据中挖掘出有趣知识的过程。数据挖掘（DM）就是从大量的、不完全的、有噪声的、模糊的、随机的数据中，提取隐含在其中的、人们事先不知道但又是潜在有用的信息和知识的过程。数据挖掘大致分为六个阶段：业务理解（business understanding）、数据理解（data understanding）、数据准备（data preparation）、建立模型（modeling）、评价（evaluation）和实施（deployment）。通过模型，归纳起来与 KDD 类似，基本也是进行数据预处理、建立数据库、挖掘计算、结果评价等几个方面。

（1）数据预处理：建立数据库就是将原始材料的语言描述性信息，分解、转化使之成为计算机能够处理的数据单元，使之规范、准确和有序。对不完整和不确切的中医药文献知识进行数据挖掘，首先须进行复杂的预处理，建立数据库。目前数据库包括关系数据库、数据仓库、事务数据库、高级数据库系统、文件数据和 Web 数据，其中高级数据库系统包括面向对象数据库、关系数据库，以及面向应用的数据库（如空间数据库、时态数据库、文本数据库、多媒体数据库等）。

当前中医药理论文献研究中常用的建立数据库的工具有 Excel、Foxbase、Access、Epidata 及一些统计软件（如 SPSS 自带数据库等）。何勇运用计算机数据挖掘技术，将历代方药文献分为方名、年代、文献出处、功效、主治、药量、剂型等项，进行统一化及规范化处理，利用 Foxpro6.0 建立数据库，通过频数分析、聚类分析、因子分析等，对"胃脘痛中医文献与证治研究"的博士课题进行研究，从一个全新的角度来认识其本质及规律。吴童利用 SPSS 自带数据库进行文献整理，对消渴病的证治规律进行了博士课题的研究。赵燕等用 Epidata 建立数据库，进行抑郁症中医证候及证候要素特点的文献研究。

（2）数据挖掘方法：数据挖掘的方法分为几类，主要包括统计方法、机器学习方法、神经网络方法和数据库方法。统计方法又可细分为回归分析（多元回归、自回归等）、判别分析（贝叶斯判别、费歇尔判别、非参数判别等）、聚类分析（系统聚类、动态聚类等）、探索性分析（因子分析、主成分分析、相关分析等）。机器学习方法可以细分为归纳学习方法（决策树、规则归纳等）、基于范例学习、遗传算法等。神经网络方法又可进一步分为前向（BP 神经网络）和自组织神经网络（自组织特征映射、竞争学习等）。数据库方法主要是多维数据分析和 OLAP 技术，此外还有面向属性的归纳方法。

分析总结近 20 年的中医药方药文献研究，发现目前所采取的现代数理统计的数据挖掘方法主要包含下面几类。①频数分析（frequencies）：通过频数分析对不同时代各类药物的使用频率进行比较，根据其差异初步认识不同种类药物在不同历史时期的运用情况，粗略的推论证治规律。②R 型（变量）聚类分析（variable clustering analysis）：通过对不同变量间相似程度的分析，使相似程度大的变量聚合成一类，如此反复，使相似程度大（亲近）的聚合成一个较小的一类，相似程度小（疏远）的合成较大一类，直至把所有变量聚合完毕为止，最终形成一个由亲近至疏远、由小到大的分类系统，从而把变量间的亲疏关系表达出来。此法适用于对事物类别尚不清楚，甚至在事前共有几类都不能确定的情况。本研究以药物作为变量聚类，得到的结果是由配伍关系密切的药物组成的聚类方，它不是现有的方剂，而是在治疗上关系密切的药物组合体。③多元回归分析（multiple regression）：主要包括多元线性回归、多元逐步回归和 Logistic 回归，是通过建立多元回归方程，研究一个应变量与多个自变量关系的方法。多元逐步回归还可应用于多个变量的筛选。回归分析方法可用于中医临床文献中药证关系研究、证候诊断标准研究、组方配伍规律研究、高效药物的筛选等研究工作。④判别分析（discriminatory analysis）：这是根据实际资料的个体属性建立两个或多个判别函数，估计个体的属性或类别，分析自变量与应变量之间相互关系的分析方法。本法适用于中医临床医学疾病的诊断、治疗方法的选择、疾病病因分析等研究工作。⑤因子分析（factoranalysis）：又称因素分析，是一种通过对不同变量的相关性分析，将变量的数量加以综合分类简化，以较少的变量代替原来变量中所含信息，从而帮助研究者分析影响变量的主要潜在因素的方法。⑥主成分分析（principal component analysis）：通过将彼此相关的一组指标变量转化为彼此独立的一组新指标变量，达到通过其中较少的几个指标变量，综合反映原来多个指标变量所包含的主要信息的目的。将其应用于方证规律研究，可以把复杂的药物组合加以简化，用较少的药物组合反映原来众多药物组合所包含的主治配伍规律信息。

（3）结果评价：在中医药文献数据挖掘中，处理的数据具有一定的医学意义，其结果必须在相应目标领域专家的指导下进行解释和评价。由于数据挖掘的目标一般是非预期的规则或模式，在很多情况下这种非预期目标的意义不大，因此更需要数据挖掘工作者和目标领域专家的密切配合，没有领域专家指导的数据挖掘结果评价是没有意义的。

（三）中医方药文献研究中现代数理统计方法的设计方案

有研究认为，现代数理统计方法的中医方药文献研究系统主要由以下四个功能模块构成。

1. 文献资料数字化与标准化模块

此模块选用扩展性较好的大型数据库软件，编程建立数据录入系统。通过人机交互与智能识别方式，对通过不同方式收集到的临床方剂文献资料信息（如作者、年代、文献出处、方名、功效、主治、药物组成、药量、剂型、禁忌、效果、其他等项内容）进行标准化与数字化，严格进行量化评价后入库，为数据库的检索和方药筛选准备了可靠的基础数据。

2. 文献资料数据库模块

此模块运用数据库技术以数字形式储存上述基础数据，具有多种智能检索功能，供多元数理分析与检索使用。

3. 多维数据挖掘模块

此模块由具有多元回归、聚类分析、因子分析、判别分析、主成分分析等不同功能的子分析模块组成，通过人机交互界面对方药文献数据进行不同角度的分析，总结疾病证治规律，筛选主要证型及其主治方药。

4. 实验与临床研究模块

综合运用数据库技术与网络技术的实验与临床研究设计、信息采集与分析系统，负责管理和分析方药实验与临床研究数据。1997年以来，山东中医药大学、黑龙江中医药大学、成都中医药大学运用此类现代数理分析方法，对中医临床若干常见疾病及病证（如中风病、胃脘痛、失眠证、荨麻疹、小儿癫痫、消渴病、气郁证等）从病因、病机、证候、治法、方药等临床文献进行了较为系统的分析研究，揭示了这些疾病或病证的分型、证治规律，发现了一批经实践证明对上述疾病有很好临床治疗效果的中药方剂，形成了一套科学完整的研究体系和研究方法，解决了长期困扰中医学和中医临床文献研究者的研究方法的问题。

二、中医诊法文献研究范例

人迎寸口脉诊法演变与应用探析

人迎寸口脉诊法是《内经》中的诊脉方法之一，包含理论依据、临床指导等。该脉法可通过寸口脉与人迎脉的脉象相互对比，指导经脉辨证及针灸临床治疗。但由于历代医家对于人迎脉所在的诊脉位置见解不一，使得对该脉法的应用造成障碍。故笔者着眼于古典文献，从基本理论和临床应用等方面探析人迎寸口脉诊法，以验于临床。

（一）诊脉位置

在应用人迎寸口脉诊法前应首先对其历史源流进行梳理。后世医家对人迎寸口脉法的诊脉位置有两种认知：一种观点认为，人迎脉诊脉位置位于颈部喉结旁的动脉处，气口即寸口；另一种观点源自《脉经》，以左手关前一分为人迎脉诊脉位置，右手关前一分为寸口脉诊脉位置，由于该脉法诊脉位置的不确定，导致了历代医家对人迎脉诊脉位置各抒己见，使该脉法应用混乱。

1. 人迎脉诊脉于颈部

《灵枢·本输》曰："次任脉侧之动脉，足阳明也，名曰人迎。"《灵枢·寒热病》云："人迎，足阳明也，在婴筋之前。"《内经》已经指出人迎为颈部动脉，位于足阳明胃经。故后世医家多认为此脉法中的人迎脉位于足阳明胃经的人迎穴，而寸口脉位于双手的肺经寸口脉。

但是，人迎脉诊脉位置若位于颈旁动脉则会给临床操作带来诸多不便。人迎脉位于颈部动脉，则左右皆有人迎脉、寸口脉。虽然《灵枢·动输》中记载："阴阳上下，其动一也。"但在实际临床中，由于病情的多变复杂，很可能会出现左右人迎寸口大小相反，甚至出现左右寸口脉相差非常大的情况，这时该如何诊脉，则无法确定。历史上认同人迎位于颈旁动脉的学者也未能对此做出较为合理的解答。

2. 诊脉位置位于左右手

首次将人迎寸口脉法赋予新的含义的是《脉经》，王叔和于《脉经·卷第一·两手六部所主五脏六腑阴阳逆顺第七》云："关前一分，人命之主，左为人迎，右为气口。"分析其内容可知，其中关于人迎、气口的定位应为关前一分。后世医家孙思邈、陈无择等也认同"左人迎，右寸口"的观点，临床上很多医生以此作为依据也取得了显著疗效，说明也有其理论及临床意义。

东方为木，在脏为肝；其气主升，属阳。西方为金，在脏为肺；其气主降，属阴。东方对应人体之左，西方对应人体之右。从气机升降角度及"左为阳右为阴"的阴阳思想来分析该脉法后发现，与人迎脉位于颈部的脉法相比，其中蕴涵的阴阳思想是一致的。故该脉法经过后世演变后亦可应用于临床，并非无稽之谈。

古人发现不同脉口病变均可反映到一处脉口上，这就促使了中医遍诊法逐渐整合到在手太阴寸口处诊断，人迎寸口脉法诊脉位置的演变原理与这种由繁及简的演变过程原理基本相似，且无论人迎诊脉位置在颈部，还是在左手关前一分，其本质都是先别阴阳后别经脉。

从理论依据来看，当临床使用诊脉位置变为左右手的人迎寸口脉诊法的确有据可循。故笔者认为人迎脉诊脉位置位于左手"关前一分"，更加符合临床实际。此看法为古今医家所重视。

（二）"关前一分"定位

若要将后世演变的人迎寸口脉诊法应用于临床，则需明确其关键诊脉位置"关前一分"所在之处，在《脉经》中并未阐述"关前一分"的具体位置，后世脉学著作《三指禅》认为关前一分为左右寸。但据《脉经》所诉的"人迎紧盛，伤于风寒，气口紧盛，伤于饮食"，则无法对其原理进行解释。

对于关前一分的界定，于《医宗必读》有云："寸关尺各三分，前中后各一分，共计九分"。此处所说"关前一分"，当为关部的前一分。左寸关前一分实为肝部之脉，而肝为风木之脏；右寸关前一分正当脾胃部，而脾为仓廪之官，胃为水谷之海。故曰"人迎紧盛伤于寒，气口紧盛伤于中"。也暗合《内经》中"人迎主外，寸口主中"的说法。

故后世所用人迎寸口分主表里也并非无稽之谈，与《内经》经文无异，只是位置的改变，犹之足少阴肾气本于太溪诊之，今诊于两尺同理。

（三）人迎寸口脉诊法临床应用

1. 定病位

《素问·六节藏象论》曰："人迎一盛病在少阳，二盛病在太阳，三盛病在阳明，四盛已上为格阳。寸口一盛病在厥阴，二盛病在少阴，三盛病在太阴，四盛已上为关阴，人迎与寸口俱盛四倍以上为关格，关格之脉赢，不能极于天地之精气，则死矣。"类似的论述在《内经》中并不少见。据此可知脉诊比较标准应当为"一盛、二盛、三盛"，故如何辨别和定义"一盛、二盛、三盛"则为应用的关键。

当病患处于"阴阳俱溢"及"人迎气口俱盛三倍以上"的状态时，则无法通过左右手脉象互相对比进行判断，因为双手同时大于对方三倍的情况是不存在的。王伟据《脉经·脉法赞》发现：《灵枢·终始》的"盛"字实为"关前一分"与关部脉的大小进行比较而得。其具体的比较方法是：首先将双手根据阴阳属性分为人迎脉和气口脉，然后将"关前一分"与其相应的关部脉进行大小的比较。例如："关前一分"较关部弱，则为"一盛"，病在少阳或厥阴；两者持平，则为"二盛"，病在太阳或是少阴；"关前一分"较关部偏大，则病在阳明或太阴。

有人认为，这种诊断方法太过简单，诊断结果仅为病在其中一经，与临床实际不符。但《素问·示从容论》有云："一人之气，病在一脏也。若言三脏俱行，不在法也。"《内经》中并不是没有意识到临床疾病表现的复杂性，而是认为"病在一脏"更加符合法则。

2. 辨经络虚实

人迎寸口脉诊法定病位方法看似仅能反映实证，至于手足经脉的虚证该如何诊断，仅在《灵枢·经脉》粗略提及。如临床根据经脉病变的症状辨证为手少阳经病变，人迎脉应当为"一盛"于寸口，并伴有"燥"的情况。若此时人迎脉反小于寸口，则为虚，正如《灵枢·经脉》云："虚者，人迎反小于寸口也。"这句话在文中反复出现了十二次。

人迎反小于寸口应当有两种可能，根据《灵枢·终始》《灵枢·禁服》有关人迎寸口脉法倍数的条文来看，以及脏腑表里关系和流注顺序可知，如手少阳三焦经气虚，应为寸口"一盛"于人迎，此时心包经邪盛，余经脉病变皆仿此。这就是心包经及其他经络在虚损状态时人迎寸口脉相应的反应，这种情况下应采取补益的方法，即"虚则补之"。

但《灵枢·终始》载："少气者，脉口人迎俱少，而不称尺寸也……如是者，可将以甘药，不可饮以至剂，如此者弗灸。"在人迎脉、寸口脉同时出现虚的情况时，说明人体的阴阳皆虚，这时则不可采用针、灸及猛药来治疗，只可以用甘味的药进行调养。

（四）人迎脉指导针法操作

1. 指导补泻之数

《内经》对人迎寸口脉诊法指导的针刺补泻之数有明确规定："人迎一盛……故可日二取之也。"无论经络病变阴阳虚实，仅取三穴，与经筋病变"以痛为腧"的取穴方法相比，大大减少了患者针刺的痛苦。

人迎盛，二泻一补，阳气盛多泻少补。例如，"人迎一盛，泻足少阳而补足厥阴，二泻一补"，即泻足少阳经上两个穴，而补足厥阴经上一个穴。寸口盛，二补一泻，阴气盛多补少泻。例如，"脉口一盛，泻足厥阴而补足少阳，二补一泻"。在此要注意阴阳经脉补泻取穴的区别，即人迎寸口脉针法进行补泻的穴位数为三个（单侧），即无论补泻，阴经均取一个穴位，而阳经均取两个穴位。

2. 顺序和选穴

《灵枢·终始》载："阴盛而阳虚，先补其阳，后泻其阴而和之。阴虚而阳盛，先补其阴，后泻其阳而和之。"病变经脉无论发生在阴经阳经，补泻的顺序均为先补后泻。瘦人、老年人、久病之人即使有邪气亢盛的体征，也需要以补为主，以泻为辅。"燥取之上"谓取手经穴位，因其阳气盛于足经，根据人迎寸口脉法，我们可以观察到一个规律：阴盛以补为主，阳盛以泻为主。

通过考察《灵枢·九针十二原》原文"五脏有疾，当取之十二原""凡此十二原者，主治五脏六腑之有疾者也"，以及《难经·六十六难》所言"原者、三焦之尊号也，故所止辄为原。五脏六腑之有病者，皆取其原也"，郑志杰等认为人迎寸口脉针法取穴应该是《灵枢·九针十二原》中所阐述的原穴，但是，每条经脉原穴只有一个，明显不符合《灵枢·终始》所阐述的取穴之数。

《灵枢·禁服》有云："通其荣输，乃可传于大数。大数曰：盛则徒泻之，虚则徒补之，紧则灸刺，且饮药，陷下则徒灸之，不盛不虚，以经取之。"此为在《灵枢·本输》中讲的"井、荥、输、经、合"五输穴。至于五输穴具体如何选穴，《内经》并未提及，根据《难经》原文"井主心下满，荥主身热，输主体重节痛，经主喘寒热，合主逆气而泄"，以及王利等采用五输穴之母子补泻法治疗中风恢复期患者，据本经五输穴经气流注规律、五行属性的相生相克关系进行选择，整理为表6，即阳经病变用泻法针刺与本经属性一致的穴位及子穴，用补法针刺其表里经的母穴，阴经病变泻其子穴，用补法针刺其表里经属性一致的穴位及母穴。

表6　五输穴之子母补泻法选穴

脉象	泻法选穴	补法选穴
人迎一盛	足临泣，阳辅	曲泉
人迎一盛而燥	支沟，天井	中冲
人迎二盛	足通骨，束骨	复溜
人迎二盛而燥	阳谷，小海	少冲
人迎三盛	足三里，厉兑	大都
人迎三盛而燥	商阳，二间	太渊
寸口一盛	行间	足临泣，侠溪
寸口一盛而燥	大陵	支沟，中渚
寸口二盛	涌泉	足通骨，至阴
寸口二盛而燥	神门	阳谷，后溪
寸口三盛	商丘	足三里，解溪
寸口三盛而燥	尺泽	商阳，曲也

3. 针刺频率

针刺频率与经脉气血的多少有关。当足少阳经脉发生病变时需每日针刺1次，足太阳经隔日针刺1次，即"二日一取之"，足阳明则需每日针刺2次。当阴经发生病变时，其针刺频率与之相表里的阳经相同，病变经脉不同，则针刺频率亦不同。对足阳明、太阴的针刺频率解释，《内经》有云："所以日二取之者，太阴主胃，大富于谷气，故可日二取之也。"

4. 检查效果

《灵枢·小针解》载："气至而去之者，言补泻气调而去之也。"这里清楚地指出，所谓"气至"，就是针刺补泻后的"气调"。《灵枢·终始》云："所谓气至而有效者．泻则益虚，虚者脉大如其故而不坚也……适虽言快，病未去也。"

在进行针刺补泻后，观察"气至"的关键是检查脉象是否发生变化。这里所指的"气至"应为观察脉搏的力度变化，而不是观察其脉形的变化。如在临床上用针刺泻其实邪，治疗后其脉形未变，但脉搏搏动之力减弱，这就是"气至"。反之，若治疗后脉搏并未发生改变，则是"气未至也"，需调至"脉大如其故而不坚也"。

（五）结语

关于人迎寸口脉法的解释，历代医家观点均有矛盾之处。笔者根据文献及经典，通过理论分析，认为后世演变的于双手部进行诊断的人迎寸口脉法存在其诊断意义，并重新定义"关前一分"的位置，并对人迎寸口脉法指导针灸临床进行补充。因此，临床不应局限于诊脉位置，应分析其本质，从而避免诊断的盲目性。

三、中医疾病文献研究范例

"感冒"及相关病名考辨

"感冒"作为一种常见的外感疾病，现代医学叫作"普通感冒"，在中医古籍中曾有很多不同称谓，下面分而论之。

（一）"寒热"

《素问·玉机真脏论》记载："是故风者百病之长也，今风寒客于人，使人毫毛毕直，皮肤闭而为热，当是之时，可汗而发也。"指出风寒邪气是感冒的病因。《素问·骨空论》又记载："风从外入，令人振寒，汗出头痛，身重恶寒。"《素问·风论》："风气藏于皮肤之间，内不得通，外不得泄，风者善行而数变，腠理开则洒然寒，闭则热而闷，其寒也则衰食饮，其热也则消肌肉，故使人怢栗而不能食，名曰寒热。"描述了感冒的典型症状，并命名为"寒热"。然而"寒热"一名并没有得到后世医家的沿用，风寒邪气是感冒的病因这一观点却得到沿袭。

（二）"太阳病""中风""伤寒""中寒""正伤寒""正伤风"

东汉末年张仲景《伤寒论·辨太阳病脉证并治上》记载："太阳之为病，脉浮，头项强痛而恶寒。太阳病，发热，汗出，恶风，脉缓者，名为中风。太阳病，或已发热，或未发热，必恶寒，体痛，呕逆，脉阴阳俱紧者，名为伤寒。"均与当今感冒症状相似。同时张仲景《金匮要略·腹满寒疝宿食病脉证治》记载："夫中寒家，喜欠，其人清涕出，发热色和者，善嚏。"此也与感冒症状接近。

元代马宗素《刘河间伤寒医鉴》提出"正伤寒"一名，本义为"寒邪伏于体内，冬季发作"，后世医家沿用了"正伤寒"之名，但其内涵却演变为"冬季伤于寒邪，感而即发"。比如明代陶华《伤寒六书·治伤寒用药大略》曰："盖冬时为正伤寒，天气严凝，风寒猛烈，触冒之者，恶寒殊甚。"持此观点的还有陈嘉谟《本草蒙筌》、孙一奎《赤水玄珠》、李梴《医学入门》、张介宾《景岳全书》、秦昌遇《幼科折衷》、李中梓《伤寒括要》，清代沈金鳌《伤寒论纲目》、汪昂《素问灵枢类纂约注》、程国彭《医学心悟》、蔡贻绩《医学指要》、鲍相璈《验方新编》、吕震名《伤寒寻源》、费伯雄《医方论》、何廉臣《增订通俗伤寒论》。明代陶华在《伤寒六书》中提出"正伤风"一名，意指《伤寒论》中的"太阳中风证"，治用桂枝汤。"正伤风"一名得到沿用，如孙一奎《赤水玄珠》、龚信《古今医鉴》、龚廷贤《寿世保元》、孙志宏《简明医毂》、顾靖远《顾松园医镜》。

（三）"伤风""四时伤风""冷伤风""重伤风""小伤寒""鼻伤风"

隋代巢元方《诸病源候论》首载"伤风"一名，此名得到沿用，比如唐代蔺道人《仙授理伤续断秘方》、宋代王怀隐《太平圣惠方》、苏颂《本草图经》、史勘《史载之方》；朱肱《类证活人书》、宋太医局《太平惠民和剂局方》、赵佶《圣济总录》、许叔微《普济本事方》、成无己《注解伤寒论》、洪遵《洪氏集验方》、刘完素《黄帝素问宣明论方》、陈言《三因极一病证方论》、杨倓《杨氏家藏方》、王璆《是斋百一选方》、陈自明《妇人大全良方》、施发《察病指南》、严用和《严氏济生方》、杨士瀛《仁斋直指方论》、朱佐《类编朱氏集验医方》、许国祯《御药院方》。

清代周岩《六气感证要义》提出"四时伤风"一名，何廉臣《增订通俗伤寒论》提出冷伤风"重伤风""小伤寒"，徐荣斋《重订通俗伤寒论》提出"鼻伤风"。

宋代许叔微首先指出"伤风"就是《伤寒论》中的"太阳中风"，《普济本事方·伤寒时疫上》记载："治太阳中风，阳脉浮，阴脉弱，发热汗出恶寒，鼻鸣干呕。桂枝汤。（今伤风古方谓之中风）"许氏《伤寒百证歌·第二十四证中风歌》亦记载："恶风自汗是伤风，（仲景谓伤风为中风）体热头疼病势浓，手足不冷心烦躁，面色如常无惨容。"明代方有执亦认为"伤风"即"太阳中风"，《伤寒论条辨·辨阳明病脉证并治》："通篇虽无伤风一说，然以伤寒复称中寒论之，则中风得称伤风亦可推也。世俗又有感冒之称，盖由愚夫愚妇不知中伤与感本素灵之互文，乃讳中伤为重，而起趋感冒为轻，以便慰问之风，遂成弊习耳。原无关轻重之义……"值得注意的是，方氏认为"感冒"也是"中风"的观点并没有得到沿用。其后张景岳、喻昌、吴谦、薛雪、郑玉坛、陆懋修、张山雷、汪莲石亦沿袭许叔微的说法。

（四）"冒风""冒寒""感寒"

北宋王怀隐《太平圣惠方》记载有"冒风"，朱肱《类证活人书》记载有"冒寒"，赵佶《圣济总录》记载有"感寒"。值得注意的是，"冒风""冒寒""感寒"在书中并不是病名，而是一个动宾词组，意为"触冒风邪""触冒寒邪""感受寒邪"。

（五）"感冒""四时感冒""寻常感冒""非时感冒""三时感冒"

关于"感冒"名词的文献最早出处，一般认为是南宋杨士瀛《仁斋直指方论》，陈根成认为是《太平惠民和剂局方》。经查，《圣济总录·妊娠伤寒》就记载有"感冒"一词："论曰妊娠感冒寒邪，藏于皮肤。"该书"产后上气"亦记载有"感冒寒邪"，但此两处"感冒"是动词，为"感受触冒"之义。其后成无己《注解伤寒论》记载："是感冒四时正气为病必然之道。"亦是动词。南宋陈言《三因极一病证方论》记载："风是外淫，必因感冒中伤经络，然后发动。"此处可认为是"感冒"作为病名的最早记载。其后"感冒"一名得到广泛沿用，比如刘完素《素问病机气宜保命集》《伤寒标本心法类萃》、王璆《是斋百一选方》、刘信甫《活人事证方后集》、陈自明《妇人大全良方》、宋太医局《太平惠民和剂局方》、严用和《严氏济生方》、杨士瀛《仁斋直指方论》、释继洪《岭南卫生方》、朱佐《类编朱氏集验医方》。必须指出的是，"感冒"一词在古籍中的多数情况还是作为动词使用，常见的动宾组合有"感冒寒邪""感冒风寒""感冒风邪""感冒风湿""感冒风冷""感冒暴寒""感冒寒湿""感冒温疫""感冒寒疫"。元代曾世荣《活幼心书》提出"四时感冒"一名，得到沿用，比如明代虞抟《医学正传》、万全《育婴家秘》、孙一奎《赤水玄珠》、龚信《古今医鉴》、龚廷贤《寿世保元》、李中梓《医宗必读》、清代汪昂《医方集解》、顾靖远《顾松园医镜》、吴世昌和王远《奇方类编》、李潆《身经通考》、郑玉坛《彤园妇科》、文晟《慈幼便览》、沈文彬《药论》、娄杰《温病指南》、何廉臣《增订通俗伤寒论》）。

明代武之望《济阳纲目》提出"寻常感冒"，李中梓《伤寒括要》提出"非时感冒"，意指感受四时不正之气而致病。清代蒋示吉《医宗说约》提出"三时感冒"，意指春、夏、秋三季感受邪气而致病。现在普遍接受的观点是"伤风"为"感冒"的轻症，笔者查对古籍发现，大多数古代医家认为"伤风"重于"感冒"，与现在相反。比如元代李仲南《永类钤方·中风》记载："夫风……中则中五脏，伤则伤六经。轻则曰感曰冒，重则曰中曰伤。"明代王纶《明医杂著·病有感伤中》记载："病有感，有伤，有中。感者，在皮毛，为轻；伤者，兼肌肉，稍重；中者，属脏腑，最重。寒有感寒、伤寒、中寒，风有感风、伤风、中风，暑有感暑、伤暑、中暑，当分轻重表里，治各不同。"同时稍后的吴昆《医方考·感冒门》记载："六气袭人，深者为中，次者为伤，轻者为感冒，今世人之论也，古昔明医未尝析此。"其后持相同观点的还有武之望、李中梓、汪昂、顾靖远、后藤省、吴澄、吴仪洛、郑玉坛、丹波元坚、林佩琴、张振鋆。

（六）"感风""非时冒寒""时行伤寒""寒疫""热病"

明代王纶《明医杂著》记载有"感风"。徐春甫《古今医统大全》提出"非时冒寒"，指春、夏、秋三季感受寒邪致病。萧京《轩岐救正论》提出"时行伤寒"："伤寒乃感冒之重，感冒乃伤寒之轻者，在西北则多伤寒，在东南则多感冒，在冬三月为正伤寒，在春夏秋为时行伤寒……"清代张璐《伤寒绪论》提出"寒疫"："伤寒者，冬时严寒，感冒杀厉之气而病也……若春夏秋三时，感冒非时暴寒，谓之寒疫，亦曰感冒。夹食则曰停食感冒，虽非时行疫气，以非其时而有其气，故谓之寒疫，而实非疫也。"其后薛雪《医经原旨·阴阳》提出"热病"："感寒邪则发热，得汗而解，南人曰'伤寒'，北人曰'热病'。"必须指出的是，寒疫一名在中医古籍里往往是指"疫疠阴证"或"时行寒疫"（即春分以后，天应温暖而反寒冷，因而出现的类似伤寒的流行性疾病）。而"热病"一名在中医古籍里内涵十分丰富，既可泛指一切外感热性病，也可指伤寒病五种疾病之一，也可指夏季伏气所发的暑病，也可指五脏热病，同时也是《灵枢经》中的篇名。

（七）结语

总之，"感冒"一词在中医古籍中分为动词和名词两种情况，少数情况是名词，多数是动词，意为"感受触冒"。仅此"感冒"一病，笔者就总结出二十五种称谓，由此可以管见中医古籍的复杂性，以及进行中医药属于规范工作的必要性。

四、中医证文献研究范例

气虚血瘀证源流考

气虚血瘀证指气虚运血无力，血行瘀滞，以面色淡白而晦暗、身倦乏力、少气懒言、局部疼痛如刺、痛处不移、舌淡紫或有紫斑、脉沉涩等为常见气虚血瘀证的证候，1997 年《中医临床诊疗术语——证候部分》将其列为证候规范名。有关气虚血瘀的论述散在于中国古代医籍中，其含义大致相近，但各有侧重。

（一）先秦两汉时期是气虚血瘀证的萌芽期

先秦两汉时期并未见到"气虚血瘀"的表述，多见对气血关系的描述，并对气虚及血瘀分别进行阐释。《素问·五脏生成》云"诸血者皆属于心，诸气者皆属于肺，此四支八谿之朝夕也"，论述了气血相合是人体正常运行的重要条件。《灵枢·邪客》云"故宗气积于胸中，出于喉咙，以贯心脉，而行呼吸焉。营气者，泌其津液，注之于脉，化以为血，以荣四末……宗气不下，脉中之血，凝而留止"，言明宗气是鼓动心脉、运行血液的重要物质，营气是血液化生的重要物质基础，而宗气运行不畅则会带来血脉不通的病理结果。《内经》对气虚学说多有提及，如《素问·上古天真论》云"天地之精气皆竭"，《素问·通评虚实论》云"脉气上虚尺虚，是谓重虚……所谓气虚者，言无常也……气虚者肺虚也……余脏皆如此"，既论述了一身之气虚少的现象又进一步阐释了五脏气虚。其后又见对五脏气虚临床表现的详释，《灵枢·本神》言"肝气虚则恐""脾气虚则四肢不用，五脏不安""心气虚则悲""肺气虚则鼻塞不利，少气""肾气虚则厥"。

先秦两汉时期，"血瘀"一词出现次数较少，而《内经》各篇中多见"血脉凝泣""血凝泣""恶血""留血"及"脉不通"的表述，外感六淫之邪、情志所伤、饮食不节、跌打损伤、年高体虚皆可导致血瘀，《灵枢·痈疽》言"寒邪客于经络之中则血泣，血泣则脉不通"，提出了寒邪致瘀的理论；《灵枢·九宫八风》言"风从西北方来……脉闭则结不通，善暴死"，论述的是风邪致瘀；《灵枢·营卫生会》言"老者之气血衰，其肌肉枯，气道涩"，论述的是体虚致瘀；《灵枢·厥病》言："真心痛，手足青至节，心痛甚，旦发夕死，夕发旦死"，描述了因气虚血瘀所致真心痛的典型症状；《灵枢·经脉》言："手少阴气绝则脉不通，脉不通则血不流"，论述了心气亏耗，无力运行血液，则血脉痹阻。《金匮要略·惊悸吐衄下血胸满瘀血病脉证治》始有"瘀血"概念，张仲景提出了"瘀血""蓄血""干血证"等不同名称，并详细描述了血瘀证的病因、症状、脉象、治法，创立了理气活血法、活血逐瘀法、泻热祛瘀法、扶正祛瘀法等活血化瘀的方法，并创立抵当汤、桃核承气汤、下瘀血汤、桂枝茯苓丸等方剂治疗血瘀诸证。

（二）隋唐时期是气虚血瘀理论的发展期

隋唐医家加深了对病因病机的探讨，《诸病源候论》是我国第一部病机证候专著，对多种脏腑疾病的证候和病因病机进行了系统论述，提出气虚与血瘀的关系。《诸病源候论·虚劳病诸候上篇》言"虚劳之人，阴阳伤损，血气凝涩"，说明因虚劳所致阴阳二气的亏损是血凝的基础；《诸病源候论·心痛病诸候》言"心痛而不能饮食者，积冷在内，客于脾而乘心络故也。心，阳气也；冷，阴气也"，明确指出心之阳气虚损是血络不通、瘀而致痛的病因；唐代王焘《外台秘要》云"脉涩无阳是肾气少"，言明肾气虚、运血无力则血液运行缓慢瘀滞而凝涩。

（三）宋金元时期是气虚血瘀理论的成熟期

金元时期，医家对气虚血瘀学说的认识进一步深入。李东垣强调脾胃功能失常是气虚、血瘀形成的重要原因，《脾胃论·脾胃胜衰论》云"脾胃不足，皆为血病，是阳气不足，阴气有余，故九窍不通"，阐明元气不足，是导致血瘀内生的重要原因，创立了气虚血瘀的学术思想。李东垣在气虚不足可致瘀血的理论基础之上，重视脾胃强弱与瘀血内生的内在关系，开创补益脾土、益气活血的治法，认为脾旺则可益气祛瘀，常用黄芪、党参、白术等补中益气之品，辅以桃仁、红花、当归、丹参等活血化瘀之药。

南宋医家杨士瀛明确提出气血之间的关系，《仁斋直指方论》所云"气为血之帅，血为气之母"的理论，"血脉之所以流行者，亦气也"，强调了气血在生理、病理上的重要联系，血脉的正常运行依赖气的推动，并指出气血关系是以气为主导："盖气者，血之帅也。"并在对气血关系的深刻认知基础上，提出气血同治的治疗原则，强调气血并调，不可偏废，"然而调气之剂，以之调血而两得"，突出强调调理气机对改善血液运行的功效。

（四）明清时期专科专论的发挥

在前世医家气血理论基础之上，明代医家提出"气虚血滞"用以言明因气虚而导致的血瘀病证，并解释其病因病机。薛己《正体类要》云"气虚血滞……此元气虚弱，不能运散瘀血而然耳。"张介宾《景岳全书》云："然有气血本虚，而血未得行者，亦每拒按，故于经前亦常有此证，此以气虚血滞，无力流通而然。"张景岳《景岳全书·妇人规》云"此以气虚血滞，无力流通而然"，言明痛经气虚血瘀的病机。王肯堂《证治准绳》云"将来而作痛者，气虚血滞也，四物汤加茯苓、白术、香附"，言明痛经气虚血瘀的用药遣方。李中梓《雷公炮制药性解·卷二·草部上·人参》云"肺寒者，气虚血滞，故曰可服"，言明人参在气虚血瘀中的功效。

清代医家王清任认为气血运行失常是疾病产生的重要基础，《医林改错》云"无论外感、内伤……所伤者无非气血""元气既虚，必不能达于血管，血管无气，必停留而瘀，以一气虚血瘀之症"，第一次提出了气虚血瘀的概念，含有病机、证候的双重含义，指明气虚不能推动血行是导致血瘀的原因，在此基础上提出"治病之要诀，在于明白气血……审气血之荣枯，辨经络之通滞"的治疗原则。唐宗海《血证论·吐血篇》云"其气冲和，则气为血之帅，血随之而运行……故血之运，气运之……血瘀于经络脏腑之间……惟赖气运之"，皆诠释气血之间的关系，血液的正常运行必须有赖于气的充盛，并在此基础上提出"气行则血自不留也"，"凡治血者必调气，使气不为血之病，而为血之用"的治疗原则。叶天士《临证指南医案》云"初为气结在经，久则血伤入络……久病血瘀"，提出起病初期病位较浅，久病必耗气伤血，形成气虚血瘀的局面。

明清学者在前人的基础上，更加详尽地描述了妇科、内科、眼科、外科等各科疾病中气虚血瘀证的临床表现、脉象特征、经典方剂。王馥原《医方简义》云"近时妇女，两尺沉滞涩小者居多，因吾乡地属东南，湿热为胜，气虚血滞者为多……遍身疼痛难忍者，因产时百脉纵弛，气虚血滞，化出内风，游走不定"，言明了妇人之病气虚血瘀的病机、脉象的特点。郑寿全《医法圆通》云"人见昏迷，困倦嗜卧，少气懒言，神衰已极，又当以气虚血滞"，描述了气虚血瘀证的症状。裘庆元《三三医书·经历杂论·目疾论》云"气虚血瘀不能生光退红者亦复时有"，言明眼目疾病气虚血瘀证的特征表现。章楠《医门棒喝三集灵素节注类编》云"涩甚者，气虚血瘀，成肠，微涩者，成内，皆肠痈之类，故多下脓血也"，罗东逸《内经博议》云"其脉见涩，为气虚血滞"，言明气虚血瘀的脉诊以涩为特征。清代医家更提出对诸病气虚血瘀证的治法方药，如龚自璋《家用良方》云"遍身痛：生化汤加薤白二十根，肉桂八分，是气虚血滞，非寒也。"姚俊《经验良方全集·卷四·痘诊易知》云"若色灰白，此气虚血凝，当以保元汤加四物汤主之。"张璐《张氏医通》云"花蕊石散（局方）治气虚血凝，瘀积壅聚，胸膈作痛宜用重剂竭之。"

（五）当代气虚血瘀证规范的确立

1949 年后，国家陆续出版了中医系列规划教材，1960 年出版的第 1 版《中医诊断学讲义》及 1964 年出版的第 2 版《中医诊断学讲义》均没有出现气血兼证的相关论述，直至 1984 年出版的第 5 版《中医诊断学》正式提出"气虚血瘀证"，并明确其定义："气虚血瘀证，是气虚运血无力，血行瘀滞而表现的证候。常由病久气虚，渐致瘀血内停而引起。"此后，各版《中医诊断学》教材沿用至今。1997 年国家标准《中医临床诊疗术语——证候部分》出版，正式将"气虚血瘀证"列为规范证名。

（六）小结

通过对文献的梳理溯源，清其脉络，发现在古代医籍中，气虚血瘀一词最早见于《医林改错》，在此之前，与之较为对应的是"气虚血滞""气虚血凝"，均包含了病机、证候的双重含义，《医林改错》首次提出"气虚血瘀"一词后，言明"明白气血"是"治病之要决"，强调治疗瘀血首当辨明一身之气的虚荣，而治疗方法也应审明证因，不可拘泥，其后的医学典籍根据不同疾病，提出了针对性的治则治法及经典方剂。1984 年出版的《中医诊断学》正式提出气虚血瘀证的概念，明确了气虚血瘀证的临床表现，随着中医诊断学及中医名词术语的不断完善，将气虚血瘀证的概念统一为"气虚运血无力，血行瘀滞而表现的证候"，20 世纪 90 年代中医临床诊疗术语规范后正式确立为规范名。

第五章 中医诊断学临床研究

第一节 概 述

在整体观念指导下，进行四诊合参、病证结合、辨证论治是中医诊断学的重要内容，也是中医学临床的精髓。同时，基于中医诊断理论的临床实践，相关症状治疗前后的变化，也是判断临床疗效的重要指标，如《伤寒论》"太阳病，先发汗不解，而复下之，脉浮者不愈"。这些中医诊断和疗效评价方法，来源于中医自身的理论与实践，体现了中医诊断的辨证论治特点和整体观念，是符合中医自身特点的独有方法，并在古代中医临床实践中得到无数次验证。

但与作为全球主流医学的现代医学相比，原有的中医临床诊断条件和方法有许多缺乏客观的评价标准或体系，因此，在现代医学模式的影响下，中医诊断学临床研究开始逐渐利用和借鉴现代医学的客观评价指标，从多维度进行病证诊断和疗效评价。探索如何更加客观地评价以证候为基础的临床指标，也成为中医现代化的一项重要任务。

一、临床研究的目的、方法和要求

针对具体患者，运用四诊方法，对其发病、病史及症状、体征、舌苔、脉象做系统而全面的了解，按八纲辨证的基本原则，运用阴阳五行、脏腑经络、病因病机等理论，以诊断其病、辨明其证，因病制宜，依证立法，按法处方，因症遣药，使患者获得全面、准确的治疗，并及时观察其病情的转变和治疗的结果，做出详细的病案记录，就是中医诊断学应用于临床的全部过程。

因此，中医诊断学临床研究的对象是患者，开展研究的场所主要是医院等医疗机构。其在此过程中，通过筛选与比较不同的诊断方法，促进中医诊断标准的规范化、客观化，提高中医诊断疾病、辨别证候的准确性，明确疾病不同发展阶段的主要矛盾和预后，进而更有效地指导治疗，提高临床疗效。同时，对中医诊断学的基本理论进行验证总结，并在此基础上进一步发展，是开展临床研究的目的所在。

中医中药走向世界，与世界交流的"共同语言"就是中医各类研究中所包含的严密而科学的现代设计方案，中医诊断学的临床研究亦是如此。因此，研究中也可以突破既有的理论框架，提出质疑，以各种现代科学研究方法和患者的临床疗效作为中医诊断理论的检验和验证手段，证实、提高中医的诊断水平，有利于中医诊断学的现代化、科学化，有利于继承和发扬中医诊断学学术思想，有利于指导提高临床疗效。

二、中医诊断学临床研究的内容

中医的临床诊断应包括疾病的诊断和证候的诊断。

有人认为"症"作为辨证的依据，同时又是临床所要考察的对象，是联系"病"和"证"的中间桥梁和纽带，而将"症"纳入临床指标体系的研究也已开展多年，并取得了一些进展。

因此，目前中医诊断学的临床研究主要包括对于病情资料（症）的处理方法研究、病的评定标准研究、证候的评定标准研究等方面。

（一）病情资料（症）的处理方法研究

证匿于中，症显于外。一般说来，疾病虽然藏之于内，但其病机可通过症状、体征等端倪而反映出来。通过四诊详细、全面、准确地收集各种病情资料，为辨病、辨证做准备，是中医诊断的初级阶段。

因此，症状作为中医诊断学中最基本的内容，是中医诊断体系中最具体的要素，反映的是患者的临床表现，是中医认识疾病、辨识证候的重要依据，也是中医诊断学临床研究最真实、最基本的信息来源。

《素问·脉要精微论》指出："切脉动静而视精明，察五色，观五脏有余不足，六腑强弱，形之盛衰，以此参悟，决死生之分"。郑钦安《医理真传》指出："医学一途，不难于用药，而难于识症。"可见，古代医家在临床诊疗中对症状观察的重视程度。

以症状为纲对临床病、证进行分类和治疗的记载大量见于诸历代文献，中医诊断学在吸收历代医家的不同学术观点并不断对其丰富和完善的同时，难免存在着某些症状概念的不清晰、内涵和外延模糊、表述不准确等问题，尽管《中医诊断学》《中医症状鉴别诊断学》《中医药学名词》中有非常多的症状条目，但是临床病、证若干指标的评定标准研究，特别是临床症状名称和内涵的研究仍是中医学术界重要的研究课题。

（二）诊病、辨证研究

诊病又称辨病，就是判断疾病的病种，做出病名诊断。任何一种疾病的发生都有一定的病因，都有一定的脏腑等部位，具有一定的病机，并以一定的病状表现于外，具有一定的演变规律，因此对疾病进行判断是诊断所不可缺少的内容。

辨证与辨病相对而言，是对疾病所处一定阶段的病因、病位、病性做出判断并概括为完整证名的诊断过程。

可见，辨病因、辨病位、辨病性，是中医临床诊断不可或缺的部分，无论是作为贯穿始终的基本矛盾的"病"，还是作为在某一阶段主要矛盾的"证"，其本质组成都离不开这几个重要因素，而这些又要在充分收集临床症状的基础上才能准确进行。

1. 辨病因

"因发知受"是中医诊断学的基本原理之一。探求病因既可以增加对疾病全面和立体的认识，也是预防疾病发生、发展的内在要求。对疾病原因的认识和探索是推动中医发展的内在动力，体现了人类对疾病认识的程度和深度。从某种程度上说，病因理论的研究和探索体现了中医学独特的认识方法和思维方式，也是我们后世医家学习中医的切入点。中医把病因称为"邪"，是指"破坏人体相对平衡状态而引起疾病的原因"。将"病因"分为"内因""外因"和"不内外因"三种。具体地说，外感病因为六淫、疠气（戾气、疫气），内伤病因为七情（喜、怒、忧、思、悲、恐、惊）、饮食失宜（不节、不洁、偏嗜）、劳逸失度（过劳、过逸），其他病因为外伤、诸虫、药邪、医过、先天因素。病理产物痰饮、瘀血、结石也属于疾病发生的原因。

清初医家钱潢用"外邪之感，受本难知，发则可辨，因发知受"，高度概括了机体因感受外邪而发病，医家们再依据发病的症状、体征推测病因，从而求得病机、进行论治的思维过程。"因发知受"的本质，实际上包括了审证求因、由因求机和审机论治三个过程。目前临床研究中，如何结合科技手段及现代辨证体系，对还未显现出临床症状的疾病开展预测和干预治疗研究，做到"未发"亦"知因机"，因发而知传变，与传统中医"司外揣内"相互补充，对疾病的预后与转归有一定指导意义。

2. 辨病位

病位是疾病发生的场所，是病机的重要组成要素。病因作用于人体而发病时，一般有一定的病变部位，如脏腑、经络、五官九窍、四肢百骸及气血津液等都有可能成为病位。由于讨论疾病的角度、层面不同，历代医家对病位的措辞也不同，有曰在阴在阳者，有曰在表在里者，有曰在经络在脏腑者，有曰在三焦在卫气营血者。

随着医学实践的丰富和现代研究的深入，对病位的认识也不断完善，目前应用较为广泛的病位概念主要指的是脏腑经络，而经络是依附于脏腑，脏腑之间又互为表里，所以，以五脏为中心是中医诊断学病位概念的核心。

辨病和辨证的过程中，病位并不是孤立的存在，也并不等于个别症状发生的部位，而是运用中医整体观，分析综合之后做的病证的整体定位。辨清病位，有助于分清病证的标本。中医诊断学临床研究中，如何充分考虑五脏的整体性，辨明直接、间接病位的主次关系，更好地指导治疗，是研究的主要方向，也是中医诊断学整体审察、病证结合等基本原则的具体体现。

3. 辨病性

病性即病证的基本性质。病性分析的过程，即是对临床资料进行分析，寻找与病性有相关联系的临床资料，然后运用八纲、气血津液等理论进行归纳概括的过程。

病证的发生，根本在于邪正斗争引起的阴阳失调，因此，一切疾病及其各阶段的证候，其主要性质不外寒、热、虚、实四种。

寒和热，主要根据患者阴阳盛衰的状况，是着眼于机体体温的变化及对寒热的不同反应而归纳出来的；虚和实，主要是基于患者正气和病邪的力量对比而对其病理反应的强弱、缓急所做的结论。

人体的生命活动复杂多变，其病理变化也是多侧面、多层次的，临床上单一的性质判断往往不能反映病证性质的全部，例如，同属寒性，有实寒、虚寒，还可能出现实寒而滞、虚寒而滞等多种病性的不同组合。在这种复杂的情况下，传统的用阴阳概括病性的方法，往往会因过于笼统与含混而陷入困境。另有一些寒热特性不明显的病性，又可兼夹寒热，而由此呈现出阴阳之象，如"毒"有热毒、湿毒、寒毒之不同等，瘀血可因寒凝导致，又可瘀久化热等。应注意从不同的层面、角度去分析其阴阳属性，并注意阴阳的转化。

在对病性的分析过程中，如何从疾病现象中找出反映病性的特征，这是中医诊断学培养临床辨病、辨证思维和开展病性研究的关键。

三、临床研究方法和研究流程

传统的病证诊断，往往是在以主症为中心，收集病情资料的基础上，通过类比法、归纳法、演绎法、反证法、预测法等逻辑思维方法进行判断，对于一些疑难、疑似、危重病证，还可运用经验再现、线索追溯、病因穷举及试验性治疗等方法。

随着科学技术和中医理论的不断发展，中医诊断学的临床研究也开始出现新的趋势，如采用临床流行病学、循证医学的方法和技术，运用数据分析和数据挖掘等方法，出现了以"证素"为核心的辨证新体系，基于四诊辨证信息进行了一系列的客观评价研究，以及开展能够充分反映中医药临床优势的诊断指标体系等关键技术的研究等，都为中医诊断学新的发展和运用指明了方向。

（一）数据挖掘方法

数据挖掘是一种新兴的信息处理技术，它融汇了人工智能、模式识别、模糊数学、数据库、数理统计等多种技术方法，在中医诊断学临床研究中发挥着重要作用。

1. 描述性分析

本方法主要通过概括出数据的基本特征，得出基本规律，并为其他方法提供统计学基础。此种方法在与中医诊断有关的名老中医医案或临床病案研究中较为多见。

作为一门实践医学，许多诊断学的学术思想都蕴含于历代名老中医的医案和现代医院的病案中。这些医案包含了患者的临床信息、诊断结果、认识病种、辨别证型和治疗方案的原始记录，是中医临床研究的第一手资料，是最真实、最可靠的信息来源，从中可以较为详尽地了解病证特征并对其做较为完善的整理和发掘。其研究流程一般如下。

第一，确定挖掘对象。中医医案是收集病情资料，辨病、辨证论治思路过程的记录，是理、法、方、药综合应用的具体反映形式，其内容可谓丰富多彩。挖掘的最后结构是不可预测的，但要探索的问题一般是有预见的。

第二，数据准备。①数据的选择：搜索所有与挖掘对象有关的内部和外部数据信息，并从中选择出适用于数据挖掘应用的数据，如症状、体征、病名、证名、病位、病因、病性等。②数据的预处理：研究数据的质量，为进一步地分析做准备。③数据的转换：数据表达方式或类型的变换，如病名、证名、病因、病机、病位、病性、临床表现等内容的一致化处理。

第三，数据挖掘。对所得到的经过转换的数据进行挖掘。

第四，结果分析。解释并评估结果，通常会用到可视化技术。

2. 聚类分析

聚类分析又称群分析，是对多个样本（或指标）进行定量分类的一种多元统计分析方法。其实质就是根据研究对象的内在相关性或相似程度将其分为数类，使类别内数据的"差异"尽可能小，类别间"差异"尽可能大。本方法直接比较样本中各事物之间的性质，将性质相近的归为一类，而将性质差别较大的分在不同的类。本方法多用于各类疾病的中医证候特点及相关因素的研究。

聚类分析可分为增量聚类、分层聚类及分区聚类三种类型。分层聚类是目前中医药研究常用的聚类方法。此方法的流程一般如下。

第一，确定研究对象、来源、计算样本容量。

第二，将所有的症状指标列出，然后按照指标的内在相关性或相似性两两结合起来，如此一步步进行，直至所有对象都聚为一大类。随着聚类的进行，所有数据会形成一个具有不同相关程度的树形结构。

第三，结果分析。根据结构所反映的各证候之间的相关性，分析症状与证候之间的关联结构。

第四，专家判定。聚类分析并未对分类的合理性给出明确回答，所以尚要求中医专家结合临床及经验做出最终判定，这样就避免了单纯依靠数理统计工具而脱离临床实际的情况。正是由于聚类分析的这种主观、客观良好结合的特点，使中医证候证型等研究更客观、更科学，为进一步中医诊断的规范化提供依据。因此，此法在中医药研究中越来越多地被采用并取得了初步的成果。

3. 关联分析

本方法可用以探讨变量之间的相互关系。灰色系统是指部分信息已知、部分信息未知的系统，医学研究中遇到的常常是这类系统。研究灰色系统的方法很多，关联分析就是其中之一。其可以明确各因素对系统的关联程度，从不完全的信息中找出影响系统的主要因素。与其他多因素分析方法相比，关联分析原理简单，容易理解，计算简便，而且对样本分布类型和样本量等都没有严格的要求，适用性较广。

本方法多用于对中医"证"的临床客观指标进行数理分析，为证的客观实质探索提供新思想和新方法，也可用于对各种因素影响下的方证规律的研究。此方法的流程一般如下。

第一，建立数据矩阵。矩阵由多条数列组成，包括时间序列和非时间序列。前者研究随时间而变化的系统，通过历史的发展变化对因素进行分析；后者研究随指标变化的系统，通过分析各因素随指标变化对系统的影响来测度其关联水平，所以又称指标序列。

第二，数据矩阵预处理。通过对原始数据的归一化和标准化预处理，强化各因素间的接近性，增加可比性，提高分析效率。

第三，求差矩阵，找出差矩阵中最大值和最小值。

第四，计算关联系数、关联度。根据关联度排序，得出各因素对研究对象的关联程度的结果。

传统中医诊断临床实践重视人的生物系统性、人与自然和社会环境的关联及协调统一性，很早就注意到疾病的发生、发展及病证表现的多样性依人群、个体禀赋及环境而有所不同的现象，提出了"三因治宜"的区别化诊疗理论，这与西方医学随着基因组学的快速发展而兴起的"个性化医学"方向是一致的。

随着人类基因组计划及分子生物学、信息科学的发展，不同学科的生物医学数据"爆炸"式增长。如何整合这些数据资源，发现其中隐藏的知识，一直是系统生物学研究的难点。将目前生命科学中最前沿、最热点的研究与中医药联系在一起，以分子生物学的有关理论与方法为桥梁，在传统中医诊断学研究中发展相应的指标分析与整合手段，将有助于深入了解以整体观、辨证论治为核心的中医诊疗规律，为从多层次发掘中医药的科学内涵，加深对于复杂性疾病的了解提供新的途径。

4. 因子分析

因子分析是用较少的综合指标来表达多个观察变量，根据相关性的大小把变量分组，使得同一组内的变量之间相关性较高，不同组变量的相关性较低。此方法在中医证候规范标准研究中较为多见。此方法的流程一般如下。

第一，在完成回顾性调查的基础上，修改和完善假设辨证标准，再进行现场临床流行病学调查。

第二，确定因子分析模型。一种病可以表现为多种证候，而且证候间是相互关联的，因此在应用因子分析时，多采用斜交模型。

第三，进行探索性因子分析及证实性因子分析。

本方法将西医的一个病种相应地分为中医的几个证候，为"同病异证"提供了一种定量的分析方法，同时还可以分析证候间的相关性，为医生评价某一指标在不同证候中的主次关系提供了定量的分析手段，也为临床医生了解中医的证候的内在关系、深入研究证候的动态变化和指标间的相关性提供了有用的信息。

除此之外，关联规则分析、判别分析、遗传算法、神经网络、支持向量机方法、粗糙集理论等数据挖掘方法在中医诊断学的临床研究中均有应用。例如，基于关联规则的中医症状组团分析算法，可通过分析证素与证候、证候与症状的关联性，得出症状与症状之间的联系，自动发现具有相似或相同意义的症状组团；基于判别分析的疾病中医证型与检查指标的相关性研究，可通过症状、体征等其他相关变量，建立一个较好的判别函数，从而得出中医证候的判别准确率、判别分类的具体情况，有利于提高临床诊断的标准化、客观性及准确性；中医舌诊神经网络的优化遗传算法，从舌象的特点和基于舌象的八纲辨证中医知识的参数形式，并结合各证型的主症分析因子，利用改进遗传算法对构建的前馈式神经网络进行优化，为形成一种中医专家系统的软计算构成技术奠定了基础；基于粗糙集和遗传算法的中医方证相关性研究，针对中医方证相关性分析中存在的模糊性和不确定性问题，提出了基于粗糙集和遗传算法的中医方证相关性分析模型，等等。

唐代孙思邈《备急千金要方·大医精诚》云"病有内同而外异，亦有内异而外同"，这说明疾病的病机与证候、症状之间并不是简单的直线联系，是受许多因素影响而表现出或同或异的。因此，疾病的表现是错综复杂的，尤其是两种以上疾病同时存在时，就更增加了疾病的复杂性。在中医诊断学临床研究中，充分借助数据挖掘技术，分清疾病的主次，了解病证的客观本质和发展规律，尽可能全面深入地揭示患者体内的病机规律，既有利于抓住疾病的本质，做出正确的诊断指导治疗，也有助于推动目前生命科学、医学从"物质实体"向"关系实在"的研究模式的转变。

（二）基于四诊信息的客观评价研究

1. 基于证素的辨证方法研究

"证素"即辨证的基本要素，是通过对"证候"（症状、体征等临床信息）的辨识确定的病位和病性，是辨证的核心和关键。证素辨证通过对证素的辨识而确定的病位、病性组合构成"证名"，形成三阶双网结构的证素辨证体系。

证素辨证包括症状量化方法，运用双层频数剪叉算法、加权求和浮动阈值运算、粗糙集理论、贝叶斯网络、支持向量机等方法，将辨证体系充实并客观化，对中医诊断证素信息的挖掘、推理规则的获取、症状辨证素的量表制定等证素辨证研究的关键问题做了探索性的研究工作。

证素辨证仍植根于中医传统的辨证，揭示辨证的普遍规律、实质与特点，通过明确症状在不同证素中的贡献度将权值相加，作为证素成立的依据，最后将成立的证素有机组合，从而构成完整的证名。现代证素辨证的研究，已经运用现代流行病学方法延伸四诊资料并进行准确、全面的收集，用计量诊断方法纳入实验室检测指标，明确实验室指标的辨证意义，并试着借鉴量表评定的思路、原则与技巧，制定符合中医基本理论和临床实际的各种量表，为临床、科研服务。临床上，已在该辨证原理和方法的基础上进行了辨证施治。本方法流程如下。

第一，制定四诊资料规范化采集量表。

第二，收集四诊资料并录入，根据症情轻重的不同计算证素积分。

第三，建立起证候、证素、证型三者间的非线性映射函数，使隐变量转化成显性参数，将模糊信息变成清晰数据，提取出证候辨别证素的贡献度。

证素辨证将复杂的"证"化繁为简，将传统中医的模糊定性化为定量分析，以贡献值体现重要性，以主要矛盾观处理证素、证型之间的关系，反映质和量的哲学关系，避免对主观因素的影响，更具客观性和准确性，并减少盲目性及工作量。

2. 基于量表的证候诊断方法研究

量表作为一种对"软标准"量化的度量工具，运用量化方法把概念表达出来，采用赋分法来判断研究对象所表现的某些状态、行为和态度的程度差异，具有客观、量化的特征，能精确测量一个比较抽象的概念。

　　传统中医诊断大多采用定性描述方式，如何对中医病证的"软指标"进行量化，开展中医证候量化诊断方法学研究，成为研究的主要方向之一。近年来，许多学者尝试从不同的角度编制中医证候诊断量表，近十年发表的中医证候量表文献数量也呈逐年递增的趋势，目前已研制的中医证候诊断量表有一百八十多个，包括基本证候量表，涉及临床内、外、妇、儿等各科。本方法关键流程主要包括如下。

　　第一，中医证候诊断量表条目池的建立。构建症状、体征、舌脉等中医证候诊断量表条目池的方法，大致有文献分析、临床流行病学调查、专家咨询等。

　　第二，中医证候诊断量表条目筛选方法的确定。根据重要性、独立性、代表性、敏感性和操作性等量表条目的筛选原则，中医证候诊断量表条目可采用德尔菲法、离散趋势条目筛选法、区分度分析条目筛选法、克朗巴赫 α 系数条目筛选法、相关系数条目筛选法、聚类分析条目筛选法、因子分析条目筛选法等主、客观筛选的方法。

　　第三，在条目确定时，除应根据调查数据特点选择不同的筛选方法，根据研究内容及专业知识运用不同的统计方法，对条目筛选的结果取最适合的交集之外，还要考虑临床价值与中医辨证论治、整体观念理论、专家丰富的经验及临床实践相结合，尽量在统计学意义与临床意义之间保持平衡。

　　第四，量表条目赋权方法的选择。目前中医证候类量表条目分级量化赋权方法主要有主观赋权法、客观赋权法和主客观联合赋权法。

　　第五，量表诊断阈值的确定。确定证候最佳诊断阈值，并实行轻、中、重证候分级。

　　在中医证候量表研制中，应当注意的问题有：①应当注意明确证候诊断量表、证候评价量表、疾病诊断量表的区别。例如，"形体肥胖"可以作为痰湿证诊断条目，但作为评价痰湿证临床干预的条目则敏感性差。例如，作为痿病诊断条目的"肌肉萎缩"，不宜作为证候诊断条目，宜对"肌肉萎缩"的状态（如四肢麻木无力等）进行描述，才有助于判断中医证候。②构建证候量表理论框架应符合中医辨证思维以确保量表的中医特色和临床实用性，经得起数理推断，以确保量表良好的结构效度。同时要注意四诊条目如何客观合理量化分级和统计学方法的合理选用。

　　目前有学者运用量表学与代谢组学数据建立证候判别模型，就中医证候宏、微观辨证体系的构建进行了可行性探讨，将主观、定性的中医证候进行量化处理，与客观、定量的现代检验指标相结合，为中医证候辨证体系的现代化发展提供了新的思路。

　　但对中医各类证候量表的相关文献评价分析研究表明，中医证候量表的编制过程及具体方法需要阐明清楚，对重测信度、内容效度、区分效度、反应度等指标的评价方面有待改善，这说明中医证候量表要广泛应用到临床实践还需要加大研发力度。

　　3. 基于四诊仪器的中医诊断临床研究

　　传统中医诊法主要是通过医生的目测观察、语言描述、经验辨析来判断病证，但是缺乏对各类信息的客观记录，其诊断结果缺乏客观评价标准，使得状态辨析的精确性和重复性难以满足临床需要。

　　人工神经网络、数据挖掘技术、自适应试验、相似匹配测度、疗效评价模型等计算机技术的广泛应用，可以将传统中医四诊原理运用现代科技手段不断延伸、提高，并把中医临床观察结果以数据形式呈现，促使医生客观地辨识与评价人体的健康状况，从而利用量化分析与综合判断的技术方法对中医临床疾病进行客观化数据评测。基于四诊仪器的中医诊断临床研究，研究的核心问题是将人工智能方法引入到中医辨证体系中来，建立符合中医特色的信息化辨证逻辑体系，寻求中医证候方法学研究的突破口。

其研究关键在于以下三个方面。

第一，必须以中医理论为依据。

第二，研究方案中，应完善中医四诊信息客观化采集技术，基于多中心、大样本进行临床数据采集。

第三，主要用于中医健康状态辨识与中医临床疗效客观化评定。

4. 基于循证医学的中医诊断学临床研究

循证医学的"证"是"证据"，是"当前最好的、最可靠的、最有说服力的证据"，是运用临床流行病学方法开展临床研究取得的证据，证据的来源是临床试验［如随机对照双盲试验（RCT）］收集的研究数据，只有符合一定纳入标准的患者才可进入临床研究，运用的是统计学思维。

其流程一般为：临床医生面对具体患者，在收集病史、体检及必要的试验和有关检查资料的基础上，应用自己的理论知识与临床技能，分析找出患者的主要临床问题，并进一步检索、评价当前最新的相关研究成果，取其最佳证据，结合患者的实际临床问题与临床医疗的具体环境做出科学、适用的决策，在患者的配合下付诸实施，最后分析与评价效果。

以"症状"的改善为临床评价标准与循证医学理论有相似之处，中医诊疗以症状为基础，应用医生自己的辨病辨证理论做出诊断，根据自己的经验和相关验方记载遣方用药，再根据复诊的症状变化，或则"效不更方"，或则"中病即止"，或则"无效必改"，或则治愈，这个过程就完成了一次临床疗效评价。因此，传统中医评价疗效可以总结为三类方法：①据中医治疗前后的证候变化对比判断；②据病机的前后变化对比判断；③综合前两类方法进行对比判断。与循证医学定义有区别的，只是相关验方并不能够被定义为"最新的相关研究成果"。可以将主要症状相同的人列入同一研究中，即以主要症状来确定纳入排除标准，不用降维升阶至证型，借助两种治疗方式，观察主要症状的改善情况（即一次对照试验），以评价针对此类主要症状的治疗方式的疗效。

当前中医临床证据具有以下特点：①科学性。中医临床证据是在中医理论的指导下，遵循整体观和辨证论治思想，立足于人体实践，在长期、大量、反复验证的基础上产生的。②多源性。中医古籍证据，千百年传承、反复实践验证；名家经验和专家共识，体现现代中医成就；既往病案资料，个案报告；国家或行业标准、教材、临床诊疗常规和指南；各类现代研究证据，如 RCT、Meta 分析等。③主观性和不确定性。中医诊疗过程对病证的判断具有一定程度的主观性，依赖于医生的知识积累、个人经验和分析能力，其所形成的如专家经验、既往病案报道等经验性证据，也具有一定主观性和不确定性的特点。

目前有学者开展了对中医临床证据分级体系的探索，主要有两大方向，一是现有临床证据体系与中医的结合，二是基于中医理论体系建立全新证据分级和推荐系统。建立中医药领域的证据分级和推荐体系，需同时重视现代临床研究与古籍文献、专家经验、中医医案等具有中医特色的证据，形成中医特色证据的科学评价方法。

5. 基于德尔菲法和循证医学方法结合的临床指南研究

一般而言，科学编写的临床指南可分为两大类，即基于专家共识的指南和循证指南。

德尔菲法是采取匿名的方式广泛征求专家的意见，经过反复多次的信息交流和反馈修正，使专家的意见逐步趋向一致，最后根据专家的综合意见，对评价对象做出评价的一种定量与定性相结合的预测、评价方法。我国称之为专家评分法或专家咨询法。应用德尔菲法在量化中医证型的诊断指标上可以提供参考，也可以对无法适应目前临床实践旧的诊疗标准进行修订补充，其实施要素包括专家小组人数及入选人员的确定、咨询表的设计及研究方法的确定等。

随着循证医学的提出和发展，采用循证的方法制定临床实践指南成为国际主流趋势与共识。循证临床实践指南是按照循证医学的研究方法制定出的一组临床指导意见，制定循证临床实践指南的方法学是基于广泛收集临床证据的方法学，其结论（推荐意见）须有可靠的证据支持。

目前，循证医学是国外制定诊疗指南的主要方法和手段，但是专家经验在中医药学术中较之西医有独特的作用和较高的地位。对中医诊断学的标准化研究应该根据中医学自身的特点，合理地运用德尔菲法，充分听取专家的意见，结合循证医学方法进行研究。

(三) 病证结合的临床研究

目前病证结合研究的研究思路包括以病统证、以证统病及方证相应等。其内容主要围绕三个方面展开。

1. 病证结合下特定疾病辨证标准的制定

其研究方法涉及多个学科知识应用的综合，其中，文献研究是证研究的基础，临床调研是构建证标准研究的重要环节，专家问卷调查可提高证标准的指导性，症状/体征量化是证标准建立的关键，计算智能方法的介入将为证诊断研究提供技术平台。

比较引人注目的是新兴前沿学科方法在证诊断标准制定中起到的重要作用，如基于熵的复杂系统划分方法在证量化诊断标准制定中的应用，影像学检查、理化指标、基因、蛋白、代谢等多层次多水平的技术手段的应用等。

2. 疾病的证分型、分期及核心病机研究

这方面的研究主要包括两个方面的内容：①特定疾病证分类、分布及演变规律的研究，也就是所谓主要"证型"的研究；②特定疾病的核心病机研究，如高血压病的核心病机为肝阳上亢，更年期综合征的的核心病机为肾虚等。

疾病证的分布规律主要的研究方法是横断面调查。证的演变规律在临床的研究多采用横断面调查、纵向研究、回顾性研究、专家调查等。疾病的核心病机和分期的临床研究，多是在既往理论探究和临床经验总结的基础上，可能会结合方证相应的研究思路，再利用干预性的临床研究方法加以验证。

3. 证的本质研究

其研究目的主要是希冀能从组学、生物化学、病理过程等多个层面，利用疾病的相关指标或机制探索证的本质。用以病统证的思路来研究证的本质时，即用现代医学客观指标来辨别及区分证，一方面能推动对证本质的认识，另一方面也能为辨证标准的制定提供客观指标，因此该部分的研究方法与前述辨证标准的研究方法重合。

在以证统病和方证相应的研究思路下，目前证的本质的主要研究方法包括实验研究（动物模型）、临床研究等，在临床研究方面，主要通过病例对照、队列研究等设计，从理化指标、生化指标等方面研究证的本质，可能会涉及西医疾病指标的多个层面。

第二节　中医诊断学临床研究范例

一、中医常见疾病临床研究范例

"病"是一个相对独立的、纵向的、整体的中医诊断学概念，是指在病史上或临床症状上具有一定共同特征，不因患者和地域差异而改变的一组临床表现的命名，是对这类疾病全过程基本规律、基本矛盾的概括。每一种疾病都有各自的病因可寻、病机可究、规律可循、治法可依、预后可测，诚如朱肱《类证活人书》所说："因名识病，因病识证，如暗得明，胸中晓然，无复疑虑，而处病不差矣。"因此，中医病名诊断，不能由证名诊断所代替；同时，由于中西医的基本理论和对疾病的认识角度上的差异，它也不能由西医病名诊断所取代。

（一）古代医籍中以辨病为主所进行的临床研究范例

1.《黄帝内经》"辨病"范例

"黄帝问曰：有病心腹满，旦食则不能暮食，此为何病？岐伯对曰：名为鼓胀。"

"帝曰：有病胸胁支满者，妨于食，病至则先闻腥臊臭，出清液，先唾血，四肢清，目眩，时时前后血，病名为何？何以得之？岐伯曰：病名血枯，此得之年少时，有所大脱血，若醉入房中，气竭肝伤，故月事衰少不来也。"

"帝曰：善。有病身热解惰，汗出如浴。恶风少气，此为何病？岐伯曰：病名曰酒风。"

这些经文，分别记载了鼓胀、血枯、酒风等疾病的症状，并进行了辨析，给出治疗方药，属于典型的辨病论治案例。

2.《伤寒论》用于疾病分类的"六经病"研究

《伤寒论》中的"六经病"，即三阴三阳，它不同于中医学的"病"，亦不同于西医所说的病。西医所说的病一般存在一定的致病因素，一定的病变位置，如肝炎的致病因素为病毒，病位在肝；肺炎的致病因素为细菌、真菌、病毒等，病变位置在肺。"六病"则是一系列具有一定规律性的证候表现的总概括，可表示病位的表里，或半表半里；也可提示病性的阴阳属性，或半阴半阳；还能提示病情的传变规律。此外，《伤寒论》中的六病还可以进行简单的证候相加，如可将凡太阳病或少阳病而见里、热、实等症状者称为太阳阳明合病或少阳阳明合病。

3.《金匮要略》的辨病论治研究

（1）主证、主脉、主方、主药明确疾病的研究：《金匮要略》首篇"脏腑经络先后病脉证治"，提出"若五脏元真通畅，人即安和"的观点，强调了内因病起主导作用的发病学说，对于疾病本质的认识，则是把内因和外因相结合起来分析，着眼于环境致病因素与机体抗病能力相互作用引起的机体反应性上。对于这种结合内外因的机体反应性，凡是具有某些共同的发展过程和特定证候表现的，就归属一类，规定统一的病名，并有主方、主药，形成了"病的概念"。如："谷疸之为病，寒热不食，食则头眩，心胸不安，久久发黄为谷疸，茵陈蒿汤主之。"

（2）异病同治的研究：在《金匮要略》中论述了肾气丸可用于四种病证。一是治疗肾阳不足的虚劳病证。"虚劳腰疼，少腹拘急，小便不利者，八味肾气丸主之。"二是治疗痰饮的微饮证。"夫短气有微饮，当从小便去之，苓桂术甘汤主之；肾气丸亦主之。"三是治消渴病的下消证。"男子消渴，小便反多，以饮一斗小便一斗，肾气丸主之。"四是治妇人转胞证。"问曰：妇人病饮食如故，烦热不得卧，而反倚息者，何也？师曰：此名转胞，不得溺者也，以胞系了戾，故致此病，但利小便则愈宜，肾气丸主之。"

（3）专方专病的研究：人体发生疾病都有基本矛盾贯穿于始终，只要掌握疾病的基本矛盾，针对性地只采用一方对一病进行治疗，就能收到良好的效果。例如："百合病，不经吐、下、发汗，病形如初者，百合地黄汤主之"；"百合病发汗多者，百合知母汤主之"；"百合病一月不解，变成渴者，百合洗方主之"。由此看出，百合病无论是正治法，还是误治后的治法及病程日久出现变证的治法，均采用以百合为主药的汤剂、洗方来治疗。

因此，以辨病为主所进行的专方专病研究，也是中医学术发展和中医临床研究的一个重要内容，如百合病用百合类方，脏躁用甘麦大枣汤等，都有很强的针对性，其临床疗效是辨证处方及其随证加减所代替不了的。

4.《温病条辨》的辨病论治研究

《温病条辨》中，将疾病分类列举于首条，如上焦篇第1条云："温病者，有风温、有温热、有温疫、有温毒、有暑温、有湿温、有秋温、有冬温、有温疟。"足见吴氏对辨病的重视。首辨病名，利于把握温病本质。病名是对疾病全过程的特点与规律所做出的概括与抽象，就温病而言，其命名的方式主要是根据病因，病因是疾病发生、发展的原因，最能体现疾病的本质，对病因的治疗体现了治病求本的原则。吴鞠通倡导辨病，有利于从整体把握各种温病的本质，以及疾病特异性的病因和病变的规律。

辨病包含疾病的诊断与鉴别诊断两个方面。《温病条辨》开篇首列临床常见的九种温病，并对九种常见温病下了严格定义，以便更好地把握疾病的特征。如上焦篇第22条"形似伤寒，但右脉洪大而数，左脉反小于右，口渴甚，面赤，汗大出者，名曰暑温"等。在鉴别诊断上，如《温病条辨》上焦篇第43条在给湿温下定义的同时，强调湿温病有"状若阴虚"的特点，告诫临床应重视湿温病的鉴别诊断，两者虽然有"午后身热"的相似临床表现，但治法迥异。湿温病的治疗是禁汗、禁下、禁润，倘若医者缺乏对疾病的鉴别诊断，将湿温病辨为阴虚，错误地应用滋阴之法，轻则病深不解，重则误人性命。

（二）现代中医常见病临床研究范例

现代医学辨病是建立在现代自然科学发展的基础上的，以现代解剖学、组织学、生理学、病理学、微生物学等为基础，以客观的实验检查和先进的仪器检查为依据，在微观层面对疾病的认识更加具体、深入、全面，能够发现一些中医无证可辨的疾病，也能够在疾病的整个过程中为中医辨证治疗指明方向。所以金寿山先生说："能辨证而不识病，可谓只见树木不见森林，在诊断上缺乏全局观点，在治疗上会毫无原则地随症变法。"

1. 特发性肺纤维化（肺痹、肺痿）

特发性肺纤维化（IPF）属中医"咳嗽""喘证""痰饮""肺胀"等范畴。而现代多数医家根据其病因病机特点，多以"肺痹""肺痿"论之。

本病的临床研究方法主要依托于临床流行病学，在此基础上，运用循证医学为IPF的疗效评价提供可靠证据，而量表法的应用将生物医学模式转向生物-心理-社会医学模式，生活质量作为一项独立指标或辅助性指标可用于评价IPF患者对治疗的反应。

（1）临床流行病学方法研究

1）描述性研究：包括病例报告、病例分析和横断面研究。病例报告和病例分析主要是描述和报告罕见的临床现象，为进一步的诊断、预后及治疗等提供参考。如有病例报告收集7例肺纤维化合并肺气肿（CPFE）患者的一般资料、临床表现及肺功能等特征，归纳总结了CPFE的临床特点，为IPF的临床诊断及治疗提供参考。另一项病例分析比较特发性肺间质纤维化和肺癌患者的性别、年龄、吸烟指数等方面的差异，总结临床特点并进行统计学分析，为特发性肺间质纤维化患者的早期诊断和预后判断提供了思路和方法，并为治疗方法的原则提供依据。

横断面研究也称横断面调查、现况调查，是按照事先设计的要求，在某一特定人群中，调查收集特定时间点某种疾病的患病情况，以及患病与某些因素之间的联系，常用于中医证候学调查设计。有研究为探讨IPF不同临床分期的证素分布情况及演变规律，以来自6家医院的 IPF 患者为研究对象，采用流行病学横断面调查方法，将制定的 IPF 中医临床调查表进行现场问卷，收集患者人口学资料和中医症状情况，建立数据库并从中提取证素，最终得出结论气虚血瘀乃 IPF 的核心证素。

2）分析性研究：包括队列研究和病例-对照研究。队列研究是应用于防治措施的研究，研究的目的是评价治疗结局。例如，一项研究按可疑病因因素的有无将33例吸烟肺纤维化患者及27例非吸烟肺纤维化患者分为两组，追踪观察一定期限，吸烟组 C 反应蛋白水平较非吸烟组明显升高，表明吸烟与 IPF 的发病有着密切联系。

病例-对照研究是一种回顾性调查研究，其特征是由结果推断原因，适合于病因学、危险因素及预后因素等的研究。来自韩国的一项多中心病例对照研究，选择78例 IPF 患者和78例非 IPF 患者，在简单的逻辑回归分析中，证明暴露职业环境中的金属粉尘与 IPF 的发病显著相关。

3）实验性研究：又称为临床试验，主要是指随机对照试验。主要用于治疗性或预防性研究。例如，李文君用随机分配的方法，将符合纳入标准的 IPF 患者随机分为试验组和对照组，然后接受相应的试验措施，试验组予以基础治疗加服益气固表丸，对照组予以基础治疗（激素加免疫抑制剂）。将合格研究对象分为试验组和对照组，在一致的条件下或环境中，观察两组治疗后生活质量评分、呼吸困难指数等指标变化，并用上述客观指标对试验结果进行科学的测量或评价，由于随机分组已经有效地避免了各因素间的相互混杂，所以随机对照试验的统计学分析方法只需单因素分析，而不需要多因素分析，从而验证益气固表丸对于 IPF 患者的治疗效果。

（2）循证医学方法研究：循证医学来源于临床流行病学，实际就是临床研究方法学过渡为临床实践方法学。循证医学的精华在于临床医生应用科学的临床思维和方法学以及最佳的研究成果（证据），联系患者的实际，指导临床医疗实践，并力争取得最佳诊治效果，其方法学的基础和标准（证据）均源于临床流行病学。系统评价作为循证医学重要的研究方法，是针对某一具体临床问题，系统全面地收集全世界所有已发表或未发表的临床研究，采用临床流行病学严格评价文献的原则和方法，筛选出符合质量标准的文献，进行定性或定量合成（Meta 分析），得出的结论即是临床决策的重要依据。例如，臧凝子通过计算机检索 CNKI 等数据库，筛选符合纳入及排除标准的文献，使用 RevMan5.0 软件进行统计学分析，应用 Meta 分析方法对中药及中药组方治疗特发性肺间质纤维化（IPF）的临床疗效进行评估，结果显示通络中药试验组总有效率明显高于西药对照组，且临床症状较西药组疗效更优，客观、全面、真实地评价了中医药指导下的治疗效果。因此，中医的证候研究和疗效评价均可采用循证医学的研究方法。

（3）量表法研究：目前国际应用于肺纤维化临床研究的量表较多，研究证实 St. George 呼吸问卷（SGRQ）和医学结局调查（SF-36）这两个量表的信度和效度较高，多用于 IPF 的临床研究。但目前国内生活质量评价研究较国外仍明显不足。为此，国内一些研究在借鉴国外现有量表的基础上，采用较为科学的量表设计方案，旨在设计一套具有中医特色，且适合我国国情的 IPF 生活质量评价量表。例如，臧凝子基于结构化决策法、文献研究法、统计分析方法，运用德尔菲法及临床测评法进行反复筛选，经过主观、客观筛选及初步的信效度评价形成量表 IPF-TCM-HRQOL32，最终证明其信度、效度均较好，在进一步大规模验证后可作为 IPF 可靠的测评工具。

2. 冠心病（胸痹心痛）

（1）德尔菲法和循证医学方法研究：2019 年，中华中医药学会心血管病分会发布《冠心病稳定型心绞痛中医诊疗指南》。该指南参照国际临床指南制定标准，在相关法律法规和技术文件指导的框架下，以传统中医辨证论治为基本点，结合循证医学原理，在古今文献回顾分析、临床流行病学调查、中成药系统综述、名老中医经验总结、专家咨询等系统研究工作的基础上，对冠心病稳定型心绞痛的诊断标准、基本证候特点、辨证用药规律等进行了梳理、归纳、总结，并经讨论制定。该指南旨在规范冠心病稳定型心绞痛的中医诊疗，促进中医诊治稳定型心绞痛水平的提高，以期为从事冠心病防治的中医、中西医结合临床医生提供指导性意见。

（2）循证医学方法研究：随机对照试验（RCT）一直被看作是临床研究的"金标准"，其系统综述在循证医学中属于最高级别证据，是指导临床决策的重要依据和主要临床研究方法。冠心病病机的核心是心气虚损、血脉瘀阻，采用活血逐瘀法常可获得良好效果，相关的随机对照试验研究文献较多。

有研究系统评价了中医活血法干预成人冠心病的随机对照临床研究，并分析相关文献的价值及存在的问题。该方法以"中医活血法"，"临床疗效"，"冠心病"为关键词，采用 Cochrane 系统综述方法，检索 2005 年至 2019 年重庆维普数据库、万方数据库、中国知网和 Pubmed 数据库等电子资料库，同时手工检索相关杂志、专业信息。所得信息均进行 Jadad 评价，对同质性研究进行 Meta 分析，表明中医活血法可以干预冠心病的临床症状，但由于纳入所获取的数据仍有诸多不足，需要进一步开展设计严谨、方法先进、结果可靠的多中心临床研究。

有学者指出，可以借鉴循证医学的思路和方法，通过推荐、筛选、验证及反馈，初步构成的冠心病中医临床疗效评价指标体系框架可分为三层四维。三层指目标层、维度层、指标层。目标层：冠心病中西医结合疗效评价指标体系；维度层：以中医证候要素为内容的疗效评价、对西医"病"的常规疗效评价、基于患者生存质量的疗效评价、终点事件的疗效评价；指标层：维度层的具体化、可操作化，包括证候他评量表、证候自评量表、心绞痛积分、平板运动试验、静息心电图、冠状动脉造影、一年内冠心病再住院次数、冠心病住院天数、恶性心律失常、心力衰竭、非致死性心肌梗死、心脏病全因死亡等。对冠心病中医疗效评价各指标进行逻辑分层，反映了决策问题的递阶层次结构的建立。四维包括中医证候、西医疾病、生存质量、终点事件，其中引入"西医疾病"客观的评价方法是中医现代临床实际的需求，对中医证候疗效的评价在体系中起到了决定性的作用，对疾病疗效的主、客观评价都包含其内。生存质量体现不同文化和价值体系中的个体对于他们的生活目标、期望、标准及所关心的事情和有关生存状况的体验，是对中医"形神合一观"在疗效评价中的诠释。终点事件是指对患者影响最大、最直接，患者最关心、最想避免的临床事件。终点指标是真正的疾病结局，能反映干预的真正效果，偏倚较小。

（3）真实世界临床研究：对于真实世界中医临床发展科研范式的主要核心是临床科研整体的一体化，其特征是以人为本，以数据为导向，以总体问题为主要驱动目标，医疗临床诊疗实践和科学计算相互交替。

真实世界是针对"理想世界"而言的，是指在传统医疗条件下，应用日常对患者诊治过程中产生的信息。目前的真实世界中，中医学临床诊疗产生的患者信息，通过对病历、理化值及检测手段、医嘱记录及住院诊疗记录等多种方法被保存下来。真实世界临床科研的研究是利用临床上对患者诊疗记录所产生的诊疗数据开展的科研。

有学者对冠心病真实世界诊疗规律进行了探索性研究，其思路为：运用临床科研信息一体化信息共享系统，通过临床科研病历，录入冠心病稳定型心绞痛患者病历数据；运用 ETL 及 PLSQ 软件规则数据，形成符合科研需求的标准化数据并进行分析挖掘；应用复杂网络等软件分析挖掘冠心病稳定型心绞痛患者的一般特征、证候分布及静脉滴注中药制剂的用药规律。

该研究利用中医临床科研共享系统采集病历，提取出某中医药大学附属医院心内科住院的患者共 923 例，进行数据规则预处理后，利用相关统计方法进行分析，得出结论如下。

针对冠心病发病性别的分析可以看出：①冠心病的发病人群以女性居多，占 62.6%；②冠心病在各节气发病分布规律中，惊蛰、清明、春分、谷雨、小满、雨水几个节气可能为冠心病发病较为集中的时间，提醒人们冠心病高发节气中注意病情变化，可提前进行预防；③从合并病的分布规律看，冠心病的患者主要合并病为高血压病、糖尿病、高脂血症，符合临床实际；④针对既往史在冠心病发病患者中的分布规律推测，高血压病、糖尿病、高脂血症是冠心病发病的首要危险因素；⑤冠心病患者的诱因主要为劳累和情绪因素；⑥针对有无饮酒史对冠心病发病影响的分析可以看出：有 9%的患者曾有饮酒史，91%的患者没有饮酒史。

3. 中风病

（1）Meta 分析方法：有研究对活血化瘀法治疗急性脑出血随机对照试验进行了系统评价，急性脑出血属于中医的出血性中风，认为其病位在脑，发病原因不外虚、风、火、痰、瘀、气六端。其病机为气血逆乱，脉络破损，血溢脉外。出血性中风所致清窍闭塞，半身不遂等症状，均与瘀血有关，瘀血、痰水化生热毒是病势进展的重要因素，因此，瘀血是贯穿该病始终的基本矛盾。系统评价结果提示，活血化瘀法治疗急性脑出血患者有益，基于研究证据，活血化瘀法能有效改善急性脑出血患者的神经功能，促进血肿的吸收，由于纳入试验质量存在各种偏倚等因素，所以不能排除偏倚的可能，故影响了上述结论的可靠性。要进一步验证活血化瘀方药治疗急性脑出血的疗效，需进行设计合理、大样本、多中心的随机对照试验。

（2）量表研究方法：中医临床四诊中所获得的患者的信息大多为描述性的指标，影响了临床评价的一致性，这也是建立中医临床评价体系的难点和关键问题。近年来，在急性脑卒中的临床及科研中，国内外学者已发表很多关于急性脑卒中预后相关因素的评估量表，但在众多的评估模型中，很少有预测模型被应用于临床。这些评估量表都很复杂，多数包括多个变量，如不易于获得的随着时间变化的血浆葡萄糖水平的变化、脑血肿量，还有的评分只能应用于单一的某种卒中类型。

有研究对基于四项简易变量的 SOAR 量表的临床意义进行验证，目的在于通过研究了解该量表的准确性及能否在我国急性脑卒中患者中进行推广使用。研究得出中脏腑 SOAR 评分高，且死亡率高，从而证实了中脏腑为中风的急重症。研究还证明了年龄、卒中类型、卒中分类与 SOAR 量表均具有正相关关系，年龄高、出血性卒中、完全前循环卒中的患者 7 天内死亡率高。因此 SOAR 量表可以快速预测急性脑卒中患者住院早期死亡率，帮助患者制定治疗计划，从而提高整个机构对卒中的治疗质量。

4. 中医常见病（肺胀）临床研究范例——基于现代中医辨病论治思想的补肾中药治疗慢性阻塞性肺疾病稳定期随机对照试验的系统评价

该范例研究的目的为：系统评价基于现代中医辨病论治思想的补肾中药治疗慢性阻塞性肺疾病（COPD）稳定期随机对照试验的有效性和安全性。方法为：计算机检索 PubMed、the Cochrane Library、CBM、CNKI 数据库，搜集有补肾功能的中药复方治疗 COPD 稳定期的随机对照试验，检索时限均从建库至 2017 年 12 月。由 2 位研究者独立筛选文献、提取资料和评价纳入研究的偏倚风险后，采用 RevMan5.3 软件进行 Meta 分析。该研究共纳入 33 个随机对照试验。Meta 分析结果显示：与常规治疗组比较，中药联合常规治疗可以提高临床疗效，改善患者咳痰和喘息症状，提升第一秒用力呼气量（FEV1）、用力肺活量（FVC）和 6 分钟步行试验（6mWD）。结论为：基于现代中医辨病论治思想的补肾中药联合常规治疗能提高 COPD 稳定期的临床疗效。

对于慢性阻塞性肺疾病（COPD），2000 年至 2014 年 40 岁以上人群的患病率为 9.3%，在 2030 年 COPD 将成为世界第三大死亡原因。目前的治疗措施在控制 COPD 症状及消除药物的不良反应和不良事件等方面仍然做得不够。COPD 在中医属于"肺胀"范畴，中医治疗肺胀有着悠久的历史和经验。

现代中医诊断施治模式分为中医辨证论治、辨中医"病"基础上的辨证论治、中医辨病（中医病名）论治与专方专药、基于现代医学辨病基础上的辨证论治、中西医结合"疾病-证型-表型"的辨证论治、基于现代医学"病"的辨病论治和中医对症治疗七种，基于现代中医辨病论治，即没有通过传统的中医辨证，而是采用"病"的临床研究模式，强调评价干预措施对于现代医学疾病的有效性和安全性。

该研究采用中医理论辨西医疾病之基本病机论治，认为 COPD 稳定期的治疗应以补肾为基础，补肾是治本之举，在 COPD 稳定期使用了具有补肾功能的中药复方治疗，即"辨病论治"。该研究认为，辨病论治有效的证据之一是：目前部分用于验证中药复方疗效的疾病模型是没有经过中医辨证的疾病模型，即这些研究的结果体现的是中药治疗疾病的疗效。检索发现有补肾功能的中药复方治疗 COPD 疾病模型显示出较好的疗效，也是对中药辨病论治治疗 COPD 的一个有力支撑。该研究所纳入的试验均属于治疗 COPD 辨病论治范畴，是 COPD 动物实验疗效的临床反应。基于辨病论治的补肾法治疗 COPD 稳定期疗效如何，就是该范例系统评价需要回答的问题。

该范例研究制定检索策略之后，使用计算机检索 PubMed、the Cochrane Library、CBM、CNKI 等数据库，搜集有补肾功能的中药复方治疗 COPD 稳定期的随机对照试验（RCT），检索时限均从建库至 2017 年 12 月。研究类型为基于辨病论治基础上的 COPD 稳定期有补肾功能中药复方治疗 COPD 稳定期的 RCT，无论其是否采用盲法。由于中药复方的复杂性和 COPD 本身发病特点的复杂性，该研究纳入的是有补肾功能的中药复方，而非仅有补肾功能的中药复方。研究对象为 COPD 稳定期患者，其西医诊断标准参考中华医学会呼吸病学分会慢性阻塞性肺疾病学组制定的《慢性阻塞性肺疾病诊治指南》或慢性阻塞性肺疾病全球倡议（GOLD）。干预措施为：试验组在常规治疗的基础上联合使用具有补肾功能的中药复方，对照组采用常规治疗。常规治疗的主要措施包括抗炎、支气管扩张、止咳化痰平喘等，具体药物名称、药物剂量及疗程不限。结局指标包括临床总有效率，中医症状总积分，咳嗽、咳痰、喘息症状积分、肺功能、圣乔治评分（SGRQ）、6 分钟步行试验（6mWD）、急性加重次数等。

该研究设定的排除标准包含：①有中医辨证分型；②研究数据不全或有明显的错误；③只有摘要和（或）文献全文无法获取；④重复发表的文献。由两位研究者独立进行文献筛选和资料提取，并交叉核对，如遇分歧，则讨论解决。资料提取内容主要包括：①纳入研究的基本信息，包括研究题目、第一作者和发表时间等；②研究设计类型及偏倚风险评价的关键要素；③试验组与对照组患者的基本情况，包括纳入例数、年龄等；④结局指标：有效性、安全性等。纳入研究的偏倚风险评价由两名人员按照 Cochrane 手册针对 RCT 的偏倚风险评估工具进行评价。采用 RevMan5.3 软件进行 Meta 分析。Meta 分析的水准设为 $\alpha = 0.01$。采用倒漏斗图判断是否存在发表偏倚。

初筛共获得文献 560 篇，经过逐层筛选，最终纳入 33 个研究，均为中文文献。纳入的 33 个研究中，中药+常规治疗对比常规治疗 22 个，中药+康复对比康复 2 个，中药对比常规 5 个，中药对比空白 2 个，中药+常规治疗+康复对比常规治疗 1 个，中医+常规+隔姜灸对比常规治疗 1 个。纳入研究的偏倚风险评价结果显示所纳入研究的总体质量不高。

研究结果发现对比常规治疗，基于现代中医辨病论治思想的补肾中药联合常规治疗可以提高 COPD 稳定期的临床疗效，改善患者咳痰和喘息症状，提升 FEV1、FVC 水平，提升 6mWD。但是未能改善患者的咳嗽症状、第一秒用力呼气量占用力肺活量的百分比（FEV1%）、FEV1/FVC 和 SGRQ，也未能减少患者的急性加重次数。研究结果还显示，单独使用基于现代中医辨病论治思想的补肾中药治疗并不能改善不经中医辨证的 COPD 稳定期患者的 FEV1/FVC。

虽然部分动物实验结果给了我们辨病论治的启示和鼓励，COPD 中医"辨病论治"显示了一定的疗效水平。但毕竟与中医传统诊疗模式的辨证论治或病证结合论治不同，其疗效尚有待于进一步地临床试验来验证。受限于纳入该 Meta 分析的 RCT 存在如下缺点：①没有基于中医辨证论治，无疑增大了不同研究及同一个研究之间的异质性。②一些研究方法学质量低下，如缺乏随机数列的产生方法，没有分配隐藏和使用盲法等。

③是否存在报道偏移不清楚。因为无法找到所纳入研究中的哪怕一个研究方案，所以上述结论的得出仍然需要多个设计良好的多中心 RCT 来证明。

二、中医常见证临床研究范例

（一）古代医籍中的辨证论治范例

中医辨证论治的过程也就是一个信息交换问题的解决过程，通过"观其脉证、知犯何逆、随证治之"的具体步骤，来解决临床医疗活动过程中遇到的问题。《伤寒论》《金匮要略》体现了张仲景辨证论治思想的精髓。刘渡舟认为："中医学以辨证为先，惟《伤寒论》一书，祖述岐黄之学，发明汤液之旨，对于辨证论治，独领风骚，高出人表，而为中医之魂……认识疾病在于证，治疗疾病在于方。"

1. 《伤寒论》的辨证研究

（1）主证、次证与兼证的关系：《伤寒论》在辨证的层次上可以分为主证、次证与兼证。主证与次证都是核心病机的反映。主证不可缺失，反映疾病的一般规律，是疾病的主要矛盾，也是一组症候群中最核心的体现，其最能反映病机，是确定何种"证"的关键，也是与其他"证"相鉴别的重点。次证是主证的佐证，与主证病机相同，但不具有特征性，次证虽反映主要病机，但其并不是一证中不可或缺的部分。兼证在《伤寒论》中多由主体病机其中的一部分发生变化所致。

临证之时，可通过找主证来简化辨证的过程，如《伤寒论》中论及少阳病辨证，言"伤寒中风，有柴胡证，但见一证便是，不必悉具。"书论中有许多具体的例证，如第 99 条三阳证见，以"胁下满"投以小柴胡汤；第 229 条少阳内传阳明"胸胁满不去"，虽只见一两条症状，病机却都属于少阳枢机不利，故皆使用小柴胡汤。本条对于主证的启发不仅适用于辨柴胡证，也适用于辨其他方证，扩大了经方的应用范围。

若主证单一，有多种考虑之时，可通过寻找次证来推断出主证最可能反映的病机，以明确判断。主、次证是矛盾的普遍性，是"常"，兼证是矛盾的特殊性，是"变"，处理好这三者的关系，也就做到了知常达变。书中主证对应主方，兼证通常以加减用药的方式进行治疗。主证定主方，次证随主方，兼证的出现，往往意味着病情发生了新的变化。若只顾主证，忽略了兼证，则病不得愈，病机也多会发生变化，甚至可能变得更为复杂。兼证出现之时应审其病机，若与主证之病机相互联系，可依据主证之主方而进行加减用药或另立新方，如桂枝加葛根汤、桂枝加厚朴杏子汤、桂枝加附子汤等，为在主方用药上进行少量药物的加减变化。而如果此兼证并非附于主证而发生，已进入合病和并病范围，则在组方用药上需更多地考虑兼证的病情。

（2）六经病辨证的研究：六经病辨证包含六经病及每种经病中出现的诸多病证及汤方证。六经病按照不同的性质可以分为两大类，包括三阳病和三阴病。仲景总结每种经病的概念和基本性质及其特定表现，并提出相应的治疗大法和代表方剂，由于不同的病邪属性和兼夹症，以及每个患者的体质不同，常出现病证的不同表现。因此，仲景又对每经病的多个病证进行分析论述，并提出相应的治疗方剂。

如偏头痛是临床常见的一种以发作性、搏动性为特征的慢性神经血管性疾病，该病多发偏侧，以中重度疼痛为主，发作时间可持续 4~72 小时，安静状态下或充分休息时得以缓解，而光声或过度劳累等刺激会加重病情。西医认为偏头痛产生的机制主要有三种学说：血管源学说、神经源性学说和三叉神经血管学说。而中医则认为偏头痛的病机主要集中在：外邪遏制清阳；内外合邪造成偏头痛；内伤造成脏腑失和、气血逆乱。仲景《伤寒论》关于头痛论述一共 17 处，其对头痛的描述病因清楚，方药严谨，治疗禁忌及预后论述详细，为理论与实际相结合之典范。《伤寒论》以六经循行作为分证纲领，对头痛进行分经分诊，首次将头痛分为太阳经头痛、阳明经头痛、少阳经头痛、少阴经头痛、厥阴经头痛和太阴经头痛，治法以汗法、下法、温法为主，以病因病机为基础，太阳经头痛多以汗法为主；阳明经头痛多以下法为主；少阳经头痛虽未提及治法，但以小柴胡汤和解少阳，当属和法；阴经头痛多以温法为主。《伤寒论》亦提及因表邪未解或因误治出现的头痛的相应治法。

2. 《金匮要略》辨证论治研究范例

（1）观时诊察病因病性病位，因时判断预后转归：时间贯穿并影响着疾病的发生与转归，张仲景早已意识到时间观念在中医辨证论治中的重要意义，并在《金匮要略》一书中得以充分的展现。

辨病因：《金匮要略·脏腑经络先后病脉证》指出，"五邪中人，各有法度，风中于前，寒中于暮"。

辨病性：《金匮要略·痉湿暍病脉证治》提出，"病者一身尽疼，发热，日晡所剧者，名风湿"。

辨病位：《金匮要略·惊悸吐衄血下血胸满瘀血病脉证治》指出，"从春至夏，衄者太阳，从秋至冬，衄者阳明"。

依时预测疗效：《金匮要略·痰饮咳嗽病脉证并治》就有"脉弦数，有寒饮，冬夏难治"的论述。寒饮脉弦数，是脉证不相适应，从时令来说，冬寒利于热而不利于饮，夏热利于饮而不利于热；从用药来说，用热药治饮则不利于热，用寒药治热则不利于饮，所以难治。

依时预测转归：《金匮要略·血痹虚劳病脉证并治》提出："劳之为病，其脉浮大，手足烦，春夏剧，秋冬瘥。"仲景认为，随着时间的推移，病情会相应地出现转变，如虚劳因阴虚阳亢者，春夏木火正盛，阳气外浮，则阴愈虚，故病加重；秋冬金水相生，阳气内藏，故病减轻。

（2）辨证基本规律

询病史：如"久咳数岁，其脉弱者可治……其脉虚者必苦冒。其人本有支饮在胸中故也，治属饮家"，"夫瘦人绕脐痛，必有风冷，谷气不行……"等。

明脉证：如"病人脉浮者在前，其病在表；浮者在后，其病在里"。掌握脉证进行辨证，首先辨明病的提纲证。如痉病由外感风邪而致者，其提纲证为"病者身热足寒，颈项强急，恶寒，时头热，面赤目赤，独头动摇，卒口噤，背反张"。

识病因：可从病史、脉、证三个方面来辨识。从病史识别病因，如风湿，有"汗出当风，或久伤取冷"的病史，从证识因，如"太阳病，无汗而小便反少，气上冲胸，口噤不得语，欲作刚痉，葛根汤主之"，从脉识因，如"男子脉浮弱而涩，为无子，精气清冷"。

别病位：辨证病位，关键在于据证深入分析其病机，并根据脏腑的生理功能、属性及其表里关系等，最后确定病变所在之部位，如肺的主要功能是主呼吸，与鼻、皮毛有密切关系，"肺中寒，吐浊涕"。

分属性：即分清阴阳、寒热、虚实，以定其性，如"疟脉自弦，弦数者多热，弦迟者多寒"。

察病机：亦即对病因、脉证、病位及病情发展的综合分析。从脉证审因以识病机，如"寸口脉浮而大，按之反涩，尺中亦微而涩，故知有宿食，大承气汤主之"，"下利不欲食者，有宿食也，当下之，宜大承气汤"。从病位、属性以识病机，如"夫脉当取太过不及，阳微阴弦，即胸痹而痛，所以然者，责其极虚也。今阳虚知在上焦，所以胸痹，心痛者，以其阴弦故也"。

定证名，为了准确地表达辨证的结果，故须给证候定名。《金匮要略》对证候定名大致有以下四种类型：一是以症征命名，如咳逆、上气等；二是以病因命名，如风湿、痰饮等；三是以脏腑病机命名，如肺痿、肠痈等；四是以营卫气血命名，如卫气不行、营卫不利、血痹等。

（二）现代中医常见证临床研究范例

1. 肝郁气滞证

人体的功能活动依赖于气机的调畅，肝主疏泄的功能对于气机的调畅起着至关重要的作用。而肝郁气滞证是造成肝失疏泄的核心，其病因包括情志异常、外感疫疠之邪、劳逸失度、饮食所伤、用药失当及肝失所养等因素，这些皆可导致肝气郁滞。

现代学者认为，"肝郁"是高级神经活动紊乱而表现出的一组症候群，情志异常是主要病因，"气滞"则为情志异常引起机体调控功能失常而致内环境失衡的病理过程。

肝郁气滞是许多疾病的核心病机，"非一病之专名，乃百病之所由起也"，故部分疾病可以此为治疗的重心进行遣方用药。其中，肝郁气滞证在妇科疾病中最为常见，如乳腺增生、卵巢功能减退、子宫内膜异位症、不孕症等，在消化道系统常见于胃炎、胃痛、胆石症、肝炎等疾病，而部分学者发现神经系统疾病及眼科病（如"绿风内障"）均可从本证入手进行治疗。

（1）描述性分析：有研究通过对 24 319 份病历的统计分析，总结肝郁气滞证的发病情况，并分析有关因素，同时通过对 600 例本证及其兼证的观察，详细分析了该证之成因。结果显示：肝病最为多见，占五脏发病率的 39.56%，肝郁气滞及相兼证候占肝病总数的 41.9%。此外肝病的各种证候，多数轻重不同地表现有肝郁气滞征象。女性占肝郁气滞及兼证总体患者的 79.23%，肝郁气滞证多发年龄为 20~50 岁，病例中脑力劳动者占的比重最大，达 57.3%。本证就诊率三月份最高，占四季总数的 58.37%。经统计还可看出，情志致病居于首位，占 68.83%，其中郁怒伤肝最多，占 49.5%。情志因素自然是肝郁气滞证的重要因素，然而临床实践资料表明，影响肝主疏泄的功能是多方面的。该研究共涉及中医病种29种，西医病种39种，可见本证在临床上是常见证、多发证。

有研究通过对肝郁气滞及相关证候152例的动态观察，认为动态变化包括本证候的形成和本证向他证转化两个基本过程，肝郁气滞证候的形成可分为前沿证、非典型证、典型证三种状态，证候的衍化可分为偏原发证、间位证、偏继发证、继发证四种状态。这些不同的证候状态各具特点，但又密切相关。

有学者还对肝郁气滞证患者自主神经功能状态进行调查，测定内容包括眼心反射、皮温测定、皮肤划痕征、脉差实验和压差实验。结果发现肝郁气滞证患者多数表现为自主神经功能障碍，交感神经偏亢。

（2）量表研究方法：有研究利用湖南医科大学杨德森等编制的50项版本生活事件量表，对乳腺增生患者进行调查，发现肝郁气滞组患者平均年龄小于其他各组，但生活事件评分却显著高于各组，提示年龄、生活事件评分已成为乳腺增生病肝郁气滞证的诊断依据。

有研究采用汉密尔顿抑郁量表评分分析肝郁气滞型与肝郁脾虚型抑郁症患者的差异。其中，肝郁气滞型患者的汉密尔顿抑郁量表的症状因子在日夜变化、认知障碍等因子上载荷较大，提示肝郁气滞型患者常伴有精神情志方面的问题。

（3）诊法客观化研究：有研究应用DY-SS-1型三探头中医脉诊仪，对25例正常人、34例肝郁气滞证和28例肝火炽盛证患者进行脉象观察研究，根据中医寸口诊法三部九候的基本要求，同步采集寸、关、尺三部脉象，并采用独诊法与辨证法相结合的中医脉象分析方法进行分析判断，以揭示其脉象信息特征，探索病因病机、证候与脉象之间的相关性，为该类证候的中医辨证施治提供客观的参考依据，为脉诊客观化临床研究提供新的思路与方法。结果显示：34例肝郁气滞证中，23例为弦脉，其余为变异的相类脉。病情初起时多在左关出现明显独异的弦脉，其余脉象未受影响；若不加控制或失于治疗，渐渐负向波加深，波峰变钝，波的正负比例逐渐减小，负向波甚至超过主波正向高度，并波及其余脉象，脉率变缓，最后可使脉波形态和频率完全异常。对肝郁气滞患者的证候与脉象分析结果显示：①出现独异脉象者多由生气、情绪过激等诱发，诱因单一且持续较短时间；临床表现以情志不舒、疲乏、少动、时有太息为主；多为病情较轻，病程较短者，身体整体状况良好，辨证治疗后效果改善明显。②出现多部脉象异常的患者多由精神紧张、焦虑等因素长期持续存在或性情急躁每每发作，不加控制；以精神抑郁、太息频作、怒而不言、喜静恶动为主，并伴有反应迟钝、行动迟缓、缺少兴趣，甚则有轻生心态；多为病情较重，病程较长，失于治疗者，身体整体状况较差，症状复杂多变，可有其他脏腑功能失调的表现，辨证治疗后显效慢，易反复。

还有研究利用MS-2型二道生理记录仪对21例肝郁气滞者的呼吸波进行描记，探讨肝郁气滞证主症之一的"喜太息"，体会到"喜太息"的症状可以用呼吸波记录仪客观的记录出其特有的波形和频率，并作为判断肝郁气滞证的轻重与病情进退的客观指标。

（4）证本质研究：为了探讨肝郁气滞证的实质，有些学者对肝郁气滞状态的患者尿液中的 MHPG-SO4、单胺类神经递质、cAMP、cGMP 水平、cAMP/cGMP 值，血浆中 TXB_2、6-酮-PGF1α 等进行了测定。

结果发现，可以反映中枢去甲肾上腺素（NE）的代谢水平的尿中的 MHPG-SO4，在肝郁气滞者尿液中含量显著高于健康人。有学者对尿中环核苷酸的量测定结果显示，肝郁气滞组 cAMP 的量明显低于健康组，而 cGMP 正好相反，cAMP/cGMP 值健康组显著高于肝郁气滞组，提示肝郁状态自主神经功能紊乱，引起 cAMP、cGMP 的改变。

还有研究发现，肝郁气滞患者血浆中的 TXB_2、6-酮-PGF1α 的含量及 TXB_2 与 6-酮-PGF1α 的比值均较正常人明显增高，提示肝郁气滞证病生变化的基础之一是 TXB_2、6-酮-PGF1α 的失衡。测定结果在 TXB_2、6-酮-PGF1α 升高的同时 TXB_2 升高更为明显，提示要出现血小板聚集和血管收缩的现象，因而可以推断肝郁气滞证有出现瘀血的倾向。

2. 脾虚证

脾主疾病虽有虚实之分，但多以虚证为主。学术界集中的观点认为"脾虚证"多由饮食劳倦、思虑过度所伤，或年老体衰、久病耗气所致，常见有脾气虚、脾阳虚、脾气下陷、脾不统血等证。有数据挖掘资料显示，与脾虚相关的中医病症主要包括泄泻、厌食、便秘、崩漏、消渴、哮喘、胃脘痛等疾病。与脾虚相关的西医疾病主要集中于腹泻、胃炎、溃疡性结肠炎、糖尿病、消化不良、慢性乙型肝炎等疾病。说明脾虚与这些疾病的关系比较密切。

当代学者近些年来从微生物学、基因学、神经内分泌学、免疫学等不同角度对"脾虚证"的实质做了深入的研究。

（1）证本质研究：在基因层面，有研究对慢性浅表性胃炎"脾虚证"患者的胃黏膜 DNA 芯片数据进行深入挖掘和生物信息学分析，以求从机体整个物质能量代谢水平来研究脾的生理功能和"脾虚证"的发病机制。研究结果表明，"脾虚证"患者在脂类、蛋白质、糖类和核酸代谢方面存在明显异常，并推断脾虚证患者脂肪酸分解降低，胃肠组织胆固醇摄取降低，同时机体胆固醇转化分解降低可能是血浆脂肪酸和胆固醇升高，最终出现高脂血症的原因。"脾虚证"患者不仅蛋白质合成降低，而且还存在蛋白质的更新障碍，这可能是"脾虚证"患者会出现消瘦、体倦乏力的原因之一。该研究还发现，"脾虚证"患者在蛋白质靶向输送的多个过程中存在障碍，与蛋白质靶向输送和翻译后修饰相关基因的表达下调可能与脾虚运化功能低下密切相关。另外，脾虚证患者 DNA 复制和修复及转录的降低可能是导致其蛋白质合成降低及功能紊乱的深层原因。同时该研究发现，与物质能量代谢相关的基因中大部分为酶或有酶活性的基因，或者是作为酶辅助因子的铁、铜、锌离子代谢的基因，这些结果说明酶基因表达异常可能是"脾虚证"患者物质能量代谢紊乱的重要特征。

在代谢组学研究中，有学者通过采集 12 例健康人和 12 例亚健康脾虚证患者的尿液样本，用观察法比较健康组与亚健康脾虚证组之间尿液代谢产物谱的差异。结果显示，健康人与亚健康脾虚证患者两组的尿液样本之间代谢物含量有明显差异。其中，脾虚证患者尿液中3-羟基丁酸、乳酸、甘氨酸、肌酐、马尿酸的含量低于正常组，氧化三甲胺、柠檬酸的含量高于正常组。有学者运用超高效液相色谱-四极杆-飞行时间质谱联用技术分析脾气虚患者血浆中小分子代谢组成分，发现 carnitine c（8：0）、GPCho（38：6）和分子量为341.282的未知化合物可能为脾气虚证代谢综合征的潜在标志物。还有研究发现，运用超高效液相色谱-四极杆飞行时间质谱联用技术分析脾气虚患者尿液中小分子代谢组成分，发现了一些脾气虚证的潜在标记物，如 leucylproline 和苯乙酰谷氨酰胺。这些试验有助于脾气虚证临床微观指标的诊断，对中医脾气虚证的量化起了一定的规范作用。

（2）四诊客观化研究：随着颜色光学理论的发展和测色仪器的更新，国内外已能用精密仪器测定物体颜色，为中医色诊学走向现代化提供了可能。田雪飞等用 MPV0 显微分光光度计检测正常人及脾病三个证型患者明堂部的色相、明度、彩度，研究显示脾病三个证型以黄光为主，湿热蕴脾组黄光反射率大于正常，脾气虚、脾不统血组反射率小于正常。

有专家提出"脾色环唇"辨治脾虚证的理论，所谓"脾色环唇"，脾色即脾病之色（黄色），环唇即口周，黄色独现于口唇周围称为"脾色环唇"，认为该体征临床常见于脾胃功能低下者。"脾色环唇"特色辨证脾虚证诊断标准为凡以脾色环唇，舌淡胖或有齿痕，脉沉、缓、细弱或兼见食少、腹胀为常见症的证候。

有学者认为，色度学 Lab 值的变化能较为客观地反映望诊所见色泽，故 Lab 值可作为临床望诊的参考依据，色度学面部色诊分析方法是实现面诊客观化的突破口之一。有学者根据此方法对 300 例"脾色环唇"脾虚证患者及 300 例健康人群的 Lab 值进行一般描述性分析。认为脾虚证患者唇周颜色以黄色为主，而且色度学面部色诊分析方法可为基于"脾色环唇"辨治脾虚证提供依据。

也有学者对此种"脾色环唇"诊断理论进行了真实性评价研究。通过对 188 例患者通过《中华人民共和国国家标准·中医临床诊疗术语》（GB/T16751.2-1997）中制定的脾虚证辨证标准（A 标准）及基于"脾色环唇"辨证脾虚证的特色辨证标准（B 标准）进行脾虚证与非脾虚证的辨证，计算灵敏度与特异度。结果提示基于"脾色环唇"辨证脾虚证有较高的灵敏度，但是由于脾虚证证候诊断标准缺乏可靠的"金标准"，故采用传统诊断试验方法对其做出的评价结果尚需进一步验证。

（3）德尔菲法与循证医学方法研究：中华中医药学会脾胃病分会于 2014 年 8 月牵头成立了《脾虚证中医诊疗专家共识意见》起草小组。起草小组成员在既往发布的脾虚证诊疗标准的基础上，综合近年来脾虚证的研究成果，依据循证医学的原理，广泛搜集循证资料，并先后组织国内脾胃病专家就脾虚证证候分类、辨证治疗、诊治流程、疗效标准等一系列关键问题进行总结讨论，形成共识意见初稿，之后按照国际通行的德尔菲法进行了三轮投票，并经专家再次进行讨论、修改和审定，完成了共识意见，于 2017 年 9 月公布了《脾虚证中医诊疗专家共识意见》。该专家共识意见提出了脾虚证的诊断标准，参考相关指导原则，依据相关古代文献、临床实际及专家共识，将脾虚证分为脾气虚证（包括脾虚湿蕴、脾不统血、中气下陷三项兼证）、脾阳虚证和脾阴虚证三种证型，确定了各自的主症、次症和兼症诊断，并给出了脾虚证主要症状量化分级评分表。

该专家共识意见还明确了脾虚证的辅助诊断参考指标为尿 D-木糖排泄率低下，唾液淀粉酶负荷试验活性低下。

3. 中医常见证（脾气虚证）临床研究范例——亚健康状态的流行病学调查及其脾气虚证代谢组学研究

亚健康状态缺乏明确诊断为"某病"的理化依据，不能确诊为疾病，它实际上是机体生理活动规律失常的综合表现，是一种还达不到器质性改变的功能性变化，是人体身心整体调节异常的早期反映。因此，以具体的"形态结构学"为基础，以单纯的"生物性疾病"为研究对象，以数字化的检验数据为诊疗依据的现代医学很难把握亚健康状态的诊治规律。而中医学是一门以整体观念为指导，以辨证论治为主要诊疗特点的医学理论体系，其有别于现代医学的最大特点之一就是对人体"生理特性"和"功能活动规律"的重视。

辨证论治是中医学诊治疾病的基础，是中医学中最富有特色的科学精华。中医的证具有明显的经验医学特征。现阶段研究方法多采用整理性研究、验证性研究，虽然制定了多个证候诊断的标准，但难以被广泛推广。究其原因，这些标准多具有一定的主观因素。另外，这些证候常常伴有相关疾病，不同疾病对证候又有重要影响，哪些是证候特有症状，哪些又是受疾病影响而发生的症状，难以分清，例如，消化系统脾虚证和妇科脾虚证难以采用同样标准。这些问题一直困扰着证候的标准化研究。

亚健康状态中医证候则可以排除疾病影响，有利于探索证候固有症状特点，为证候标准化研究提供科学依据，从而提高辨证水平，促进中医药学的发展。因此，开展亚健康状态的中医证候研究具有重要的科学意义。

目前对于脾脏证候即"脾病"与唾液之间的关联研究取得了一定的成绩，其中唾液淀粉酶已作为脾气虚证的诊断参考标准之一。然而，也有研究尚存在不少问题，如主要停留在简单理化检测、单个蛋白质的水平，研究内容相对单一，存在着低水平重复，研究深度不够，缺乏多指标同步监测研究等。因此，这样往往仅能解释某一局部的现象，无法揭示脾气虚弱时唾液成分变化的真实本质。现代生命科学认为，代谢产物处于生命调控的末端，所以代谢物比基因、蛋白质更接近于生物的表现型。因此，从唾液代谢物方面有可能更容易寻找脾气虚证的生物标志物，这就需要更全面更系统的资料以评价机体的代谢状态，而这正是代谢组学所能解决的问题。

该研究首先通过流行病学调查，研究亚健康状态的发生状况、临床表现及相关影响因素，研究亚健康状态的中医证候分布及其常见证候脾气虚证的证候特征。其次应用代谢组学的研究方法，探讨亚健康脾气虚证唾液的代谢物特征，为脾气虚证的客观化研究奠定了基础。

其研究方法应用横断面研究方法，采用现场调查方式，使用问卷结合临床检查结果的方式判断健康状况，包括健康、亚健康状态、疾病。同时通过医生访谈采集调查对象的中医四诊信息资料，按有关中医证候的辨证标准进行辨证。然后，将上述合格的调查问卷经过信息处理后录入数据库，应用软件进行描述性分析、卡方检验、Logistic 回归分析、因子分析等方法，以研究亚健康状态的发生状况、临床表现、相关影响因素、中医证候分布及其脾气虚证的证候特征。

选择亚健康状态脾气虚证为实验组，以正常人作为正常对照组，以亚健康肾阴虚证为试验对照组，运用 PH 仪测定唾液的 PH，应用全自动生化分析仪测定唾液中的生化指标，应用磁共振成像等方法测定唾液的^{1}HNMR 谱，并将其积分值进行中心化和比例换算，用软件进行主成分分析，以研究亚健康状态脾气虚证唾液的代谢特征。

（1）研究结果

1）本次调查的 6110 名企业、医科高校等特定人群中，有 3981 人处于亚健康状态，现患率为 65.1%，其中女性高于男性，年龄在 30 岁以下亚健康人群最多，占 79.4%，随着年龄的增大亚健康状态的现患率降低。

2）与亚健康状态相关的因素有学历、职业、加班、体育锻炼、休闲活动、工作能力、遇到挫折事故、外形、收入、居住条件、人际关系、生活环境、安全感等 15 项。根据 B 值判断，其中学历、加班、遇到挫折事故为亚健康发生的危险因素，职业、体育锻炼、休闲活动、工作能力、外形、住房满意度、收入、人际关系、健康状况、生活环境、安全感等其余项为亚健康发生的保护因素。

3）本次调查结果显示，亚健康状态的临床表现非常复杂，涉及躯体、心理和社会等多个症状。进一步应用因子分析，共提取 10 个公因子，结合医学知识，可将亚健康状态的临床表现分为社会型（主要表现为交往频率下降、难以承担相应的社会角色等）、心理型（主要表现为精神紧张、情绪不稳、焦虑、压抑等）、疲劳型（主要表现为疲倦乏力、少气懒言、头痛、头晕、胸闷气短、心慌、腹胀、腹痛、食欲不振、腰背酸痛、腿膝酸软等）、眼涩咽干型（主要表现为眼睛干涩、眼睛酸胀、口苦、咽干等）、二便异常型（主要表现为大便干结、大便稀溏、小便不净、夜尿频数等）、月经不调型（主要表现为痛经、经期异常、白带过多等）及体质型（主要表现为容易感冒、恶风怕冷、容易出汗、手脚心热等）七个亚型。

4）本次调查结果显示，亚健康状态的中医证型分布较分散，涉及 33 个中医证候，其中前 10 个常见证候的发生频率最高，其累积百分数达到 70% 左右，它们是脾气虚证、肝郁脾虚证、肝肾阴虚证、肾阴虚证、肝郁气滞证、肾阳虚证、肾精不足证、心脾两虚证、脾肾阳虚证、肝阴虚证等。

5）本研究结果显示，亚健康脾气虚证的主要临床表现有疲倦乏力、食欲不振、少气懒言、大便稀溏、容易感冒、容易出汗、腹痛、反应迟钝、腹胀、恶风怕冷等。进一步应用因子分析显示其主要证候特征：气虚表现主要为疲倦乏力、少气懒言等；脾胃症状主要为食欲不振、腹胀、腹痛、大便溏等；体质状态表现为平素容易感冒、容易出汗、恶风怕冷等；舌淡，脉细弱。

6）与正常对照组比较，亚健康脾气虚证组唾液的值及生化指标中钾、钠、氯、钙、磷、谷丙转氨酶、总蛋白、尿素氮、肌酐、尿酸、乳酸脱氢酶、肌酸激酶、葡萄糖、甘油三酯的含量等无统计学意义，而镁、谷草转氨酶的含量明显高于正常对照组。亚健康肾阴虚证组唾液中磷、镁、谷草转氨酶、甘油三酯、尿素氮的含量明显高于正常对照组，其中甘油三酯的含量明显高于脾气虚证组，其他与正常对照组比较无显著性差异。

7）实验各组唾液的典型^{1}HNMR 谱的主成分积分值集中分布于椭圆形散点图（95%置信区）内的三个区域：脾气虚证组、肾阴虚证组与正常对照组无明显交叉和重叠，肾阴虚证组集中分布在左方，脾气虚证组集中在右上方，而正常对照组集中分布在右下方。提示这三组的代谢谱有明显的差异。

（2）结论

1）企业、医科高校等人群中亚健康状态的现患率较高，其与自身素质、心理状况、生活和工作方式、社会环境等多个因素有关。

2）亚健康状态的临床表现具有复杂性和异质性，存在多种临床亚型。

3）亚健康状态的中医证候分布较散，脾气虚证为其常见证候之一，亚健康脾气虚证的主要临床表现特征有气虚表现、脾胃症状、体质状态、舌淡、脉细弱。

4）亚健康脾气虚证唾液的代谢谱明显偏离正常人群，提示"脾在液为涎"的中医理论具有科学性。

三、病证结合临床研究范例

辨证与辨病是诊断疾病的两种方法，正确认识辨证与辨病各自的优势与适应范围，是提高临床诊治水平的重要途径。

临床中，面对复杂的病情，一方面通过辨病，将辨证局限于某一疾病之中，可以缩小辨证范围，减少辨证的盲目性，另一方面证又受到诸如体质、情志等个体因素的制约，使辨证比辨病对疾病的认识更加深刻而丰富。中医的病证结合诊断，既有全局观念和整体认识，又有灵活机动性和阶段性认识，可使中医诊断不断深入和具体化，显示出中医诊断的特色。

此外，由于中医辨病辨证主要是在四诊所收集的症状、体征的基础上进行的，对疾病特异性的诊断较模糊，适当利用现代检测手段进行辨病（西医病名）与辨证结合也是必要的。一方面，西医辨病或微观辨证，可以摆脱中医有时无症可辨的困境；另一方面，对于一些西医检查诊断得不出阳性结果无法确诊的疾病，按照中医辨证进行论治则可收到良好的疗效，故辨证又可以弥补西医无病可辨的不足。

（一）古代医籍中的辨证论治范例

1.《伤寒论》

《伤寒论》各篇篇名均为"辨××病脉证并治"，"××病"在前，"脉证并治"在后，六病提纲多以"××之为病"冠其病首，主要脉证在其后，如"太阳之为病，脉浮，头项强痛而恶寒"，"少阳之为病，口苦，咽干目眩也"等，充分说明《伤寒论》

是以辨病为纲，辨证为目，辨病与辨证相结合。

伤寒论中，疾病的形成、发展和传变都有其自身的规律。以太阳病为例，太阳病多见于外感疾病的早期阶段，随病情变化，在太阳病的全过程中常可出现许多证型，如太阳病表证有中风与伤寒两种不同的类型，太阳病里证又有蓄水、蓄血之别，太阳病汗、下、火法误治后每多出现新的变证，如阳虚、痞证等。

而所谓证是阶段的，是对疾病某阶段病情状态的认识。因此，不同的病，也可能出现相同的治法，如《伤寒论》中桂枝汤证，"太阳病，头痛，发热，汗出，恶风，桂枝汤主之"，"阳明病，脉迟，汗出多，微恶寒者，表未解也，可发汗，宜桂枝汤"，"太阴病，脉浮者，可发汗，宜桂枝汤"。

2.《金匮要略》

《金匮要略》同样是以病为纲，病证结合的医学模式。

一般而言，方由法出，而法则由证而生，如《金匮要略》中虽然有病为虚劳、痰饮、脚气、转胞、消渴的不同，因同属肾气不足证，故均以温补肾气为法，均用肾气丸治之。可见，辨证的重要性。

但这种立法处方离不开"病"的参与。因为病的参与，使得同一类方有了不同的含义，在《金匮要略》中充分体现了这一点。如同为脾胃（含大肠）湿热证，当其病属黄疸时，《金匮要略》用茵陈蒿汤、茵陈五苓散等方，属狐惑病时，用甘草泻心汤、苦参汤，属下利病时，用白头翁汤，属下血病时，用赤小豆当归散等。再如同属痰饮内停证，在胸痹病时用瓜蒌薤白白酒汤、瓜蒌薤白半夏汤等；在咳嗽上气病时用葶苈大枣泻肺汤、皂荚丸等；在奔豚气病时则用茯苓桂枝甘草大枣汤；在呕吐病时用小半夏汤、茯苓泽泻汤等；在惊悸病时用半夏麻黄丸；在悬饮时用十枣汤；在妊娠恶阻时用干姜人参半夏丸；在梅核气时用半夏厚朴汤等。充分说明在一法多方时，其方的筛选任用原则是由结合病而决定的。

同时，部分病种为了解决证型众多，直接以病御证有所困难的问题，或是由于某些证与证之间存在着的一定的共性，形成了一个一个的证型集群的问题，在病与证这两个层次之间，另设有一个过渡性的层次。例如，"痰饮病篇"，根据饮邪停留的部位，饮邪又划分为狭义痰饮、悬饮、溢饮、支饮四类，各方证的具体证型隶属于这四饮之下，并围绕着这四饮各自展开，如支饮指饮停胸肺者，根据其饮的兼寒挟热、属虚属实，再分设小青龙汤证、葶苈大枣泻肺汤证、木防己汤证等。再如，"水气病篇"根据引起水肿的病因病机，又划分为风水、皮水、正水、石水等。

（二）现代中医病证结合临床研究范例

1. 病证结合下特定疾病辨证标准的制定范例——冠心病血瘀证病证结合诊断标准的相关研究

该研究在国家四项重大课题支持下，历时 10 年，在文献研究、专家咨询的基础上，将真实世界研究、病因学研究与大样本临床反证有机结合，系统观察近 15 000 例患者，首次建立冠心病血瘀证病证结合诊断标准，为冠心病血瘀证的诊断、疗效评价和国际交流提供依据。其研究方法如下。

（1）开展文献研究：采用系统评价方法，检索并分析古籍文献 70 部，现代文献 1825 篇，筛选冠心病血瘀证的症状、体征、舌脉、理化指标等诊断指标共计 122 项，建立冠心病血瘀证病证结合的诊断指标体系。

（2）开展真实世界研究：采集 4826 例冠心病住院患者的病史及中西医诊断信息，分析冠心病不同亚型及合并不同疾病患者的证候要素和中医证候分布特点，结果显示冠心病常见证候要素依次是血瘀、气虚、痰浊、阴虚、阳虚、气滞、血虚，其中血瘀证 3928 例（81.4%），是冠心病基本的中医证型。在此基础上，采用前瞻性队列研究设计，系统采集全国 1503 例稳定型冠心病患者的临床信息，并进行 12 个月随访，采用复杂网络方法挖掘分析证候演变对心血管事件的影响，结果证实血瘀证与心血管事件的发生有显著相关性。

（3）开展专家咨询：根据前期研究结果设计标准化专家咨询问卷，通过信函及网络调查方式完成 80 位专家咨询。结果显示：胸痛位置固定、舌色紫暗、舌体瘀斑瘀点、冠状动脉 CT 血管造影（CTA）或冠状动脉造影显示任何 1 支血管闭塞等 37 个指标的专家意见集中程度>90%，可能作为冠心病血瘀证的主要诊断指标；胸痛呈刺痛等 27 个指标的专家意见集中程度位于 80%~90%，可能作为冠心病血瘀证的次要诊断指标。

（4）进行横断面研究：对 15 家分中心 4274 例符合条件的冠心病患者进行流行病学调查，参照血瘀证诊断标准，将患者分为血瘀证和非血瘀证两组，通过单因素分析、Logistic 回归分析和逐步判别分析对诊断指标进行反复筛选和优化，根据病史、症状、体征、舌象、脉象、理化指标等不同变量的优势比（OR）值判定其权重，结合临床实际情况，制定冠心病血瘀证病证结合诊断标准（草案）。

（5）开展病例对照研究：根据辨证结果，计算诊断标准（草案）的敏感度为 94.36%，特异度为 89.38%，准确度为 93.11%，阳性似然比为 8.89，证实冠心病血瘀证病证结合诊断标准（草案）的诊断准确可靠，具有临床实用性。

（6）专家咨询对标准的优化：采用德尔菲法对全国的 110 位具有高级职称并从事相关领域工作 10 年以上的专家进行两轮问卷咨询。结果显示专家对冠心病血瘀证病证结合诊断标准（草案）的认可度为 99.1%，两轮专家咨询的 Kendall 协调系数分别为 0.664 和 0.849。根据专家咨询结果计算各项指标的权重系数，进而优化各项指标的赋分。

（7）诊断性试验对标准的优化：采用病因学研究方法，依据专家咨询法优化后的冠心病血瘀证病证结合诊断标准对 3081 例患者进行冠心病血瘀证积分，绘制 ROC 曲线，选择 Youden 指数最大点对应的积分作为诊断界点，确定冠心病血瘀证诊断界值，最终建立冠心病血瘀证病证结合诊断标准。

（8）对冠心病血瘀证病证结合诊断标准进行临床验证

1）与既往相关标准诊断效能比较，通过回顾性病例研究，对 3081 例冠心病患者进行辨证诊断，证实新建的"冠心病血瘀证病证结合诊断标准"较既往相关标准具有更高的诊断价值。

2）通过 209 例临床观察，证实冠心病血瘀证积分可反映冠状动脉病变的严重程度。

3）采用多中心、随机、双盲、安慰剂对照的研究方法，通过对 460 例冠心病血瘀证患者前瞻性干预试验进行临床反证，"以药测证"结果显示：冠心病血瘀证病证结合诊断标准及其主要指标、次要指标、辅助指标均可反映血瘀证轻重程度的变化和活血化瘀药物的治疗效果。

2. 疾病的证分型、分期及核心病机研究范例——广东地区冠心病 PCI 术后患者证型辨证标准及临床随访研究

（1）基于数据挖掘的广东地区冠心病 PCI 术后患者中医证型文献研究

方法：采用计算机程序自动检索相关数据库，同时结合人工查阅的方法，检索相关文献，通过数据挖掘、频数分析、关联分析等统计研究方法，分析广东地区冠心病 PCI 术后患者中医证型的分布规律及各主要中医证型的辨证条目标准，总结出广东地区冠心病经皮冠脉介入术（PCI）术后患者的主要中医证型，在此基础上建立各主要中医证型的辨证条目数据库。

结果：最终筛选符合广东地区冠心病 PCI 术后研究要求的文献有 78 篇。文献研究显示，中医证候频数超过 5% 的广东地区冠心病 PCI 术后患者的主要中医证型有六种，这六种主要中医证型是气虚血瘀证（23.66%）、痰浊血瘀证（16.96%）、热毒血瘀证（14.73%）、气滞血瘀证（12.50%）、气阴两虚证（8.93%）、阳虚血瘀证（6.70%），并形成各个中医证型的辨证条目数据库。

（2）基于德尔菲法的广东地区冠心病 PCI 术后患者中医证型标准的建立

方法：基于第一部分的研究结果，结合国家中医药管理局医政司颁布的胸痹心痛临床路径、中医诊断学教材及相关指南等资料，制定了专家咨询问卷调查表。采用德尔菲法对广东地区三级甲等中医院心血管科专家进行调查，运用满分比、均数、协调系数、等级和、变异系数等统计学方法，归纳专家对广东地区冠心病 PCI 术后患者的中医证型分布规律和主要证型辨证条目内容，并且达成评价共识。最后根据辨证条目的权重大小，初步形成广东地区冠心病 PCI 术后患者主要中医证型的辨证标准。

德尔菲法专家咨询问卷调查结果提示：广东地区冠心病 PCI 术后患者的主要中医证型同样为六种，这与第一部分文献研究结果相同，分别是气虚血瘀证、痰浊血瘀证、热毒血瘀证、气滞血瘀证、气阴两虚证、阳虚血瘀证；初步形成广东地区冠心病 PCI 术后患者的六种主要中医证型的诊断模型及中医辨证条目权重大小的辨证标准。

（3）广东地区冠心病 PCI 术后患者主要中医证型分布和转移规律研究

总结：基于上述诊断模型，根据既往数据库资料，对符合条件的临床病例进行回顾性辨证分析，归纳出广东地区冠心病 PCI 术后患者支架术前、术后 2 年和术后 5 年的中医证型构成比及中医证型转移矩阵，并分别对急性心肌梗死（AMI）组和无中医药干预组进行分析，研究广东地区冠心病 PCI 术后患者主要中医证型分布规律及中医证

型转移规律。

　　结果提示：广东地区冠心病 PCI 术后患者中医证型构成分布，临床研究结果和文献研究及专家问卷调查结果大部分相符；证明既往基于冠心病的中医证候研究对于推断冠心病 PCI 术后的中医证候规律是具有指导意义的，且广东地区冠心病 PCI 术后患者的中医证候分布有其自身规律特点；在临床中医证型调查与文献研究、专家问卷研究结果比较时，术前分布中更多广东地区冠心病 PCI 术后患者中医证型偏向于热毒血瘀证，阳虚血瘀证分布更少；术后 2 年中广东地区冠心病 PCI 术后患者阳虚血瘀证临床出现概率更低；术后 5 年广东地区冠心病 PCI 术后患者比推导结果更容易出现气虚血瘀证、气滞血瘀证，而阳虚血瘀证、热毒血瘀证则出现更少；临床研究中广东地区冠心病 PCI 术后患者约半数保留原证候，其余多从实证为主向虚实夹杂或虚证转移；广东地区冠心病 PCI 术后患者 AMI 亚组证型分布规律跟整体比较，术前热毒血瘀证比例明显更大；广东地区冠心病 PCI 术后患者无中医干预亚组分布规律跟整体比较，术后呈现从实证向虚证转移趋势。

　　3. 病证结合的病理本质研究范例——冠心病痰瘀互结证分子网络机制探究

　　该研究主要探究冠心病痰瘀互结证分子网络机制。

　　第一步，整合 CADgene 数据库、Pubmed 文献、孟德尔人类遗传数据库（OMIM）、GWAS 数据库共四类不同来源的冠心病的疾病-基因关系。

　　第二步，将冠心病相关基因映射到 STRING V9.1 蛋白质相互作用网络（PPI），根据富集情况确定冠心病疾病相关分子网络模块（疾病模块）。

　　第三步，将人类症状-疾病网络（HSDN）得到的冠心病痰瘀互结证症状-基因关系投射到疾病模块，根据富集情况确定冠心病痰瘀互结证相关分子网络模块（证候模块）。从以下三个方面对证候模块进行初步验证：①已知的活血或化痰方-药物-有效成分-靶点关系（数据库 HIT）。选择丹参饮和桃红四物汤（冠心病活血方）、瓜蒌薤白半夏汤和黄连温胆汤（冠心病化痰方）四首经方作为方证相应反佐。②已知的冠心病西药-靶点关系（TTD 和 DrugBank 数据库）。③表型-基因关系（HPO）。

　　第四步，将文献综述中报道的冠心病痰瘀互结证相关指标对应基因投射到证候模块，并计算文献报道相关指标在证候模块中所处的位置。文献报道的相关指标与证候模块重合的基因及其在证候模块直接连接的其他基因（即最近的邻居节点）构成冠心病痰瘀互结证相关分子网络。

　　第五步，利用横断面、对照、小样本、配对研究设计，采用临床样本表达谱测序（RNA 测序）。同时进行分组比较分析和相关性分析确定冠心病痰瘀互结证相关基因。

　　第六步，文献报道、分子网络数据挖掘与临床研究相互佐证，数据挖掘和临床研究分别得到的相关基因共同显著相关的通路与冠心病痰瘀互结证密切相关。该研究共得到 1056 个冠心病疾病相关基因形成的基因集，共得到 8 个冠心病相关疾病模块（Module 195，204，95，203，194，212，59，146），共得到 2 个证候模块（Module 195，95）。初步验证结果显示：Module 95 中出现 19 个活血方-药物-有效成分-靶点，

15 个化痰方-药物-有效成分-靶点，7 个冠心病西药-靶点，3 对症状-基因关系。Module 195 中出现 3 个活血方-药物-有效成分-靶点，1 个化痰方-药物-有效成分-靶点，4 个冠心病西药-靶点，未发现症状-基因关系。得到 2 个与冠心病痰瘀互结证密切相关的分子网络。其中 Module 95 包含文献综述报道的 8 个相关基因，Module 95 中与这 8 个基因直接相连节点组成冠心病痰瘀互结证分子网络 A。Module 195 包含文献报道的 1 个基因，Module 195 中与这 1 个基因直接相连节点组成冠心病痰瘀互结证分子网络 B。

冠心病痰瘀互结证横断面、小样本、配对、对照临床研究，纳入健康对照组 9 例，疾病组为 21 例（冠心病痰瘀互结证 8 例、冠心病痰湿非血瘀证 11 例、冠心病非痰非瘀证为 2 例）。经分组比较分析和相关性分析，共得到 118 个冠心病痰瘀互结证相关基因。

数据挖掘和临床研究相互佐证结果显示：冠心病痰瘀互结证显著相关的通路为 Leukocyte Extravasation Signaling，TIMP-3、MMP-8、MMP-9 可能发挥了关键作用。提示冠心病痰瘀互结证与炎症反应密切相关。

4. 病证结合数据挖掘研究范例——肝脏辨证常见证型辨证论治文献的关联规则数据挖掘研究

由于中医证候辨证论治系统具有非线性、多维多阶性、复杂巨系统性等特征，采用传统的线性方法进行证候学研究，很难真正地进行证候的规范化研究，亦很难得到临床的普遍认可与采纳。而数据挖掘具有处理模糊性和非线性数据等优势和特点，可以更为有效地应对中医证候判断的经验性、非确定性和模糊性等问题，包括关联规则挖掘等数据挖掘技术的应用，可为中医证候学研究提供新的方法学平台。

本研究将关联规则数据挖掘技术应用到肝脏辨证常见证型的辨证论治规律研究中，探索其中病因、症状、证型、疾病、主方、药物六者间的关联关系，如病-证-药、病-证-方、证-症-方-药、病-证-症-方-药、病-证-病因-症-方-药等的关联规则，进一步丰富、完善肝脏辨证论治体系，为中医证候辨证论治的计算机智能诊治提供基础知识库。

病、证、药关联：病、证、药关联规则分析的目的是在病、证明确的前提下，为选择药物提供有益的参考。列举部分规则分析如下：崩漏、肝郁气滞证与薄荷存在一定的关联；不寐、肝郁气滞证与茯苓、香附、郁金、川芎等存在一定的关联。

病、证、方关联：列举部分规则分析如下。崩漏、肝血虚证与六味地黄汤存在一定的关联；崩漏、肝郁气滞证与逍遥散存在一定的关联；便秘、肝郁气滞证与四逆散存在一定的关联。

证、症、方、药关联：列举部分关联结果分析如下。肝火旺盛证、便秘、龙胆泻肝汤、当归、甘草、生地黄存在一定的关联，故当肝火旺盛证出现便秘症状时，可用龙胆泻肝汤清泻肝胆实火，方中多需配伍当归、甘草、生地黄等几味中药；肝火旺盛证、头痛、左金丸、吴茱萸存在一定的关联，故肝火旺盛证出现头痛时，方多选用左金丸，药多需配用吴茱萸。

　　该研究发现，古代文献资料的研究结果与现代文献资料的研究结果之间既有相同之处，也有不同之处。例如，在病因与证的关联规则研究中，古代文献得到了如下几条关联规则：肝血虚证与失血、肝郁气滞证与食积、肝火旺盛证与怒、肝郁气滞证与怒、肝血虚证与怒。现代文献得到了如下几条关联规则：肝阳上亢证与情志失调、肝火旺盛证与情志失调、肝风内动证与情志失调、肝郁气滞证与情志失调、肝阳上亢证与房劳过度、肝郁气滞证与饮食不节、肝郁气滞证与外感六淫、肝郁气滞证与劳倦、肝郁气滞证与外伤、肝郁气滞证与疫毒等，这显然是对古代文献的一种丰富与完善。当然，这或许与古代文献资料的相对精练，而现代文献相对完善有关。

第六章　中医诊断学实验研究

第一节　概　述

一、实验研究的目的及意义

中医药学是人体生命科学的一个分支，在古代科学条件下建立的中医药学，以"神农尝百草"的方式识别、评价了众多中草药，并以"临床试错法"不断总结中药方剂的治病经验，为中华民族及人类的健康事业做出了巨大贡献。随着当今世界"回归自然"的呼声越来越高，中医药也越来越受到国际市场的欢迎。但是，中医药领域至今还有许多未知数，尚有很多精华未得到挖掘，有些模糊问题也有待澄清。要让中医药被国际社会特别是发达国家接受，必须利用现代科学理论与方法，借助实验动物学的手段，应用合适的动物模型进行研究，并与临床研究相结合，科学化、客观化、定量化地阐明中医药理论，深化中医药实践。

生物医学的主要任务是探讨人类疾病的发生、发展、转归机制和治疗方法。它是通过临床研究和实验室研究两个基本途径来实现的。实验医学的主要特点是不仅利用实验室条件，进行包括试管内动物离体器官、组织、细胞的实验，尤其是整体动物的实验研究，对正常人体或患者（在不损害患者的前提下）进行实验研究。而且动物实验方法的采用及发展，促进了医学科学的迅速发展，解决了许多以往不能解决的实际问题和重大理论问题。动物实验是医学科学发展的一个重要手段和基本途径。在一定意义上说，只有经过严格的、系统的动物实验，才能把医学置于真正的科学的基础上。生理学家巴甫洛夫曾经指出："整个医学，只有经过实验的火焰，才能成为它所应当成为的东西。""只有通过实验，医学才能获得最后的胜利。"这些论点，已经并且正在被医学发展的历程所证实。

二、动物实验设计的要求

（一）动物实验设计的基本原则

1. 创新性原则

选择前人没有解决或没有完全解决的问题，善于捕捉有价值的线索，勇于探索、深化。

2. 先进性原则

创新性与先进性是密切相关的，创新往往指科学而言，先进多是对技术而言。

3. 科学性原则

选题必须有依据，要符合客观规律，科研设计必须科学，符合逻辑性（手段、方法、实验）。

4. 可行性原则

除要求科研设计方案和技术路线科学可行外，还必须具备一定的条件，如人员、仪器、动物、试剂等。

（二）动物实验设计的步骤

对于任何研究课题来说，实验设计是成功的关键。科学正确的设计实验和标准的进行实验操作，才可能得到可重复有效的数据。实验的设计直接关系到实验数据的质量，也直接关系到研究文章的水平。下面我们就动物实验设计的实际过程和主要包括的内容做简单的介绍。

1. 查阅文献

文献查阅是科学研究的第一步，通过广泛查阅文献，获得必要的信息，达到如下目的：明确研究问题的发展动态；明确相关研究使用的实验方法；明确选择的动物模型及排除不必要的重复研究等。查阅文献时，从文献的发表年限来说，一般是先查阅近 5~10 年的最新文献，了解该领域的最新动态，然后再看一些比较有年代感的经典文献。从文献的内容来说，一般是先查阅综述类文献，再看具体的实验研究，方便我们对研究领域有一个大概的了解。从文献的语言来说，先查阅中文文献，再查阅外文文献。常用的中文期刊数据库有 CNKI、维普、万方等。外文文献数据库有 MEDLINE、TOXLINE 等。

2. 提出假设

在广泛查阅文献的基础上，经过三个阶段：一是记录相关信息；二是分析和归类这些信息；三在这些信息的基础上提出假设。假设包含对观察到的现象和可能发生的现象两者间关系的一种推测。大胆的设想非常重要，特别是当提出的假设已经打破了传统观念时，有可能会有伟大的发现，就需要通过动物实验，经过严格的、公认的程序来进行验证。

3. 验证假设

验证假设包括实验动物、实验方法、处理因素和试验效应等。

（1）实验动物：在选择最佳实验动物方面，提供以下几点建议供参考。

1）符合动物实验学的"3R"原则。

2）使用的动物具有研究要求的种属或品系专一特点，或者具有特定研究目的必需的特点。

3）考虑在实验期间动物模型维持的条件。

4）充分查阅文献，与同一研究领域的同事讨论，与供应商或者动物模型资源库联系，确定动物模型的来源渠道。

（2）实验方法：即研究方案，针对提出的问题、研究目标和假说，提出实验操作安排的计划并文字化。

（3）处理因素：主要包括施加的试验因素和统计学处理，还包括对实验环境、微生物、营养等实验条件的质量控制。

（4）试验效应：是指实验结果和对实验结果的科学分析。

三、具体实验研究内容和流程

（一）实验动物的选用

目前公认，"AEIR"是进行生命科学实验研究所必需的四个基本条件。"A"即 animal（实验动物），"E"即 equipment（设备），"I"即 information（信息），"R"即 regent（试剂）。高精尖的仪器设备、高纯度试剂、必要的信息获得并不困难，而发病机制及诊疗方法（包括药物、物理治疗与手术等）的研究，特别是烈性传染病、放射病的研究和致癌、致突变实验，都不应直接在人身上进行，必须先在动物身上反复实验，然后才能在保证安全的情况下推及至人。动物实验的优点是可以根据实验目的和需要，随意安排采样时间、方式和样本量，随时处死实验动物等。*Nature*、*Science* 等国际著名杂志中，使用动物模型研究成果发表的生物医学论文占总数的 35%~46%。因此，无论是基础理论研究、临床实验，还是新药和生物制品的生产与鉴定，实验动物的参与和贡献已经无法准确评估。可见，实验动物既是生命科学研究的对象和模型，也是生命科学研究的材料和支撑。

1. 实验动物选择的基本原则

实验动物的选择原则包括：相似性原则，差异性原则，易化原则，相容或相匹配原则，可获性原则，重现性和均一性原则六项。

（1）相似性原则：在动物实验中，实验动物的选择通常依据对实验品的敏感程度，或实验品在体内的代谢转归与人体的相似性来确定。

1）结构、功能、代谢及疾病特点与人相似：医学科学研究的根本目的是要解决人类疾病的预防和治疗问题。因此，实验设计应尽量选择那些功能、代谢、结构及疾病特点和人类相似的实验动物。一般来说，实验动物的进化程度愈高，功能、代谢、结构愈复杂，愈接近人类，如非人灵长类动物与人很接近，为最佳实验材料。对其他非灵长类实验动物，应了解他们有哪些器官的结构、功能和代谢比较接近人类，人们利用实验动物的某些与人类近似的特性，通过动物实验对人类疾病、病理生理进行推断和探索。所以，掌握实验动物与人的异同点，在动物种属的选择上很重要。

2）年龄近似：不同种属的实验动物的寿命长短不一，但大多比人的寿命短，选择实验动物时尚要了解有关动物的寿命，并安排与人的某年龄时期相对应的动物进行课题研究。如老年病研究，选择寿命较短的实验动物就较方便。大鼠的寿命为 2.5~3 年，24 个月龄以上相当于人的衰老早期。

3）群体分布相似性：以群体为对象的研究课题，要选择群体基因型、表现型分布与人相似的实验动物，如做药物筛选时，应考虑人类与实验动物群体在代谢类型上的差异，通常以封闭群模拟自然群体基因型。

4）生态或健康状况的近似性：在人的生命过程的研究中，寻找与人类生态情况相似的替代模型非常重要。在实验动物的遗传背景、营养及环境背景标准化后，其微生态和健康状况对实验的影响就显得至关重要。因此，要尽量选用经遗传学、微生物学、营养学、环境卫生学控制而培育的标准化实验动物，排除因实验动物带细菌、病毒、寄生虫和潜在疾病对实验结果的影响，排除因实验动物杂交、遗传上不均质、个体差异及反应不一致对实验结果的影响，从而使动物实验的结果正确、可靠、有规律，精确判定实验结果，得出正确的结论。

标准化实验动物主要是指遗传背景明确，具有已知菌丛和模型性状显著且稳定的动物。实验动物质量合格证一致，是标准化实验动物的标志。选用的动物应到具有动物生产条件及具有质量合格证的单位购买，并应向供应动物者索取其标有动物级别、合格证编号等的动物质量合格证明单据，以保证标准化实验动物的选用。所用动物的质量合格证明单据在论文中、成果鉴定时，是一个重要的证明材料，国家有关部门及国内外一些杂志编辑部将此作为论文是否发表、成果是否承认的基本条件之一。一些部门已明确规定，缺乏所用动物的质量合格证明或科技成果查新报告，均不能上报成果奖，一些论文在投稿时也因此被有关编辑部退回。

5）疾病特点的相似性：许多自发性和诱发性疾病动物模型，能不同程度地模拟人类的有关疾病过程，其疾病特点，有的经过培育可在子代中稳定遗传，有的可在实验动物中诱发复制。可根据课题目的，选择合适的疾病动物模型进行实验研究。

6）操作实感的相似性：为临床操作打基础的动物实验，应选用与临床操作较接近的动物，如模拟人类心脏移植、练习手术操作的动物实验，可选择猪做材料，因为猪心脏的形态大小与人很接近。

（2）差异性原则：实验动物对某些刺激的敏感性与人有差异，在实验中应予以注意和加以利用。例如，人对阿托品高度敏感，而黑色或者灰色家兔却不敏感，因而做阿托品实验绝对不能使用这些品种的家兔。又如，白百破三联疫苗的制作，就是利用马对白喉、百日咳、破伤风病原菌敏感性的特性，将病原菌给马注射，经过几次传代使病原菌毒性减弱，再用马血清制成弱毒疫苗，给人接种预防疾病。

（3）易化原则：医学科学研究中最常用的方法是复制人类疾病动物模型，来研究人类疾病的病因学、发病学、治疗学和预防学，复制动物模型时，在条件允许的情况下，应尽量考虑用与人相似、进化程度高的动物做模型。但选择进化程度高和结构功能复杂的实验动物作模型，有时会使实验条件控制和实验结果的获得变得相当困难。有鉴于此，在确保实现研究目标的前提下，可选择结构、功能较简单的实验动物。例如，利用果蝇寿命短（37d）、染色体少（4 对）等特点，成功地进行了遗传学研究，并确定了染色体的连锁互换定律。因此，在科学研究中，在不影响实验质量的前提下，应选择最易获得、最经济、最易饲养管理的实验动物进行课题研究。

（4）相容或相匹配原则：该原则指实验条件与实验动物等级相匹配。要避免高精尖仪器设备与低等级实验动物相匹配，或低性能测试手段与高等级实验动物相匹配，由此可避免资源浪费。

（5）可获性原则：在不影响实验质量的前提下，选择最易获得、最经济、最易饲养管理的实验动物进行课题研究。开题前应做好调查，以免在准备实施计划时，才发现无法获得所需的实验动物。

（6）重现性和均一性原则：重现性和均一性是实验结果可靠、稳定的重要保障，为此要选择基因型一致或相似的实验动物。一般而言，近交系动物、杂交群动物个体间的遗传型和表现型较一致，其实验结果的可靠性和稳定性通常优于封闭群动物。

2. 常用实验动物在生物医学研究中心的应用

常用实验动物有小鼠、大鼠、豚鼠、家兔、犬、小型猪等。

（1）小鼠：小鼠具有以下生物学特征。体形小、生长快，易于饲养管理；成熟早、繁殖力强；性情温顺、对外界反应敏感；喜欢光线较暗的安静环境；喜群居并喜啃咬。其属于哺乳纲啮齿目鼠科小鼠属小家鼠种的动物，是目前世界上用量最大、用途最广、品种最多和研究最为彻底的实验动物。实验小鼠是野生鼷鼠经过长期人工饲养和定向选择培育出来的。小鼠有 20 对染色体（2n＝40），常用的有封闭群小鼠、近交系小鼠、杂交群小鼠、突变系小鼠四大品种 25 个品系之多。

在生物医学研究中，小鼠主要用来进行药物安全性评价实验、生物制品的鉴定、药物筛选、药效学评价实验等方面的药物研究，以及肿瘤学研究、遗传学研究、病原体所致疾病的研究、免疫学研究、老年病研究和神经系统疾病、呼吸系统疾病、消化系统疾病、计划生育等疾病的研究。

（2）大鼠：具有昼伏夜动、性情较小鼠凶猛、喜独居、胆小怕惊、喜啃咬、抗病力强、敏感性强、寿命短的生物学特性。其属于哺乳纲啮齿目鼠科大家鼠属大家鼠种的动物。大鼠用量仅次于小鼠。常用的有封闭群大鼠、近交系大鼠、突变系大鼠三大品种。动物实验常用的有 Wistar 大鼠、SD 大鼠。

在生物医学研究中，大鼠主要用来进行内分泌学研究、营养代谢性疾病研究、神经系统疾病研究、药物安全性评价实验、神经系统药物的评价、心血管系统药物的评价、抗感染药物的筛选和评价等药物研究，也用于老年病学研究、肿瘤研究、感染性疾病的研究、遗传学研究、计划生育等疾病的研究。

（3）家兔：具有昼伏夜动、胆小怕惊、群居性差、食粪癖好、怕潮湿、喜啃咬、草食性、喜穴居的生物学特性。其属于哺乳纲兔形目兔科。作为实验动物的兔，主要为穴兔属家兔种。我国常用的有日本大耳白兔、新西兰白兔、青紫蓝兔、中国本兔四个品种，它们均属于封闭群动物。

在生物医学研究中，家兔主要用来进行发热研究及热原实验、胆固醇代谢和动脉粥样硬化症的研究、眼科学和免疫学研究、皮肤反应试验、心血管和肺心病研究、生殖生理及胚胎学研究、微生物研究及急性动物实验、遗传性疾病和生理代谢紊乱、口腔科学等方面的研究。

（4）实验动物选择的基本建议：鉴于种属品系差异和个体差异给实验研究带来的影响，有学者对选择实验动物提出以下建议，供实验设计时参考。

1）以呕吐为主的研究宜选用犬和猫，而不宜选用草食性动物和大鼠。

2）过敏反应或变态反应研究宜选用豚鼠，因为豚鼠易于致敏。

3）外界环境因素导致机体发热反应的研究宜选用家兔，其次是猫和大鼠。

4）药物致癌作用的研究最常用大鼠和小鼠，但须注意不同品种品系动物的肿瘤自发率的不同。

5）研究气体、蒸汽对黏膜的刺激最好选用猫；研究吸入性粉尘对机体的影响最常用大鼠。

6）研究药物对皮肤的局部作用，常选用家兔和豚鼠。

7）研究毒性物质对实质性器官的损害，最好选用小鼠。

8）研究药物的迟发性神经毒作用，常选用来航鸡。

9）研究药物的细胞遗传效应常选用大鼠和小鼠。

10）研究血压变化时，常选用犬和大鼠；复制动脉粥样硬化动物模型时，常选用家兔和大鼠。

11）研究新药毒理应选用两种以上不同种属实验动物，首先用小型实验动物，如小鼠、大鼠，获得结果后，再用大型实验动物，如犬和猴复验。

12）在中医中药研究中，实验动物的选择："卫气营血""血瘀"模型可选用家兔、大鼠；"寒证""热证"模型常选用雌性大鼠；"血虚""脾虚"模型常选用雄性大鼠或小鼠；"肝郁"模型常选用大鼠或小鼠；"阳虚""阴虚"模型常选用雄性小鼠；"脉微欲绝"模型常选用猫；"气虚"模型可选用家兔。

3. 实验动物在医学论文中的描述

在医学论文的描述中，凡涉及实验动物者，在描述中应符合以下要求。

（1）品种、品系描述清楚。

（2）强调来源及遗传背景。

（3）明确质量、等级及微生物学质量。

（4）明确性别、饲养环境和实验环境。

（5）有无质量合格证。

（6）有对饲养的描述，如饲料类型、营养水平、照明方式、温度、湿度要求等。

（7）详细描述动物的健康状况；所有动物数量准确。

（8）对动物实验的处理方式有单独清楚的交代。

（9）全部有对照，部分可采用双因素方差分析。

（二）样本的确立

通过预初实验应估计正式实验时需用的动物数。动物数主要与以下几个因素有关：①药物作用的显著性，作用愈显著所需动物数愈少。②生物变异的大小，一般可用变异系数表示，变异系数=标准差（均值）×100%。变异系数愈小，达到统计学显著所需的动物数愈少。就大多数生物观察资料而言，变异系数常在5%~15%。③要求达到的显著性水平，对显著性水平的要求愈高，需要动物数愈多。一般以$P \leqslant 0.05$即认为差异显著。④实验者要求实验成功的把握度，对把握度要求愈高，需要的动物数也愈多。根据以上几个因素，实验者常可根据经验确定正式实验大致需要的动物数。

现介绍以下两个公式。

1. 用于计数资料的公式

$$n = \frac{p_1 \times (100 - p_1) + p_2 \times (100 - p_2) \times f(\alpha, \beta)}{(p_2 - p_1)^2}$$

式中，p_1=A组（如对照组）的阳性反应百分率

p_2=B组（如试验组）的阳性反应百分率

α=试验要求达到的显著性水平，一般取0.05

$1-\beta$=试验者要求成功的把握度

$f(\alpha, \beta)$是α和β的函数，其值可查表7。

表7　用于确定样本函数的$f(\alpha, \beta)$值

		β			
		0.05	0.1	0.2	0.5
α	0.10	10.8	8.6	6.2	2.7
	0.05	13.0	10.5	7.9	3.8
	0.02	15.8	13.0	10.0	5.4
	0.01	17.8	14.9	11.7	6.6

例：小鼠阈下催眠实验经预初实验估计，给药后可使50%小鼠翻正反射消失，而不给药小鼠最多不超过20%，问正式实验每组要用多少小鼠？（要求80%把握度）

解：$p_1=20\%$，$p_2=50\%$，$\alpha=0.05$，$1-\beta=0.8$，则$\beta=0.2$。查表，在$\alpha(0.05)$和$\beta(0.2)$相切处，读数为7.9，故$f(\alpha, \beta)=7.9$

代入公式：

$$n = p_1 \times \frac{(100 - p_1) + p_2 \times (100 - p_2) \times f(\alpha, \beta)}{(p_2 - p_1)^2}$$

$$= 20 \times \frac{(100-20) + 50 \times (100-50) \times 7.9}{(50-20)^2}$$

$$= 36$$

即每组用 36 只小鼠，有 80% 的把握可得 $P \leqslant 0.05$ 的结果。实验设计时可用每组 40 只小鼠。

2. 用于计量资料的公式

$$n = \frac{2\delta^2 \times f(\alpha, \beta)}{(\mu_2 - \mu_1)^2}$$

式中，δ 为标准差，μ_1 是 A 组的反应数，μ_2 是 B 组的反应数，$f(\alpha, \beta)$ 意义同前。

（三）试验剂量的确定

以下介绍几种估算剂量的方法供参考选用，但不论采用何种方法，最终必须通过预初实验确定正式实验的剂量。

1. 根据临床等效剂量估算

人与动物对同一药物的耐受性相差很大，一般动物的耐受量比人大。有人认为，药物的需要量同动物个体的体表面积成正比。因此，主张用体表面积来衡量给药剂量。所谓临床"等效"剂量，即指根据体表面积折算法换算的在同等体表面积单位（m^2、cm^2）时的剂量。尤其对于一些安全系数小的药物，如抗癌药、强心苷等药物按体表面积计算比按体重用药更为合理，实验误差可以明显缩小。由于中药常有临床剂量作参考，故体表面积法已成为目前较为常用的方法，即对具有长期大量用药经验的中药及其制剂，根据人用剂量按体表面积折算。但体表面积不易直接测得，一般可根据体重和动物体形按下式近似地推算：$A = RW^{2/3}$。A 为动物体表面积（m^2），W 是体重（kg），R 是动物的体形系数：小鼠 0.06，大鼠 0.09，豚鼠 0.099，兔 0.093，猫 0.082，犬 0.104，猴 0.111，人 0.1~0.11。按体表面积折算的等效剂量比率一般也可查表得到。以大鼠为例，等效剂量系数换算公式：D 大鼠 = D 人 × （HI 大鼠/HI 人）×（W 大鼠/W 人）$^{2/3}$。D：剂量，HI：体形系数，W：体重。

2. 根据临床用量的体重计算

这是中药药理实验中常用的方法。具有长期大量用药经验的中药及其制剂，可根据人用剂量按体重折算，用量一般以计算单位内所含生药量（g 或 mg）表示，以体重（kg 或 g）计算用量。动物实验用量为人用剂量的数倍至几十倍。其粗略的等效倍数为 1（人）、3（犬、猴）、5（猫、兔）、7（大鼠、豚鼠）、10~11（小鼠）。以上剂量大致等于等效量，误差允许达 0.5 倍至 1 倍。例如，小鼠有效量为 1.0mg/kg，则大鼠大致为 0.7mg/kg，误差可在 0.35~1.4mg/kg。保健食品功能实验规定，剂量组中有一个剂量应相当于人摄食量的 5~10 倍，一般前者指大鼠的倍数，后者为小鼠的倍数。

3. 根据半数致死量（LD_{50}）计算

凡能测出 LD_{50} 者，可用其 1/10、1/20、1/30、1/40 等相近剂量作为摸索药效实验高、中、低剂量组的基础。

4. 根据文献估计剂量估算

文献中相似药物的用量，若处方相似，提取工艺相似，可作为参考，估计出供试药的剂量范围。

5. 其他

一般情况下，药效实验的高剂量应低于长期毒性实验的中剂量或低剂量。特殊情况下（如抗癌药）药效实验剂量可适当提高，但不应超过长期毒性实验的高剂量。

6. 根据预初实验测定剂量估算

不论以何种方法选用的给药剂量均应通过预初实验，摸索到能出现药效的适宜剂量范围，然后再确定正式实验剂量。

（四）对照组的设定

过多的变量，如遗传、环境、感染因子等，可对动物实验的结果产生影响，因此为消除这些外来变量和可能存在的未知变量的影响而设置对照动物。总之，每个实验都应使对照组动物与实验组动物有一个直接对应的关系。对照的种类包括阳性对照、阴性对照、空白对照、媒介物对照、比拟物对照。

1. 阳性对照

阳性对照的作用是作为一个标准测量各实验组间差异的程度。阳性对照也用来证明动物反应是可探测的，为实验方法提供质量控制。

2. 阴性对照

阴性对照的目的是保证未知变量对实验动物引起相反的效应不存在，即排除假阳性结果。

3. 空白对照

空白对照是模拟处理组的过程，而实际上没有给予动物受试物和处理。

4. 媒介物对照

在测试化合物溶于一种媒介（如生理盐水或石蜡油）时，这种研究要使用媒介物对照。媒介对照组动物仅给无毒的溶媒，操作方法与给测试物的实验组一样。媒介物对照与非处理组对照比较时，可以确定溶剂是否会引起什么效应。

5. 比拟物对照

比拟物对照常常与阳性对照的性质一样，即用一个已知的处理来对比待测处理。

例如，用一个癌症动物模型评价一种化学治疗药物，就选用一个现行临床应用公认的药物与待测药物比对实验，以此来确定新的药物在这个模拟中是否有治疗作用的改善。在做毒代动力学实验中，比拟物对照应设低、中、高三种剂量组，剂量的设计多根据毒理学的反应和动物种属的药效学反应确定。

（五）指标选择

证候模型研究的实验指标选择一般从如下几对范畴中进行设计。

模型诊断和利用模型研究的内容：前者用较为公认的指标确认模型的成立；后者则根据研究的性质和目的（病理、药理或模型）而确定。前者是后者的基础。

传统指标与现代客观指标：二者不可互相代替。传统宏观指标的重要性往往大于一些先进的微观指标，这是从说明问题的角度看的。不论采用任何先进水平的指标，宏观指标是必备的。

从证候角度设计的指标和现代病理角度设计的指标：二者要有机地结合成一个体系。舌、脉象是中医临床辨证的重要指标，在动物模型上应尽量应用。

（六）实验数据的收集和整理

1. 实验数据的记录

将实验中涉及的各种数据尽可能详细地记录，不仅仅是动物实验的数据，还包括所用试剂、实验环境条件等原始实验数据。记录的数据要有较高的精确度和准确度，同时为了便于以后的识别、归类和分析，可编制出用于记录原始实验数据的表格。

2. 实验数据的保存

原始实验数据需要录入计算机进行备份保存，录入的文件类型大致有数据库文件、Excel 文件、文本文件、统计应用软件的相应文件，如 SPSS 数据等。目前上述文件类型绝大多数都可以相互转换。

录入数据时，应遵循便于录入、便于核查、便于转换、便于分析的原则。便于录入，是指尽可能地减少录入工作量。便于核查，是指一定要设有标示变量，以方便数据核查。便于转换，是指录入数据时要考虑不同软件对字节和字符的要求。便于分析，是指每项研究最好录成一个数据文件，录入的格式满足各种统计分析的需要，这样才能保证分析数据时的高效和全面。

3. 实验数据的核对与处理

（1）实验数据的核对：数据录入后，首先须对录入的数据进行核查，以确保录入数据的准确性和真实性。核查准确性可分两步进行：第一步逻辑检查，通过运行统计软件中的基本统计量程序，列出每个变量的最大和最小值，如果其变量的最大和最小值不符合逻辑，则数据有误。例如，在 SPSS 数据文件"CH29－1. sav"中，当变量"年龄"的最大值为 300 时，一定有误。利用软件的查找功能可立即找到该数据，然后根据该数据对应的标示值找出原始记录，更正该数据。第二步数据核对，将原始数据与录入的数据一一核对，错者更正。有时为慎重起见，采用双份录入的方式，然后用程序一一比较，不一致者一定是录错的数据。数据核查的另一项任务是对数据的真实性做出初步判断。

（2）实验数据的处理

1）离群数据的处理：当个别数据与群体数据严重偏离时，被称为离群数据或极端数据。统计软件一般都有判断离群数据的方法。若有离群数据出现，可分为两种情况处理。一种是，如果确认数据有逻辑错误，又无法纠正，可直接删除该数据。另一种是，若数据并无明显的逻辑错误，可将该数据剔除，前后各做一次分析，若结果不矛盾，则不删除，若结果矛盾，则需要删除，必须给予充分并合理的解释，如用何种方法确定偏离数据，该数据在实验的何种干扰下产生等。

2）统计方法：前提条件的检验应用参数方法进行假设检验，往往要求数据满足某些前提条件，如两个独立样本比较 t 检验和多个独立样本比较的方差分析，均要求方差齐性，因此需要做方差齐性检验。如果要用正态分布法估计参考值范围，首先要检验资料是否服从正态分布。在建立各种多重回归分析时，常需检验变量间的多重共线性和残差分布的正态性。

4. 实验数据的分类

在进行实验数据分析之前，需要将实验数据进行分类，方能选择正确的统计方法进行分析。实验数据的分类依据如下步骤：第一层面看反应变量是单变量、双变量还是多变量；对于前者，第二个层面看属于三种资料类型中的哪一种；第三个层面看单因素还是多因素；第四个层面看单样本、两样本或多样本；第五个层面看是否符合配对和配伍设计；第六个层面看是否满足检验方法所需的前提条件。最后根据数据分类情况确定使用对应的统计方法进行实验结果分析。

（七）实验结果的统计分析

1. 统计方法的确定

最常用的方法有 t 检验、F 检验和 X^2 检验。

（1）t 检验：在计量资料的假设检验中，最为简单、常用的方法是 t 检验。

当样本含量 n 较小时（如 $n < 60$），理论上要求 t 检验的样本随机的取自正态总体，两小样本均数比较时还要求两样本所对应的两总体方差相等，即方差齐性。在实际应用时，与上述条件略有偏离，对结果影响也不大。当样本含量 n 较大时，t 值近似和 u 值相等，有人将其称为 u 检验或 Z 检验。t 检验包含单样本 t 检验、配对样本 t 检验、两样本 t 检验等。

（2）F 检验：在进行科学研究时，有时要按照实验设计将所研究的对象分为多个处理组，施加不同的干预，施加干预称为处理因素，处理因素至少有两个水平，这类科研资料的统计分析，是通过所获得的样本信息来推断各处理组间是否存在差别，常采用的统计分析方法为方差分析，又称 F 检验。

多个样本均数比较的方差分析，其应用条件为：①各样本是相互独立的随机样本，均来自正态分布总体；②相互比较的各样本的总体方差相等，即具有方差齐性。

（3）χ^2 检验：是一种具有广泛用途的统计方法，此方法以 χ^2 分布为理论依据，可用于两个或多个率（构成比）间的比较、计数资料的关联度分析，拟合优度检验等。

χ^2 分布的规律：①自由度一定时，p 值越小，χ^2 值越大；②当 p 一定时，自由度越大，χ^2 值越大。χ^2 分布的目的：推断两个总体率或构成比之间有无差别；推断多个总体率或构成比之间有无差别；推断多个样本率等多重比较；推断两个分类变量之间有无关联性；频数分布拟合优度的检验。

2. 常用的统计软件

（1）SPSS 统计软件：即 SPSS，社会科学统计软件包，是国际上最流行并具有权威性的统计分析软件之一。与其他国际权威软件相比，SPSS 最显著的特点是采用菜单和对话框的操作方式，绝大多数操作过程仅靠点击鼠标即可完成。因此，它以易于操作而成为非统计专业人员应用最多的统计软件。近年来。尽管 SPSS 在不断升级，但其基本统计分析的内容并无变动。

（2）State 统计分析软件：State 统计分析软件是美国 State 公司的产品。从 1985 年 1.0 版本问世以来，已连续推出八个主要版本，通过不断地更新和扩充，软件功能日趋完善。它操作灵活、简单、易学易用，同时具有数据管理软件、统计分析软件、矩阵计算软件和程序语言的特点。该软件又在许多方面别具一格，如做图功能，主要提供如下八种基本图形的制作：直方图，条形图，百分条图，百分圆图，散点图，散点图矩阵，星形图，分位数图，这些图形的应用可以满足绝大多数用户的统计做图要求。因此，State 现在越来越受到人们的重视和欢迎，在科研、教育领域得到了广泛应用。

流程图如下。

查阅资料—提出假设—验证假设—选取动物—动物造模—实验分组—检测指标与方法—统计学处理—得出结果—撰写论文

第二节　中医诊断学实验研究范例

一、中医诊断常用动物模型研究

建立中医动物模型，具有如下意义。可以验证传统中医基础理论的实质、内涵及其科学性，实现中医宏观与微观、结构和功能的有机结合，促进中医理论实现现代化；可以发现新问题，探求新规律，丰富和创新中医基础理论；可以与中医临床研究相互补充，为中医治法方药的疗效及其作用机制提供科学客观的依据；也可以为中药新药的研制、开发及进入国际化市场提供科学依据。

由此可见，建立有中医特色的动物模型，是实现中医规范化、客观化乃至科学化的重要环节。建立中医动物模型，既要以现代科学技术为方法、手段，又要坚持中医理论的指导。中医特色的动物模型可以说是中医基础学与实验动物学有机结合的成果。中医基础理论指导着中医动物模型的研制思路，并可作为评价判断模型的理论依据；

而实验动物学则更加具体的指导着动物模型研制的实施。只有在这个前提下，中医动物实验研究才能不断发展，带动传统中医学向理性中医学的转变。

成功的模型建立必须满足三个条件：模型与原型之间有相似关系；模型能够代替原型；对模型的研究，应该能够得出原型的信息。近四十年来，动物模型的研究在中医药领域取得了较大的进展。

（一）中医证候动物模型的评价体系

中医证候动物模型的评价体系应包括如下内容。

1. 动物模型评价应以临床中医证候诊断标准为依据

动物和人之间存在有差异，有鉴于此，可在人的证候诊断标准的基础上，注重结合动物的生理、病理等信息特征，对模型进行恰当的辨证诊断，但模型的诊断依据只能在上述前提下做一些非原则性的变通。

2. 中医证候动物模型的诊断依据必须以宏观症状体征为主

症状、体征是四诊的内容及来源，在中医的辨证论治过程中起着关键作用，在实际应用时，症状尽量采用全国或地方级的统一标准。而运用现代科学方法和手段测得的实验室指标只能作为诊断标准的辅助手段。

3. 病因评价可作为动物模型诊断依据之一

病因是否是传统病因，与传统中医经典理论是否一致，是否是证候的最主要病因，与证候之间有无特异性，与现代临床研究的内在实质是否相一致，都是值得探讨的问题。

4. 治疗作为反证法，也是衡量模型是否成功的一个必要的标准

治疗方药可以自拟，也可选用经典处方。治疗诊断时，应选择不同类的方药，进行证属性的排比性的确定。

除以上几点，还应考虑动物的年龄、性别及实验季节、气候、环境等相关因素，以及对该造模方法的成功率、死亡率进行统计。

动物模型是当代生物医学研究中的重要技术平台，它能帮助生物医学家更方便、更有效地认识疾病的发生、发展和防治规律。建立中医动物模型，既要以现代科学技术为方法、手段，又要坚持中医理论的指导。只有在这个前提下，中医动物实验研究才能突破目前的瓶颈，不断发展，带动传统中医学向理性中医学的转变。

（二）中医四诊动物模型研究

1. 舌象动物模型研究

舌象动物模型的研究中，仔猪的舌象与人类较相似，适用于制作病理模型。

（1）用流行性腹泻的华株病毒感染仔猪，使其出现发热、呕吐、黏液血便的症状而为湿热下注模型，可观察到仔猪出现舌苔增厚变腻的现象，但当其病愈时，舌苔也恢复正常。

（2）用低硒饲料喂养仔猪 1~2 个月后，仔猪出现精神不振、虚弱无力、气促水肿

的症状而为气虚血瘀模型，并出现与人类相同的淡白舌、舌边瘀斑等表现。

（3）用人工慢性放血，造成气虚的家兔动物模型，在第 7 天后出现舌色苍白，质胖嫩、湿润等特征。

这些改变，反映出动物机体内变化对舌的影响。动物模型的研究，促进了人类舌象变化机制的探讨。

2. 脉象动物模型研究

脉象动物模型研究中，小型猪血管较粗，管壁弹性强，切脉指感明显，脉图描记清晰稳定，重复性好，且由于其麻醉简单，学生易于操作，被认为是理想的模型动物，但小型猪存在脉率快的缺点。陈冬志依据中医脉象的主症及形成机制，选取小型猪，结合脉象的现代生物学研究，建立九种脉象的实验教学模型。

（1）脉滑变模型：小型猪静脉滴注低分子右旋糖酐 10% 葡萄糖注射液 60 滴/分，滴注后 5 分钟开始，指感及脉图表现脉滑变特征。指下三部均有脉，应指时间短，态势畅利，举按皆得，脉率较平脉稍快，节律规整。停药后可持续 10 分钟。

（2）脉涩变模型：小型猪静脉注射普萘洛尔 5mg，并快速推注 10% 高分子右旋糖酐 7ml/kg（3 分钟内推注完毕），约 5 分钟指下脉力变弱，脉流涩滞，似轻刀刮竹。

（3）脉弦变模型：小型猪静脉滴注 1mg/100ml 去甲肾上腺素 10 滴，约 2 分钟指下脉紧张度增高，有"端直以长，如按琴弦"的感觉。这种指感在持续滴注过程中一直存在，在停止滴注 5 分钟后转化为平脉。

（4）脉洪变模型：将内毒素用无菌生理盐水配制成 100ml 中含 25μg 的溶液，按 0.25μg/kg 于小型猪耳静脉缓缓注射造成发热。约用药 2 小时后，指下脉形变粗，来盛去衰，浮取即得，脉率略快。

（5）脉芤变模型：小型猪采取股动脉多次间歇放血，每次放血量为 5ml/kg，在 15~30 秒完成。每次放血间隔 5 分钟，反复进行，当放血量达到平均 15ml/kg 体重左右时，指感明显体验到脉象芤脉化——"浮大而软，按之中空两边实"。小型猪和人芤脉之不同点主要为脉率快。

（6）脉细变模型：小型猪股动脉插管间歇放血，当放血量达到平均 20ml/kg 左右时，指下出现指感清楚、脉搏细而无力的脉象。

（7）脉沉变模型：用冰袋冷敷于小型猪腋动脉和股动脉处 10 分钟左右，指下出现脉位居沉，脉形较细，轻取不应，重按始得，应指明显的沉变脉象。

（8）脉长变模型：小型猪静脉滴注 1mg/100ml 肾上腺素 10 滴，3 分钟左右指下出现首尾端直，超过三指，脉率增快，搏动有力的长变脉象。

（9）脉促变模型：小型猪静脉缓慢注射 0.4% 氯化钡（1ml/kg），注射后 15 分钟左右，指下出现脉率增快，时有间歇，间歇没有规律的促变脉象。

这些通过药物或其他方法改变实验动物的生理状况观察其相应的脉图变化，反映出动物机体内的变化对脉的影响。动物模型的研究，促进了对人类脉象变化机制的探讨。

（三）中医证候动物模型研究

1. 中医证候动物模型学的研究内容

（1）复制中医证候动物模型包括单纯中医证候的动物模型研制（如脾虚证动物模型）和病证结合的动物模型研制（如肝郁型胃溃疡动物模型）。

（2）从实验角度出发，探讨中医藏象本质及证候发生的病理生理机制。

（3）以证候动物模型为研究对象，探讨中医治法方药的作用机制及其疗效的物质基础。

（4）研究中医证候动物模型合理性、可行性的评估标准。

2. 中医证候动物模型的分类

（1）单纯的中医证候动物模型：包括中医病因动物模型和病理模型两种。用猫吓鼠制作的"恐伤肾"肾虚模型就属于病因模型；以可的松制作的肾虚模型则为病理模型。

（2）病证结合的动物模型：如肝郁型胃溃疡动物模型。

（3）状态反应性动物模型：有中医"怒伤肝"动物模型、"恐伤肾"动物模型等。

（4）自然病态性动物模型和证候纯系动物模型：如自然衰老肾虚模型等。

3. 中医证候动物模型常见研制方法

（1）利用致病因素造模：如采用高分子右旋糖酐造成微循环障碍以制作瘀滞性血瘀证模型；用大肠埃希菌内毒素制作中医温病模型等。

（2）通过改变动物的生理状况造模：如以甲状腺素造成甲状腺功能亢进，类似于中医的阴虚证候；以夹尾方法引起大鼠愤怒，进而郁而不发，形成中医的肝郁证等。

（3）采用人工方法改变动物的生活环境造模：如人工建立风寒环境，制作中医寒邪致病模型，以增强温度和湿度模拟中医所谓"长夏季节气候"，制作湿邪致病模型等。

（4）利用过量中药造模：如给予动物以过量寒凉药造成中医寒证模型，以过量大黄造成脾虚证模型等。

中医证候动物模型的制作方法是多样化的，但总以中医病因病机理论为准则，以尽量符合临床实际为宗旨，并在研究过程中不断的验证、改进、充实和完善。

4. 常用中医证候动物模型

（1）气虚证动物模型

1）限制日摄食量法造模：用限制日摄食量法制造气虚证动物模型，控制饲料量为100g/（kg·d），造模时间为3周。

结果：从第15天开始，小鼠出现精神不振、毛枯槁、竖立、脱落，尾巴发绀、稍凉。耐寒试验和游泳试验的能力下降。各脏器有不同程度的萎缩，其中胸腺重量系数下降尤为明显，胸腺DNA和RNA含量均显著下降，T淋巴细胞明显减少，四君子汤能较好地改善上述病变。

2）睡眠剥夺法造模：陈进成等设计出一套新型的水环境多平台睡眠剥夺系统（国家发明专利公示期，专利号201611090542.8）。睡眠剥夺强度为每日随机睡眠剥夺14～16小时，剥夺后正常饲养。在实验第6周，模型组大鼠表现出精神萎靡、对外界反应迟钝、自主活动明显降低、消瘦明显、毛发重度枯槁等。通过采用"四诊合参"系统评价体系比较"神劳"与"体劳"两种干预因素，以"神劳"为特征的睡眠剥夺方法更适于建立拟临床的气虚证动物模型。

（2）脾气虚证动物模型

1）劳倦过度加饥饱失常法造模：Wistar大鼠，雌性或雄性，体重158~326g，用自行设置的劳倦装置（康氏振荡器改装，振次为每分钟243次，振幅36mm，每震动20分钟后停10分钟），动物单笼饲养，固定于劳倦装置上，每天开振荡器6.5～10.7小时，平均约9.1小时，同时隔天喂食，喂食时食不限量。造模8～33天，平均约25.5天。

结果：耳色淡白、尾巴灰白、毛乱无光泽、眼眦成线、体瘦、尾细、体重下降、懒动喜卧、大便干燥或稀软不成形、游泳时间减少；消化道排空时间明显缩短；拉尾排便率增高，表明排便反射增强，浮便率增加，体温无明显变化。

2）泻下法造模：小鼠模型选择雄性小鼠，体重22～27g。大黄药化饲料（每3g饲料含大黄煎出液1g）喂饲。每天每只喂大黄化饲料3g，不足则以正常饲料补充。摄药量约为40.8g/（kg·d），造模时间为7～9天。大鼠模型选择Wistar或SD大鼠，雌性或雄性，体重70~250g，平均约为133.3g，15%大黄粉悬液灌胃。用药量为6～13.3g/（kg·d），平均用药量为8.9g/（kg·d），连服8～10天，平均8.7天。总用药量为60～106.4g/kg，平均约为75.5g/kg。

结果：萎靡、倦卧、毛枯槁、畏寒、消瘦、四肢不收、便溏脱肛、纳呆腹胀、活动频度下降、耐寒力降低、游泳时间减少、肛门红肿、体重降低；消化道排空速率研究结果不一，呈加快或减慢。

3）泻下加劳倦过度法造模：雄性Wistar大鼠，大黄、芒硝药化饲料（大黄、芒硝、标准化饲料比例为0.85∶0.15∶9.0）喂饲，自由进食，实际药物摄入量为15～20g/（kg·d）。单笼饲养，每天于改制的康氏振荡器上振荡4小时，造模21天。

结果：造模后出现泄泻，停止造模后第4天，大便溏泻基本消失。体重下降、萎靡、倦怠、少动、耳色淡白、皮毛疏松而乱、消瘦等。

（3）血虚证动物模型

1）单纯失血法造模：小鼠，自造模之日起隔日从眼底静脉丛放血0.3ml，不限摄食，自由饮水，持续2周。

结果：体质量略有增加，脾脏指数无变化，胸腺指数无变化，血虚程度+；红细胞减少，血红蛋白略微减少，骨髓有核细胞数略有减少，CD34$^+$细胞数无变化。

2）综合失血法造模：选用小鼠。①眼眶静脉丛放血，6～8滴（约0.5ml），隔日重复1次，直至模型成功；②控制饮食：饮食量控制在每日50g/kg，自由饮水；③劳倦：小鼠每天在温水池中强迫游泳2次，每次时间不定，以将下沉于水为限，持续

15~20 天。

结果：体质量下降，脾脏指数代偿性增大，胸腺指数下降，血虚程度+++；红细胞显著减少，血红蛋白显著减少，骨髓有核细胞数显著增加，CD34$^+$细胞数降低。

血虚证动物模型的制备尚有抑制、损伤动物的造血功能以模拟血虚证的发生，总体可分为单纯物质性（血液）耗损、造血功能性损伤及两者兼具。

（4）阴虚证动物模型

甲状腺素应用法造模：雄性小鼠，体重 25~30g。L-甲状腺素钠盐用生理盐水稀释成 0.4mg/ml 溶液。模型组小鼠每天每只皮下注射甲状腺素溶液 0.5ml，连续 4 天。

结果：模型组表现为体重下降、体温升高、大便干燥、饮水量和食量增加，活动增加。微循环发生变化，各类血管清晰，管径变化大，无明显渗出、出血、瘀血现象，网状毛细血管流速明显加快。

（5）阳虚证动物模型

糖皮质激素法造模：雄性小鼠体重 16~20g，肌内注射醋酸氢化可的松每只 0.5mg/d，造模时间 1 周。

结果：造模组出现活动迟缓、萎靡、蜷缩、体毛枯槁尤以尾部明显、眼睁不开甚至眼瞎等阳虚症状。肝、脾体积缩小，肝、脾 DNA 合成率明显减少。

（6）血瘀证动物模型：目前，血瘀证动物模型研制方法大约有两种。一是根据血瘀的病因病机，如寒邪、外伤、郁怒、气虚、阴虚、阳虚、血虚、离经之血、热毒、衰老等建立的动物模型。二是根据血瘀证研究发现的病理生理异常，如血液流变学异常、血液凝固性异常及血流动力学障碍等制作的动物模型。

1）根据血瘀证病因病机制作的动物模型

①寒凝血瘀证动物模型：将大鼠置于 0~1℃冰水中 20 分钟，每日 1 次，连续 2 周，造成寒凝血瘀模型。

结果：模型组大鼠出现寒战、蜷缩少动、爪尾部紫暗等症状，耳部微循环、血液流变学异常，血浆降钙素（ET）升高，一氧化氮（NO）降低。

②外伤致瘀证的动物模型：将家兔固定在兔台上，用杠杆压其后腿内侧肌肉，加压 7.5kg，持续 1.5 小时。

结果：压伤局部肿痛，血流减少。X 线造影显示动脉萎缩狭窄，静脉扩张，病理检查显示局部肌肉水肿、缺血、坏死、血液流变学指标明显异常，全身凝血机制失调，处于高黏聚状态，病理组织学检查及电镜检查均提示脏器形态及超微结构发生不同程度的变化。

③气滞血瘀证动物模型：采取高脂饲料喂养，并每日用粘有胶布的夹子夹住 1 只大鼠的尾巴，使其保持激怒、争斗状态，连续造模 8 周，复制出气郁血瘀高脂动物模型。

结果：模型组大鼠皮毛疏松无光泽，性情暴躁，相互撕打，易于激惹，甘油三酯（TG）、高密度脂蛋白胆固醇（HDL-C）、低密度脂蛋白胆固醇（LDL-C）与空白组比较均有显著差异。

④气虚血瘀证动物模型：采用强迫游泳法制作大鼠气虚血瘀证模型。选用 Wistar 大鼠，体重 180~230g。强迫大鼠游泳 14 天，使大鼠处于高度应激状态，造成大鼠体力逐步减弱，模拟中医极度劳倦所致气虚证的发生而致气虚血瘀。

结果：模型组大鼠全血黏度、血浆黏度、纤维蛋白原、血细胞比容、血沉均高于对照组。

⑤阴虚血瘀证动物模型：采用给大鼠注射氟氢可的松和肾上腺素，模拟阴虚火旺状态，检测见血栓增多增长，血液流变学改变，符合慢性血瘀证的表现，并且证明了阴虚可致血瘀。

⑥阳虚血瘀证动物模型：将大鼠置于低温冰箱中，在 -15℃ 环境中持续受冻 4 小时。

结果：造模大鼠畏寒喜暖、蜷缩少动、反应迟钝、皮毛蓬松无光泽、便稀、唇周发黑、爪尾部紫暗，耳郭循环严重障碍，血小板数（PLT）显著减少，血浆纤维蛋白原（FBG）含量明显降低，凝血酶原时间（PT）、凝血酶时间（TT）、白陶土部分凝血活酶时间均显著延长。同时可观察到，寒冷刺激后大鼠集合毛细血管清晰度下降，管径增宽，血流减慢。从血流状态、红细胞聚集情况、血色、渗出等变化来看，说明寒冷刺激可使大鼠耳郭微循环发生障碍。

⑦血虚血瘀证动物模型：将家兔右股动脉放血，放血量约为体重的 3%，复制出血虚血瘀动物模型。

结果：模型组红细胞、血红蛋白减少，网织红细胞增多，全血黏度下降，凝血酶原时间（PT）、凝血酶时间（TT）下降，超氧化物歧化酶（SOD）下降，单核细胞性非特异性酯酶（ANAE）先升高后下降，血栓素（TXB_2）明显升高，电镜检查发现重要脏器和受冻局部坏死、水肿、瘀血、出血等。

⑧离经之血血瘀证动物模型：采用雌性家兔 10ml/kg 抽取心脏血液，放置 20 分钟后，取 20ml 血液经无菌手术将血凝块置于结肠下，12 天后处死。用排液法测定残留血凝块体积，将血凝块切片镜检，并观察血凝块周围巨噬细胞的聚集情况。

⑨热毒血瘀证血瘀模型：采用静脉注射金黄色葡萄球菌、大肠埃希菌内毒素、地塞米松加内毒素、铜绿假单胞菌造成热毒血瘀模型。

结果：模型动物出现高热、眼结膜和耳部血管明显扩张充血、心跳加快、呼吸急促等热毒充盛的表现。病理学检查发现诸多瘀血、出血和广泛血栓存在，细胞变性坏死。另外，还有血液流变学的异常和凝血功能亢进。

⑩自然衰老血瘀证动物模型：选取 3 月龄青年大鼠，18 月龄中年大鼠，27~30 月龄老年大鼠。观察随着年龄的增长其血液流变学的变化，老年大鼠在电刺激颈项动脉后，内皮受损易形成体内或体外血栓。红细胞变形能力下降，且压积增高，故老年大鼠可作为病性天然血瘀证模型。

2）根据血瘀证研究中发现的病理生理异常造模

①微循环障碍模型：采用 10% 的高分子右旋糖酐快速静脉注射复制血瘀模型，发现模型组动物除耳郭苍白或青紫外，还有口唇发绀、舌质暗红、眼球结膜微循环变化、

微小静脉普遍扩张、血流速度变快、部分血流停止、微血管周围有渗出、血黏度升高、红细胞电泳时间延长等显著全身微循环障碍。

②血管内凝血动物模型：采用凝血酶和 6-氨基己酸静脉滴注，造成家兔急性弥散性血管内凝血（DIC）模型，以凝血酶原时间（PT）、血小板计数（PLT）、纤维蛋白原（FBG）含量和血浆鱼精蛋白副凝固（3P）试验及肺、肾微血栓形成为观察指标。结果模型组 PT 进行性延长、血小板（PLT）进行性下降、FBG 进行性降低、3P 试验由阴性转为阳性，且肺、肾病理切片有微血栓形成。

③皮下注射肾上腺素致瘀法：采用在两次皮下注射肾上腺素之间将大鼠至于冰水中游泳 5 分钟建立急性应激血瘀模型，模型组大鼠各切变率下全血黏度、全血还原黏度、血浆黏度、血细胞比容和红细胞聚集性均明显增加，红细胞变形性明显降低，血液流变学呈黏、浓、凝、聚的血瘀状态，各指标与对照组相比均有极显著差异。

④红细胞损伤模型致瘀法：将 SD 大鼠每天至于固定的烟熏箱中被动吸烟 4 次，每次吸烟 15 分钟，燃烟量 3 支，连熏 20 天，造成血瘀模型，结果发现：与正常对照组相比，模型动物红细胞膜的化学组分、膜酶构象、膜脂流动性、膜电荷（除 0~50mHz 介电常数以外）、红细胞膜 ATPase 活性、红细胞形态及超微结构、红细胞免疫受体、膜脂质过氧化酶学变化均明显异常，与正常对照组相比，差异有极显著意义。

⑤动脉粥样硬化模型：给予大鼠高脂饲料，喂养 14 天后，禁食不禁水 12 小时，给予 1mg/kg 的肾上腺素。1 小时后麻醉，腹主动脉取血。结果：大鼠血清胆固醇含量显著升高，低密度脂蛋白胆固醇（LDL-C）、脂蛋白小 a 含量也显著升高，血小板活化显著升高。

⑥组织增生、变性动物血瘀模型：以猪血清诱发大鼠免疫性肝纤维化为模型，发现模型组细胞色素氧化酶，葡萄糖-6-磷酸酶，三磷酸腺苷酶，硫胺素焦磷酸酶，酸性磷酸酶及谷丙转氨酶、谷草转氨酶、碱性磷酸酶、结合胆红素均明显异于对照组。

⑦血管损伤致血瘀模型：将 Wistar 大鼠切开颈部皮肤，分离右侧颈动脉约 15mm，将实验性体内血栓形成测定仪的刺激电极及连接仪器的温度探头钩于动脉上。打开仪器开关，通过刺激电极给予 1.5mV 直流电刺激 7 分钟以损伤动脉内皮细胞，模型组体内血栓逐渐形成，血流逐渐被阻断。

⑧结扎动脉导致的心肌梗死或脑梗死模型法：通过结扎动脉（冠状动脉或脑动脉）造成心肌梗死或脑梗死（通过结扎冠状动脉或脑动脉造成心肌梗死或脑梗死作为局部血液循环的血瘀模型）。此方法为现代医学中急性心肌梗死或脑梗死模型。由气滞血瘀、血脉瘀滞造成的心脑缺血模型也能体现出血瘀证的特点。

5. 常用中医病证结合动物模型

（1）冠心病（CHD）中医证候动物模型研究

1）CHD 痰瘀互结证小型猪模型：林氏等以高脂饲料（每 100kg 饲料含胆固醇 2kg、胆盐 0.5kg、猪油 10kg）每日每只 900g 喂养小型猪 2 周，并以介入法对冠状动脉血管内皮进行损伤，术后继续以高脂饲料每日每只 900g 喂养 8 周。模拟中医过食肥甘厚味而引起的脾运失健、痰湿壅盛，进而导致血脉痹阻的痰瘀互结的中医证候，以高脂饮食和冠状动脉血管内皮损伤术复制出 CHD 痰瘀互结证动物模型。

2）CHD 心脾阳虚证大鼠模型：韦氏等先适应性饲养大鼠 1 周，然后对大鼠施行肩胛骨间棕色脂肪组织（brown adipose tissue，BAT）切除，术后在 19℃ 环境下以高脂饲料（83% 基本饲料，15% 甘油三酯，2% 胆固醇）饲养 21 天，第 22 日皮下多点注射垂体后叶素（10U/kg），第 29 日对大鼠施以中药。本实验通过 BAT 切除术、注射垂体后叶素、高脂饮食、寒冷刺激的方式，模拟"饮食不节，寒邪伤阳"，复制出 CHD 心脾阳虚证动物模型。

3）CHD 寒凝血瘀证大鼠模型：王氏等先用 20% 乌拉坦 5ml/kg 对大鼠腹腔注射进行麻醉，并将大鼠仰卧固定于鼠台，连接生理记录仪并记录大鼠标准 Ⅱ 导联心电图，然后经口对大鼠气管插管，连接动物呼吸机，解剖并分离出股静脉进行静脉置管，5 秒恒速注射垂体后叶素（6U/kg，浓度为 2U/ml），造模 30 分钟。本实验通过大剂量注射垂体后叶素复制出寒凝血瘀证动物模型。

4）CHD 心气虚证大鼠模型：唐氏等使用近交系 Wistar 大鼠采取游泳法建模，大鼠静息状态下喂养精饲料 5g/100g，在水温 25～28℃ 条件下以强迫负重（大鼠自身质量 5%）方式游泳至力竭（头没入水下 10 秒不上浮），进行 2 次，前后间隔 10 分钟，第 18 日起在游泳基础上连续 4 天灌服普萘洛尔溶液 2.4mg/100g。本实验在饮食方面只给予大鼠每日基础需要量，并增加其消耗量，意在模拟"谷虚气虚""劳则气虚"；普萘洛尔溶液具有抑制心肌细胞钙离子和钠离子内流的作用，也是非选择性 β 受体阻滞剂，大剂量或长期使用可引起心肌缺氧等，实验中在大鼠力竭运动后灌服普萘洛尔溶液，加重心气耗损，复制出 CHD 心气虚证动物模型。

5）CHD 痰浊血瘀证兔模型：张氏等首先对雄性家兔以高脂饲料（胆固醇 1%、蛋黄粉 15%、猪油 15%、基础饲料 79%）饲养 35 天，第 36 日采取冠状动脉结扎术，以 30mg/kg 戊巴比妥腹腔注射，剪毛，常规消毒，开胸，对冠状动脉左前降支完全结扎，心电图监测。本实验对家兔冠状动脉左前降支完全结扎及高脂喂养，旨在模拟痰阻心胸，血行失畅，脉络不利，心脉痹阻，复制出 CHD 痰浊血瘀证动物模型。

（2）抑郁症中医证候动物模型研究

1）肝郁脾虚型抑郁症模型：目前该模型的复制常用情志造模。①根据郁怒日久、木郁乘土、肝郁脾虚的病理演变过程，采用慢性束缚应激，复制出肝郁脾虚型抑郁症模型；②根据《内经》中"味过于酸，肝气以津，脾气乃绝"的理论，采用束缚造成肝郁模型，同时全天给动物饮用 5% 食醋溶液，造模 35 天；③采用慢性束缚应激+过度疲劳+饮食失节法，连续 28 天。研究人员通过对大鼠一般情况的观察，行为学指标和生化指标的检测证明了该模型基本符合中医肝郁脾虚证的一些特征。

2）肝郁气滞型抑郁症模型：目前有关肝郁气滞型的抑郁症模型主要有如下造模法。①慢性应激法，刺激方法主要为：冰水游泳 5 分钟，45℃ 环境 5 分钟，断水、禁食 24 小时，夹尾刺激 1 分钟，水平振荡 30 分钟（160 次/分钟）。每种刺激都是 3 次，随机安排每日 1 种，使动物不能预知第 2 天的刺激方式，造模 21 天（不同的研究者刺激方法可以稍加改变，但大体相同）。此模型在大鼠行为学、神经生化指标等方面基本符合肝郁气滞型抑郁症的临床症状和体征，并以方测证论证了此模型的合理性。②束缚法：将小鼠放置在自制的束缚模具中，每日束缚2次，每次3小时，造模35天。该模型从小鼠的一般情况、行为学改变等均与空白组存在显著差异，并且与其他证候模型在自主活动次数上存在显著差异。从行为学角度验证了此模型的有效性。

3）肝肾阳虚型抑郁症模型：目前实验研究中主要采用注射利血平和氢化可的松建立肝肾阳虚型抑郁症动物模型。该模型能够模拟类似肝肾阳虚型抑郁症的临床表现和病理变化。但此类药物模型的复制不符合中医的病因病机，所以有效性还有待考证。

二、中医基本证实验研究范例

（一）脾虚证实验研究

对脾虚证的临床与实验研究几乎涉及各大系统（消化、内分泌、神经、免疫、物质代谢、血液、肌肉运动及组织的病理形态等）。根据中医"异病同证"，脾虚证是慢性消化系统疾病（慢性消化性溃疡、慢性胃炎、胃下垂、胃黏膜脱垂、慢性肠炎、慢性痢疾、消化不良、胰腺炎、肝炎等）的主要证型，也是非消化系统多种疾病（慢性支气管炎、功能失调性子宫出血、慢性肾炎、各种慢性出血性疾病等）的常见证型。运用补脾药均可取得一定的疗效，故有治"脾胃可以安他脏"之说。

1. 脾主运化

对脾主运化的研究集中在消化系统，以消化和吸收失常为主的疾病多是脾虚证，因此胃肠道功能及胃肠道激素、胰腺功能等下降均可导致脾虚证。

（1）胃肠道功能：经临床研究证实，脾虚证患者存在着胃的位置下移、空胃积液、低张胃、排空延迟或增快、胃壁层次及黏膜层光洁度改变、胃电节律紊乱、胃黏膜各类线粒体的退行性病变。这些可能是产生脾虚证的病理基础。经动物实验研究发现，脾虚证动物的胃电波和胃运动波有明显变化，体重下降，自主活动能力减弱，肝线粒体呼吸控制率和肝细胞能荷值均低于对照组。四君子汤加味能够明显予以改善，提示四君子汤具有纠正胃肠功能紊乱和调整肝能量代谢的作用。脾主运化可能涉及两个方面的内容：胃肠消化吸收的过程（外运化）及被吸收的物质在肝的相互转化和能量生产的过程（内运化）。

（2）唾液淀粉酶：广州中医药大学脾胃研究组根据中医"脾开窍于口""涎为脾液"等观点，以及临床上脾虚证患者，无论是口味或是唾液的质和量大多异常的现象，对脾虚证患者唾液中的消化酶——唾液淀粉酶的活性进行了研究，发现唾液淀粉酶活性比值是反映脾虚证候本质的重要指标，其活性于酸负荷刺激后多下降，而正常人则多为上升。

（3）胃肠道激素：经临床研究证实，脾虚证患者胃窦黏膜中D细胞数量显著减少，D细胞分泌生长激素，有抑制促胃液、胃酸和胃蛋白酶原分泌的作用；脾虚泄泻患者血管活性肠肽（VIP）显著增加，VIP可能在脾虚泄泻中起重要作用；脾虚证患者寿命蛋白（MOT）和直肠的前列腺素E2（PGE2）含量均出现异常，MOT和PGE2含量的异常可能是脾失健运的实质之一。

（4）胰腺功能：临床和动物实验发现，脾气虚时，胰腺外分泌量减少、小肠吸收能力低下，血清淀粉酶、胰淀粉酶同工酶、胰脂肪酶活性降低，且胰淀粉酶同工酶活性下降幅度与脾气虚证的程度具有相关性。故认为胰腺外分泌功能降低可能是脾气虚证的病理机制之一。

2. 脾主肌肉

临床和动物实验发现：脾气虚时，能源物质、磷酸原供能系统、糖酵解供能系统、氧代谢供能系统、骨骼肌形态均发生了变化，存在着能量产生及能源物质的不足。肌酸激酶（CPK）活性降低，无氧酵解活跃，果糖磷酸激酶（PEK）与乳酸脱氢酶（LDH）反应活性增强；骨骼肌线粒体结构损伤，影响到骨骼肌的有氧代谢，琥珀酸脱氢酶（SDH）反应颗粒细小，各型纤维的相对酶活性均降低；大鼠骨骼肌纤维变细，骨骼肌蛋白质分解增强。

脾虚证的研究取得了累累硕果，但仍存在着不少值得思考的问题。主要有以下三点：一是脾虚证的动物模型。首先，无论何种方法所塑造的脾虚证动物模型，尽管都出现了某些类似人们脾虚证候的外观表现，但忽略了脾虚模型与人体脾虚证病程的差别；其次，塑造的动物模型往往并非单一的脾虚证。例如，中药大黄苦寒泻下所造成的脾虚证模型，在胃肠结构有超微结构的改变，在心与肾也有同样超微结构的变化。因此，目前尚未出现反应中医特色，能被广泛接受的"证"的动物模型。二是脾虚证的临床与实验研究中，存在着低水平的重复，致使某些检测指标的结果前后矛盾，难以揭示该脏的实质；所筛选的指标虽多，但特异性的较少，且只能反映脾虚证的局部。三是对脾气虚证的治疗优选方是补中益气汤、四君子汤等，这种固定主方的思路，限制了该证治疗方药的深度和广度。对脾虚证的治疗，临床上应拓宽思路，突破常规用药模式。

为了使脾虚证研究得以深入。应着眼于以下几个方面，一是从文献学临床流行病学的角度进行发掘和整理，明确脾虚证的内涵与外延；二是临床研究与动物实验并举，加强脾虚证临床的前瞻性研究，使脾虚证的研究以病证结合为主；三是在临床中针对不同系统疾病的脾虚证进行筛选，进一步深入脾虚证治疗方药的深度和广度，形成专病、专方、专药；四是脾虚证有待分化，可分化成胃、肠、胰及消化腺等的功能。

（二）肾虚证实验研究

对肾虚证的临床与实验研究，主要围绕下丘脑-垂体-靶腺轴及免疫网络，进行了大量的工作，以阐明中医肾脏的本质。下丘脑-垂体-靶腺轴的研究，集中在下丘脑-垂体-肾上腺皮质轴、下丘脑-垂体-性腺轴、下丘脑-垂体-甲状腺轴、下丘脑-垂体-性腺-胸腺轴等方面。研究发现：肾阳虚证患者轴垂体功能处于较低水平，出现下丘脑-垂体-肾上腺皮质轴不同环节、不同程度的紊乱；男性肾虚患者性腺轴各激素的含量发生改变，血液中睾酮（T）下降，雌二醇（E_2）和 E_2/T 值升高，女性肾虚患者与男性相反，血清 E_2 降低，促卵泡激素（FSH）和促黄体素（LH）也有一定程度的改变，肾阴虚者 FSH 多低于正常，肾阳虚者 FSH、LH、E_2 水平高于肾阴虚者，T 水平低于肾阴虚者；下丘脑-垂体-甲状腺轴也出现不同程度的紊乱，多数认为肾虚证三碘甲腺原氨酸（T_3）、TSH 值降低，肾阳虚证甲状腺素（T_4）值下降，促甲状腺激素释放激素（TRH）兴奋实验出现延迟反应；下丘脑-垂体-性腺-胸腺轴各器官随增龄发生下丘脑视上核、旁室核的甲细胞增加、乙细胞减少，腺垂体生长激素细胞、促性腺激素细胞数量减少，胸腺萎缩等明显变化。

免疫功能主要表现为：细胞免疫低下是肾虚证的共性；体液免疫方面，肾阳虚证主要表现为血清 IgG 下降，抗病邪能力较差，肾阴虚证主要表现为血清 IgM 升高，尿中 IgG、IgA 也升高；补体方面，多数学者认为肾虚证 C3、CH50、C3b 受体花环率和补体溶解免疫复合物（CRA）活性均低于正常人。这些研究为中医药调整和进一步探讨神经-内分泌-免疫网络积累了宝贵的资料。

今后，对肾脏的实验研究可集中在以下几个方面：一是从整体器官细胞分子水平进一步探讨肾与神经-内分泌-免疫网络的关系，同时比较疏肝、健脾、补肾法对网络调节的异同点。二是探讨肾为先天之本，与有关遗传疾病中 DNA 变异的关系、与机体生、长、壮、老、已中激素变化的关系、与衰老的关系、与记忆功能的关系，肾主水与急慢性肾炎疾病中水液代谢失调的关系。三是从藏象相关角度，探讨肝肾同源、心肾相交的生理病理机制。

（三）血瘀证实验研究

血瘀证是中医临床常见证型之一，吸引了诸多学者从事血瘀证的研究。

血瘀证诊断研究的方向是寻找血瘀证具有的普遍性和特殊性指标，开展血瘀证诊断的定量化研究。研究发现：患者平均红细胞容积（MCV）与健康人相比差异显著，对血瘀证具有一定的诊断价值，其敏感性高达 85.7%，特异性为 73.3%；人体各部位微循环容积波（OPG）参数呈现进行性降低，可作为血瘀证诊断新的量化诊断依据；血瘀证患者血黏度、血小板聚集、纤维蛋白原增加，可作为血瘀证的诊断标准，特别可作为观察糖尿病合并血管病变严重程度的判断标准。

血瘀证动物模型的研制主要分为两部分：一是根据血瘀证的病因病机建立动物模型，主要有外伤、热毒、寒凝、气滞、气虚、血虚等比较符合临床特点的不同病因所造成的不同证型的血瘀证动物模型。二是根据血瘀证研究中发现的病理生理过程异常而制作血瘀证模型，主要有全身性微循环障碍与血液流变学改变的血瘀证动物模型、局部血流动力学障碍的血瘀证动物模型、炎症型血瘀证动物模型。

血瘀证的病证结合方面研究发现：缺血性脑卒中血瘀证患者的红细胞免疫功能减退，为探讨临床益气活血类药物治疗本病的机制和本病证的微观定量指标提供了线索。肝病血瘀证患者肝纤维化指标显著高于肝病非血瘀证患者，肝血瘀阻程度与肝纤维化程度密切相关，在一定程度上，肝血瘀阻程度可以反映肝纤维化程度。恶性肿瘤血瘀证存在着血液流变学改变，主要是出现高黏脂血症，即血液处于浓、黏、聚状态。血液流变学异常与肿瘤血瘀程度密切相关，血液黏滞性越高，肿瘤血瘀越明显。恶性肿瘤血瘀证的另一个特点是血液凝固性异常，表现为凝血机制被激活，血小板活化，抗凝功能减弱，导致血液处于高凝状态，利于血栓形成。活血化瘀药在恶性肿瘤治疗中具有四个方面的作用，一是直接抑杀肿瘤细胞。二是改善血液流变性和凝固性，降低血液黏度、抗凝、抑制血小板活性、促纤维蛋白溶解、抗血栓，消除微循环障碍，从而发挥抗转移作用，对于化疗、放疗有增效作用。三是免疫调理作用。四是镇痛、消炎、抗感染等。妇科气滞血瘀和寒凝血瘀是最常见和最主要的类型。妇科血瘀证患者肢体血流图较正常人有明显的改变，血流图可作为血瘀证的一项客观化、定量化的指标。

血瘀证的研究虽然繁多，但是，中医血瘀证反映的内容是多方位、多层次、多信息的综合。无论是动物实验或是临床观察，应符合中医的特色。

三、中医常见疾病实验研究范例

（一）冠心病病证结合实验研究

邓可等门诊收集冠心病痰阻心脉证或阴寒凝滞证患者共 8 例，从微观角度分析冠心病痰阻心脉证或阴寒凝滞证患者对于薤白治疗敏感的机制，研究薤白皂苷化合物离体环境下对血小板活化因子诱导的血小板聚集的干预及对表面糖蛋白水平的影响，并从血小板表明的膜蛋白表达情况初步分析薤白皂苷作用的受体和信号通路。结果表明：冠心病寒痰阻滞证薤白皂苷中、高浓度抑制腺苷二磷酸（ADP）诱导的血小板聚集显著高于生理盐水对照的血小板聚集；4μmol/L 的薤白皂苷显著降低活化血小板 CD62p 的表达率；4μmol/L 的薤白皂苷下 GP Ⅱ b/Ⅲ a 的表达率低于活化后表达率；低、中、高浓度的薤白皂苷分别联合 P2Y1、P2Y12 拮抗剂对 ADP 诱导的血小板聚集率均显著高于 ADP 诱导的血小板聚集率。说明薤白皂苷对于冠心病寒痰阻滞证患者 ADP 诱导的血小板聚集有更好的抑制作用，其可能作用于 P2Y1 和 P2Y12，通过降低胞质内钙离子浓度和升高 cAMP 含量抑制血小板聚集的效果。故笔者认为，痰阻心脉证或阴寒凝滞证患者接受薤白治疗时的敏感度更高，为薤白是治疗冠心病的要药提供了实验研究基础和依据。

陈聪等应用 ZBOX-I 型舌面脉象数字化采集分析仪，纳入 108 例冠心病患者，其中中医辨证属痰瘀互结证者 48 例，血瘀证者 60 例，对冠心病痰瘀互结证与血瘀证面诊特征参数进行分析，进一步探讨冠心病痰瘀互结证的客观化诊断指标。结果发现：冠心病整体面色较体检正常人群面色明显深暗无光泽。在面诊图像参数特征上，冠心病痰瘀互结证与血瘀证面色色调并无本质区别，整体及各个分部颜色偏灰暗；在颜色饱和度上痰瘀互结证较血瘀证颜色灰暗程度更甚，面色更偏浅而灰色。面诊图像特征参数可以作为冠心病痰瘀互结证和血瘀证临床辨证的客观依据之一，对于冠心病痰瘀辨证有一定意义。

陈聪等对上述 108 例患者，采集两组患者舌诊图像并提取包括舌色（舌质整体、根部、中部、尖部、左部、右部）、舌体形态及苔色（舌苔整体、根部、中部、尖部、左部、右部）、苔质在内的特征参数。结果发现：冠心病痰瘀互结证患者舌色较血瘀证患者青紫程度更甚但颜色更浅，苔色较偏青黄而更为浅淡光亮，舌诊图像参数中的绿色分量 G 值、蓝色分量 B 值、饱和度 S 值可作为冠心病辨别痰瘀互结证和血瘀证的客观指标。

李佳应用小型猪复制出脾虚痰浊证冠心病模型，通过生命体征、冠状动脉造影、血管内超声（IVUS）、心电图（ECG）、病理学分析、脾虚痰浊证模型评价量表、形体指标对冠心病脾虚痰浊证模型进行模型评价。模型评价后，除正常组和模型组外，其余各组"从脾论治"，采用益气健脾组、益气健脾祛痰组、益气健脾化瘀祛痰组、化瘀祛痰组、西药组进行药物干预，并对疗效做出评价。结果发现：冠心病从脾论治，可有效改善心脏和动脉的负荷，减少心肌氧耗量，改善心电图心肌缺血性指标，降低冠状动脉面积狭窄率；从脾论治法对脾虚痰浊证小型猪粪便性状、皮毛、口色、等待喂食行为等方面有一定的改善作用；从脾论治之法对冠心病脾虚痰浊证小型猪的治疗作用具有持续稳定性。

（二）慢性阻塞性肺疾病病证结合实验研究

谢文英等通过对慢性阻塞性肺疾病（COPD）急性加重期、稳定期患者各 120 例进行实验研究，观察二陈汤加味对 COPD 患者的肺功能、氧化应激、缺氧诱导因子-1α（Hif-1α）及沉默信息调节因子 1（Sirt1）的影响。结果发现：二陈汤加味对 COPD 有抗氧化损伤、抗炎作用，其机制可能为增强 Sirt1 基因的表达，提高 Sirt1 的活性，抑制 Hif-1αmRNA 的表达，减少 IL-1β、IL-6、TNF-α、C 反应蛋白（CRP）的合成与释放，以保护肺组织、改善肺功能。

陈四清等采用烟熏加脂多糖方法制备 COPD 大鼠模型，观察二陈汤加味对慢性阻塞性肺疾病 COPD 大鼠肺组织中转化生长因子-β1（TGF-β1）及其受体（TGF-βRII）的基因的表达，外周血单个核细胞（PBMCS）中组蛋白去乙酰化酶 2（HDAC）基因的表达及活性。结果发现：二陈汤加味有抗炎作用，肺组织结构明显改善。

陈晔等将 40 只 SD 雄性大鼠随机分为正常组、模型组、温肾益气颗粒组、雾化组，以气道滴注脂多糖（LPS）联合烟熏方法制备 COPD 大鼠模型，观察肺组织病理改变，免疫组化检测气道增殖细胞核抗原（PCNA）的表达，WesternBlot 观察肺组织中 PC-NA、p-AKT、T-AKT、p-mTOR、T-mTOR 的表达。结果表明：温肾益气颗粒能缓解 COPD 大鼠的病理改变，使 COPD 大鼠肺组织中 PCNA 的表达量下降，气道重塑改善，这可能与其抑制 PI3K/AKT/mTOR 信号通路相关。

吴庆国等将 50 只 SD 大鼠随机分为正常对照组、模型组、温肾益气颗粒高剂量组、温肾益气颗粒中剂量组、温肾益气颗粒低剂量组，每组 10 只，采用熏香烟加气管滴注脂多糖法建立 COPD 大鼠模型，观察大鼠日常状态，ELISA 法测定大鼠肺组织匀浆液 TNF-α、IL-8、IL-17A 的含量，HE 染色检查肺部病理改变。结果表明：温肾益气颗粒能够降低大鼠肺组织中细胞因子的含量，减轻肺组织感染的程度。

（三）脑卒中病证结合实验研究

陆跃等采取线栓法制备永久性大脑中动脉栓塞（p MACO）模型。探讨侯氏黑散方中风药、补虚药及风药补虚药联用对脑缺血大鼠轴突生长抑制因子 Nogo-A、NgR、

RhoA、Rock2 蛋白表达的影响。结果发现：侯氏黑散通过风药补虚药联用可明显下调内源性因子 RhoA、Rock2 的蛋白表达，从而抑制 RhoA/Rock2 信号通路的传导，有助于神经纤维的修复和再生。侯氏黑散方组成：风药由菊花、防风、桔梗、桂枝、细辛、川芎组成；补虚药由红参、白术、干姜、茯苓、当归组成；联用药为风药和补虚药的药物合用。

韩辉等通过检索 PubMed、Springer、中国学术期刊全文数据库、万方数据库中益气活血法治疗缺血性脑卒中的临床随机对照实验文献，按照 Cochrane 协作网推荐的方法（Jadad 评分法）评价纳入研究文献的质量后，采用 Rev Man 4. 2. 3 软件进行 Meta 分析。研究表明：益气活血法联合西药常规治疗在提高气虚血瘀型缺血性脑卒中患者总的临床疗效、降低神经功能缺损评分、降低中医证候积分、改善生活活动能力、降低血浆黏度方面均优于对照组，两组不良反应少且没有显著差异。益气活血治疗方法显示出了很好的治疗效果。

赵彦青等采用改良线栓法复制脑缺血大鼠模型，观察中风防治灵丸对脑缺血大鼠神经功能、脑含水量、脑梗死范围及脑组织病理形态学的影响。研究表明：中风防治灵丸对大鼠局灶性脑缺血损伤具有良好的保护作用。（中风防治灵丸是王松龄教授多年治疗缺血性中风的经验方，由太子参、制首乌、大黄、决明子、胆南星、水蛭、天麻、全蝎组成，具有益气逐瘀、化痰息风之功效，临床疗效显著）

俞之胤等复制脑缺血再灌注损伤小鼠，对各组小鼠进行神经行为学评分，并且测定脑组织超氧化物歧化酶（SOD）、谷胱甘肽过氧化物酶（GSH-Px）、一氧化氮（NO）合酶（NOS）、T-ATPase、$Na^+-K^+-ATPase$、$Ca^{2+}-Mg^{2+}-ATPase$ 的活性和丙二醛（MDA）、NO 的含量。观察中风回语颗粒对脑缺血再灌注损伤小鼠的影响。结果表明：中风回语颗粒对缺血再灌注引起的小鼠脑组织损伤具有保护作用，其机制可能与提高脑组织抗氧化活性及改善能量耗竭状态有关。中风回语颗粒是临床经验方，作为院内制剂应用多年，由石菖蒲、郁金、黄连、冰片、川芎等 10 味中药组成，具有化痰宣窍、清热化癖、透脑清神等功效，用于缺血性脑卒中的治疗。

补阳还五汤是清代名医王清任根据气虚血瘀病机创立的。全方由生黄芪四两（120g），当归尾二钱（6g），赤芍一钱半（4.5g），地龙一钱（3g），桃仁一钱（3g），红花一钱（3g）组成，具有补气养血、活血通络之功效。罗银河等通过近 10 年（特别是近 5 年）补阳还五汤治疗缺血性中风的实验研究，从基因表达、促生长相关蛋白 43 和突触素、降低兴奋性氨基酸细胞毒性、抑制神经细胞凋亡、抗氧化、抑制自由基、抗钙超载、促血管内皮生长因子等方面阐述补阳还五汤治疗缺血性中风的作用机制，为中医药治疗缺血性中风提供了科学依据。脑缺血性损伤是一个多因素、多途径、多环节损伤的复杂的病理过程，中药在脑缺血的预防和治疗方面有独特的疗效，中药及复方制剂主要是通过益气活血、通经活络等功效多靶点、多环节、多层次发挥作用，而且安全性高、不良反应少、疗效肯定。

(四) 卵巢早衰病证结合实验研究

梁嘉丽等通过观察化疗诱导的卵巢早衰大鼠接受补肾阴法和补肾阳法干预后，其外周血肿瘤坏死因子-α（TNF-α）、干扰素-γ（IFN-γ）水平及卵巢颗粒细胞凋亡的情况。结果发现：补肾方药可通过调节 TNF-α、IFN-γ 等多种细胞因子的表达，调节 Bcl-2/Bax 系统平衡，来延缓卵巢颗粒细胞凋亡，延缓各级卵泡闭锁，改善生殖轴的功能、增强卵巢的储备能力。部分指标结果中补肾之阴优于补肾之阳，与中医临证中肾虚为主、阴虚更著的表现相符。故治疗上以补肾为主，调阴为佳。

刘琛等用半乳糖复制小鼠衰老模型，采用放射免疫法检测血清血管内皮生长因子（VEGF）、卵巢抑制素 B（INHB）、FSH、E_2 水平，研究复方加味八珍汤颗粒对卵巢早衰大鼠的影响。结果发现：加味八珍汤颗粒具有一定延缓卵巢早衰、改善卵巢功能的作用。

徐海霞等采用卵巢抗原皮下注射自身免疫法建立卵巢早衰大鼠模型，检测血清雌二醇（E_2）、促卵泡激素（FSH）水平、卵巢抑制素 B 蛋白阳性表达水平，观察卵巢、子宫湿重变化及组织学改变。结果发现：育肾养血方可以改善受损的卵巢，提高卵巢功能。育肾养血方是名老中医朱南孙教授治疗卵巢早衰的经验方，由潞党参、生黄芪、紫丹参、全当归、大熟地、淫羊藿、巴戟天、蛇床子、覆盆子、石菖蒲、石楠叶十一味药物组成。

叶玉枝等通过灌胃给予雷公藤多苷 50mg/（kg·d）复制卵巢早衰大鼠模型，观察实验大鼠卵巢组织形态学的变化，检测大鼠血清中 E_2、FSH、β-EP 水平。结果发现：中药制剂一贯煎对卵巢早衰实验大鼠卵巢组织形态有一定的改善作用。

左亚威等在综合目前各医家对免疫性卵巢早衰（POF）的认识的基础上，提出免疫性就是未至绝经年龄而出现肾精亏耗过早的经断，发病机制主要为肾的阴阳亏虚兼及肝脾两脏失调，变化在气血但与天癸、冲任、胞宫有关。在临床上以免疫因素为主导的 POF 往往以肾阴虚证为主，同时兼夹肝气郁结，故在治疗中常佐以疏肝理气、滋阴降火之法。常用的中药复方有滋阴补肾复方（左归丸）、温阳补肾复方（如右归丸）、二仙汤（仙茅、淫羊藿、巴戟天、黄柏、知母、当归）、补肾活血方（补骨脂、紫石英、菟丝子、生地黄、熟地黄、桑寄生、覆盆子、山萸肉、土鳖虫、水蛭等）、补肾活血中药（熟地黄、山萸肉、当归、白芍、淫羊藿、丹参）、育泡饮（红花、淫羊藿、菟丝子、枸杞子）；健脾补肾复方，补肾健脾方药（菟丝子、党参、枸杞子、淮山、淫羊藿、女贞子、杜仲）；补肾调肝复方，如乌鳖颗粒（制何首乌、白术、续断、枸杞子、茯苓、炙鳖甲、黄狗肾）等。这些中药复方能在细胞免疫、体液免疫，甚至基因表达上有效地影响 POF 的发生、发展过程，从而改善女性生殖内分泌轴状态，减少卵巢的免疫损害，恢复卵巢部分功能。同时，更多的临床研究证明，采用中医复方药物预防及治疗 POF 具有明显疗效。

（五）以北京中医药大学马锦地博士论文中摘录的"补肺益肾组分方治疗 COPD 大鼠疗效评价"为例说明中医常见疾病实验研究范例

补肺益肾方治疗 COPD 疗效确切，可显著改善患者临床症状、减缓肺功能下降速率、减少急性加重次数，且有较好的远期疗效。课题组在补肺益肾方的基础上筛选出人参提取物、淫羊藿苷、川陈皮素、丹皮酚等 10 种有效成分，依据方剂配伍理论组成初步确定的补肺益肾组分方。补肺益肾组分方物质成分明确，但其安全剂量及对 COPD 的疗效仍需验证。本研究采用香烟烟雾暴露联合肺炎克雷伯杆菌反复感染法复制 COPD 大鼠模型，观察肺功能、肺组织病理、炎症因子、氧化应激等方面改变评价补肺益肾组分方对 COPD 大鼠的疗效，为进一步研究提供依据。

1. 材料与方法

（1）实验材料

1）动物：SPF 级 SD 大鼠 84 只，雌雄各半 ［年龄：3 月龄，体重：（250±20）g；动物质量合格证号：41003100004024］，购自河南省实验动物中心（SCXK［豫］2015-0004）。本研究通过河南中医药大学第一附属医院实验动物福利伦理审查委员会审查批准。

说明：实验动物书写要求如下。质量、等级及微生物学质量；品种、品系；性别；年龄；数量；体重；动物质量合格证号；来源；实验动物福利伦理审查委员会审查批准书。

2）细菌：肺炎克雷伯杆菌（KP）（菌株号：46114）由中国医学细菌保藏管理中心提供，每次使用前将细菌混悬液浓度调整为每毫升 $6×10^8$ 菌落形成单位（colony forming unit，CFU）。

3）香烟：红旗渠过滤嘴香烟（硬金红，烤烟型；焦油量：11mg，烟气烟碱量：0.9mg，烟气一氧化碳量：11mg）由河南中烟工业有限责任公司提供。

4）药物：①补肺益肾方（人参 9g，炙黄芪 15g，酒萸肉 12g，枸杞子 12g，醋五味子 9g，炙淫羊藿 9g，等）由河南中医药大学药学院药物分析实验室制备，每克含生药 3.14g，临用前用 100℃蒸馏水配制为中药溶液，浓度为 0.28g/ml。②补肺益肾组分方由丹皮酚、淫羊藿苷、川陈皮素、人参提取物、黄芪甲苷、贝母素甲、五味子乙素、橙皮苷、芍药苷、黄芪多糖组成，其中人参提取物、黄芪多糖由河南中医药大学药物分析实验室提取并鉴定，药物来源为人参（150902，吉林）、黄芪（17020102，内蒙古）；五味子乙素（MUST-17031606）、丹皮酚（MUST-16071405）、黄芪甲苷（MUST-17022804）、淫羊藿苷（MUST-16111710）由成都曼思特生物科技有限公司提供；芍药苷（PS170414-08）、橙皮苷（PS1704-09）由成都普思生物科技有限公司提供；贝母素甲（hl-161213）、川陈皮素（hl-20170312）由西安汇林生物科技有限公司提供。临用前用蒸馏水配制为混悬液，补肺益肾组分方高、中、低剂量浓度分别为 1.48mg/ml、0.74mg/mL、0.37mg/ml。③氨茶碱片（山东新华制药股份有限公司，100mg×100 片）临用前用蒸馏水配制成浓度为 4.0mg/ml 的混悬液。④生理盐水由河南太龙药业股份有限公司提供，0.9%NaCl，每瓶 500ml。

5）试剂：阿利新蓝-过碘酸-雪夫染色（AB-PAS）试剂盒（货号：G1285）由北京索莱宝科技有限公司提供。

免疫组化一抗：MUC5AC Polyclonal Antibody（货号 E-AB-4037）由武汉伊莱瑞特生物科技股份有限公司提供。（备注：摘录部分试剂）

6）仪器：IVC-Ⅱ型动物饲养笼具（冯氏实验动物设备有限公司，苏州）；CJ-2F型超净工作台（冯氏实验动物设备有限公司，苏州）；LDZ5-2型离心机（京立离心机有限公司，北京）；熏烟箱（密闭有机玻璃箱，内部有四层铁架可放置鼠笼，自制）。（备注：摘录部分仪器）

说明：实验当中涉及的细菌、香烟、药物、仪器均要标明详细来源、含量，若是自制也要标明。

（2）模型制备：采用香烟烟雾熏吸联合肺炎克雷伯杆菌反复感染法复制COPD稳定期大鼠模型。1~12周香烟熏吸，将大鼠放入熏烟箱，点燃香烟25支使烟雾浓度达到3000±500ppm进行烟雾暴露，40分/次，一天2次（9：00~9：40，17：00~17：40），1~8周经大鼠鼻腔滴入肺炎克雷伯杆菌液0.1ml（菌液浓度：$6×10^8$CFU/ml），5天1次。

说明：模型制备要有参考文献，选用可重复性好、造模成功率高的造模方法。

（3）分组与处理：采用随机数字表法将84只大鼠按随机数字分为正常组，模型组，补肺益肾方组，补肺益肾组分方高剂量组，补肺益肾组分方中剂量组，补肺益肾组分方低剂量组，氨茶碱组；每组12只，雌雄各半。自13周第一天，正常组及模型组给予生理盐水灌胃（雄鼠每次2ml，雌鼠每次1.5ml）；补肺益肾方组给予补肺益肾方溶液灌胃（灌胃量：3.7mg/kg/d）；补肺益肾组分方组分1高、中、低剂量组分别给予补肺益肾组分方高、中、低剂量灌胃［灌胃量：19.74mg/（kg·d）、9.87mg/（kg·d）、4.9mg/（kg·d）］；氨茶碱组给予氨茶碱混悬液灌胃［灌胃量：54mg/（kg·d）］，给药8周，第20周结束后取材。每周一称量体重后采用等效剂量系数换算公式计算本周给药剂量。

等效剂量系数换算公式：

$$D 大鼠 = D 人 × （HI 大鼠/HI 人）× （W 大鼠/W 人）^{2/3}$$

D：剂量，HI：体形系数，W：体重。

说明：实验分组一般分为正常组，模型组，对照组，治疗组高、中、低剂量组，也可依据实验目的设计合适的实验分组，本实验用来进行"补肺益肾组分方治疗COPD大鼠疗效评价"，故分组为正常组、模型组、补肺益肾方组、补肺益肾组分方高剂量组、补肺益肾组分方中剂量组、补肺益肾组分方低剂量组及西药对照组氨茶碱组共七组。

（4）指标测定：指标的选取一般是在阅读相关文献的基础上，根据研究的性质和目的，选取与自己实验密切相关的指标。同时，也包括对实验动物一般情况的观察及组织病理电镜下的观察。

本实验选取一般情况，肺功能，支气管肺泡灌洗液，肺组织病理，血清或BALF中白细胞介素-1、白细胞介素-6检测。

（5）统计学处理：选取合适的统计学方法。采用SPSS 22.0统计软件进行数据分析。计数资料采用卡方检验；计量资料重复测量数据（大鼠体重及无创肺功能）采用重复测量方差分析；组间比较采用单因素方差分析（one-way ANOVA），方差齐者采用最小显著差法（least significant difference，LSD），方差不齐者采用 Dunett's T3 法，显著性水准取 a=0.05，数据以均数±标准误表示。

（6）采用技术路线图对补肺益肾组分方治疗 COPD 大鼠疗效进行评价。

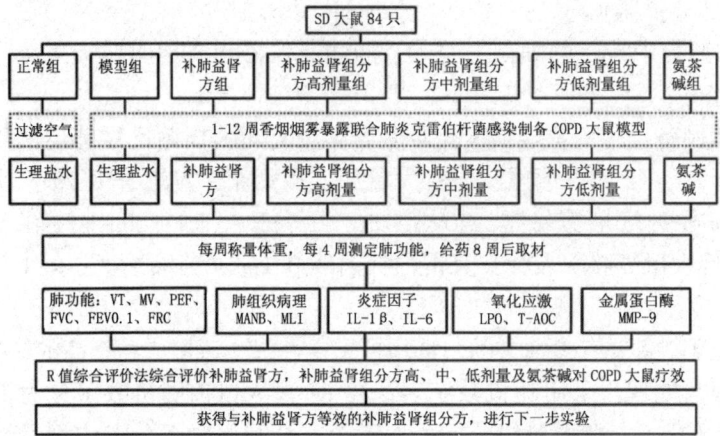

附 篇

大数据在中医诊断学中的应用研究

我们身处在一个科技大爆炸的时代，以互联网为代表的通信技术和传感技术飞速发展。在生活中的每个角落，我们都能捕捉到大数据的身影，大到每年对国情数据的统计分析，小到坐在家中用手机下单的一份外卖。不论是社会领域、科研领域还是商业领域，如今都被"大数据"掀起了一场革命。中医学的发展也日益与大数据融合，尤其是中医诊断学的发展，与大数据紧密相关。中医诊断学关注的是望、闻、问、切四诊信息的收集与辨证，传统方法收集的四诊数据已经不能满足现代社会数据的增长速度。未来的科技发展令人难以想象，而传统与现代科学技术的结合，不仅传承，更能创新，从而紧跟时代步伐。

一、大数据发展状况

随着移动互联网的迅猛发展和云计算、物联网等新服务与新应用的日益丰富，网上数据流量呈现迅猛发展态势，由此产生的海量数据推动着信息社会迎来了大数据时代。大数据时代给人类社会带来了机遇和挑战，同样能帮助人们获取到关于人体运动方式的更多信息。

数据化时代的特点如下。

第一，要分析与某事物相关的所有数据，而不是依靠分析少量的数据样本。

第二，乐于接受纷繁复杂的数据，研究的重点偏向探求事物间的相关关系。

大数据是"互联网时代"诞生的一个新型的技术资源，已被全球各领域熟知和应用。近些年来，大数据的重要性越发凸显，在国际上的地位日益提高，世界上许多国家都将对大数据的研究上升到国家战略的高度。与计算机发展的初衷一样，大数据的初衷也是服务于军事，但随着这些年来的发展，大数据也正在朝着基础设施化的方向发展，大数据不仅走进了普通居民的生活中，更是在许多重要领域起到了举足轻重的作用。

大数据及其分析在健康行业中也得到广泛应用。使用大数据的专业设备可以追踪疾病的生命体征并进行诊断。可穿戴技术还可以为卫生专业人员提供有关患者的重要信息，例如，可得知他们是否正在服用药物及是否遵循疾病管理计划。更普遍的是，大数据其分析为医生提供了大量的信息，而这些信息是他们无法从简单的当面预约中获得的。在更多的后勤基础上，大数据还可以帮助医护工作者改善护理并减少患者等待的时间。

中医的发展也离不开大数据的引入。当前，中医发展面临着多重困境和诸多挑战，中医要想打破这种尴尬局面谋求发展，就离不开新技术的引入。现如今，大数据是一种全新的工具，对整个科学领域的研究方法都产生了极大影响。大数据给中医发展带来新思路、新方法，通过大数据技术连接，在中医理论与中医经验之间搭起了科学之桥。大数据量化一切，给中医学带来一条合理明晰的数据足迹，通过海量中医临床数据的再利用，来丰富和发展中医临床知识，让中医在大数据的支持下实现累进式发展，形成一个具有清晰可视的数据发展轨迹，为探索中医特殊性和在经典数据层面提供更为有效的技术和方法。大数据讲的全数据、混杂性、相关性，与中医整体性、模糊性、经验性方面具有形似的共性，再结合中医临床研究现状，分析大数据对中医临床诊疗的方案设计、数据采集、处理、共享等方面的影响，最终为实现中医隐性知识的发掘提供思路和方法。大数据技术是信息化时代的必然结果，为中医药的发展开辟了新途径。

大数据时代充满着机遇与挑战，大数据时代下的信息资源也异常丰富，数以亿计的计算机和移动设备正不断地传播着数量惊人的信息。通过了解大数据时代信息资源的基本特征，集成利用好数量多、种类多、增速快的信息资源对学术研究、互联网企业的发展及医学的进步都有很大的意义和实用价值。

二、大数据在中医诊断学中的应用

传统中医的认识体系较多从宏观上观察并进行诠释，如望闻问切、整体观念、辨证论治，目前诸多研究者结合现代科技的手段和方法进行中医客观化和标准化的研究。中医诊断是中医认识和治疗疾病的桥梁与依据，中医诊断的客观化、标准化研究，也是发展中医，使中医走向世界的关键因素。众所周知，传统中医诊断，不论是通过望、闻、问、切四诊收集到的症状或者体征，还是通过整体观念、辨证分析得出的证候特征、证型的诊断等方面信息，主观性均较强，可重复性较差。随着计量诊断、计算机诊断技术的发展及交叉学科的充分应用，中医诊断在四诊客观化、证候标准化等方面取得了不小的进展，如中医舌诊、脉诊、问诊等方面均出现了计量诊断方面的研究与临床应用。大数据时代的到来，无疑是中医诊断客观化和证候标准化发展的春天，合理、有效地运用大数据来认识中医诊断的各个环节是当前研究的主要任务。

（一）大数据在四诊中的应用

中医强调辨证论治，辨证是论治的前提，而四诊信息又为辨证的依据，四诊信息的采集是中医辨证论治的关键。传统中医四诊信息的采集多基于个体医师的器官感觉与知识经验，这种采集方法的个体性与主观性不可避免地导致了临床信息采集不统一、症状描述不客观等问题。近年来许多中医学者进行了中医四诊信息采集的智能化、标准化研究，但研究过程中缺乏客观统一的规格参数标准，导致不同的舌诊仪、脉诊仪、面诊仪得到的信息不可重复。

　　随着大数据、人工智能、云计算、物联网、移动互联等信息技术的发展，为中医四诊信息的精准化、客观化、标准化、通用化采集提供了思路。张婧雯等使用视音频通用设备，实时采集中医临床四诊数据，完成中医四诊信息自动化采集，形成中医四诊信息的大数据仓库，通过分析现有中医四诊信息采集设备、方法，探索新一代中医四诊信息采集系统，实现了对中医四诊信息自动化、全息化采集。李磊等采集气虚、气阴两虚、气滞和气滞血瘀等证的脉图，基于大数据原理，利用脉象不同的特征参数建立中医脉象辨识智能判断模型，用中医脉象信息采集系统收集的不同人群、不同疾病的脉诊信息形成大数据环境，对中医脉象辨识智能判断模型进行测试，测试结果表明，利用大数据对脉象进行识别，能够提高脉象辨识的准确率。有人研究了中医脉诊与数据化的关联性，将大数据的理念应用到中医脉诊中把中医脉诊分为两个过程：一是对脉象特征的识别，类比成计算机的数据转换；二是对所提取的脉象特征的时间、空间之间的联系及其表征意义进行分析，类比成计算机的数据分析过程。如何利用这种相关性来提升中医脉诊的技术，是我们科研人员在大数据的环境下要重新审视的问题。

　　四诊信息的可靠性与诊断辨证的准确性是提升中医药服务能力的前提与重点。基于人工智能与数据挖掘，从技术角度解决中医信息采集的客观需求，全面、规范、准确地获取四诊信息，实现四诊合参与中医健康状态的自动辨识，还可以依靠互联网实现中医远程诊疗，从而有效弥补基层中医的技术短板、提升基层中医的辨证论治水平。充分发挥中医简、便、廉、验的特点与在"治未病"方面独有的优势，实现医疗卫生工作"中心下移、关卡前移"，从而达到提升中医药服务能力与水平的目标。

　　（二）大数据在辨证中的应用

　　大数据技术在中医药领域中的应用具有相通之处，不论是脉诊还是证候辨证的研究，其最终目的是为了指导临床应用。辨证分为八纲辨证、脏腑辨证、经络辨证、气血津液辨证、六经辨证等辨证方法。

　　中医辨证论治作为中医最具特色的诊疗技术，具有自身独特、完整的理论及临床思维的特点，在疾病防治方面具有肯定的疗效，大数据为中医辨证研究提供了新的思路。李贵华等用医院 HIS 数据库提取住院患者信息，并对数据进行标准化，利用频数分析法对 84 697 例冠心病的住院患者的信息进行描述性分析，采用关联原则分析患者的合并用药情况，结果发现该数据库中的冠心病患者，中医证候以气阴两虚、气虚血瘀最为常见，其中血瘀是占比最高的证候要素，其次为气虚、痰浊、阴虚等。胡金亮等利用临床医疗科研信息共享系统构建数据库，对数据进行预处理，运用水晶报表及复杂网络进行数据挖掘，获取慢性阻塞性肺疾病急性加重期（AECOPD）"病−证−中药"的频度关系，分析 AECOPD 不同证型的临床用药特点，开展 AECOPD 证、症相关性分析研究，为中医证候诊断标准的验证和修订提供了有力的证据和方法学研究。李小茜等在前期制定的充血性心力衰竭（CHF）的中医证候量表的基础上，收集多中心450 例 CHF 住院患者，对用专业术语建立的中医证候量表进行信度、效度评价，结果发现 CHF 中医证候量表具有较好的信度、效度，可行性良好，为 CHF 中医证候研究提供了一定的依据。尉万春等按传统中医辨治模式对古今医家进行分类，对各个医家的临证辨治思路和用药特色进行电子化、结构化梳理，并进行数据录入，构建古今中医临床医家诊疗数据库，再整合分析信息系统所检索归类的结果，进行权衡和判断，选择最适合患者的中医诊疗方案。湖南中医药大学研究人员通过对"证素"（辨证的基本要素）的分析，设计了一个基于数据挖掘技术的中医诊断研究实验平台，设计的数据库按元素存储，挖掘十分方便。欧凤霞等研究了基于关联规则的数据挖掘技术在中医诊断中的应用，探讨了"理-法-方-药"之间的互动规律。

（三）大数据在中医病历中的应用

大数据在中医电子病历研究方面亦有着重要的作用。医疗部门既是大数据时代的推动者，也是参与者，中医临床数据具有典型的大数据特征，其数据体量巨大，数据类型复杂，中医电子病历包含大量有价值、具有"中医特征"的临床信息。中医药信息化发展"十三五"规划指出，应建立中医电子病历专题信息资源库，完善中医药基础信息资源动态更新和共享应用机制。组织和引导开发中医药数据资源，全面提升信息采集、处理、传输、利用、安全能力，释放数字红利，促进信息消费。

肖丽等在中医药大数据的基础上所实现的区域卫生健康电子病历数据共享，使得基于中医药电子病历的医院信息平台和基于中医药健康记录档案的区域卫生信息平台实现有机连接，并可逐步实现区域范围内跨机构远程互联互通和医疗卫生服务协同。这种以中医药电子病历数据共享为基础的区域卫生平台将会是中医药信息标准化未来发展的方向，也会是实现中医药现代化的方向。但是目前中医药数据的共享平台尚未成熟，其安全性和有效性仍然需要进一步完善优化。

三、结语

中医诊断学是祖国医学长期发展的产物，是历史文化的沉淀，是古代医家对祖国医学的奉献，我们应该继承和发扬。随着现代科学技术的发展，在保持中医独立性的同时，我们也应该接受现代的科学技术，尽可能地将中医与现代科学技术融合、联系。大数据时代的到来，无疑是中医诊断客观化和证候标准化发展的春天，合理、有效地运用大数据来认识中医诊断的各个环节是当前研究的主要任务。

循证医学在中医诊断学中的应用研究

循证医学（evidence-based medicine，EBM）这一术语最早在 1992 年前后出现在人们的视野之中，而有关 EBM 的思想可以追溯到几个世纪以前。早在 18 世纪，英国就开始加强对医疗卫生领域的重新审视。曾经在医学史上盛行了几百年的放血疗法，在 1861 年被 Alexander Hamilton 证明是一种无效的医疗行为；1898 年，Fibiger 医生发表了血清治疗白喉的半随机对照试验，证明了血清治疗白喉不再是没有证据的疗法。到了 1948 年，英国医学研究会主持开展的链霉素治疗肺结核疗效的研究开启了随机对照试验（randomized controlled trials，RCTs）的时代，而 RCTs 方法后来也成为 EBM 证据的主要来源之一。直至 1992 年，Gordon Guyatt 等在 JAMA 上发表了第一篇循证医学的文章，文章描述循证医学为借助系统检索、评价和使用当前可得到的研究发现作为临床决策依据的行为过程，是一种先进、科学、安全、有效的医疗模式。循证医学的核心思想是疗效评价，即通过数据分析，使系统研究结果（科学证据）客观化和证候标准化。

中医诊断学强调医者的医学技能和经验积累，强调因时、因地、因人论治，其最终目的是诊断明确，与循证医学的最佳决策相一致，因此循证医学的证据也为中医诊断提供了依据，可以更好地服务于中医诊断。

一、循证医学在中医诊断学中的理论阐释

循证医学在中医学中也早有诠释，加拿大著名循证医学专家 David Sackett 提到：循证医学的理念最早起源于中国清朝乾隆年间，即用已有研究证据去解释论证中国典籍的某些论点。《本草图经》中有一段记载：为评价人参的疗效，需寻两人，令其中一人服食人参并奔跑，另一人未服人参也令其奔跑。未服人参者很快就气喘吁吁。这不就是典型的临床对照试验吗？

循证医学在中医诊断学中也一直被应用。中医诊断学中的"望色主病""十问歌""二十八脉"等理论并非一家之言，而是千百年来无数中医前辈感悟、尝试、印证、总结出来的智慧，是中医认识疾病的最直观的方法，是经得起时间与实践检验的。循证医学是"遵循证据的医学"，数千年来在实践中不断得到印证与重复的望、闻、问、切四诊理论，正是属于循证医学的思想。从古至今，中医诊断学一直是中医药现代化科技战略的前沿阵地。循证医学作为临床医疗决策最新系统研究结果（科学证据）的主要依据，在中医诊断学中被广泛应用。中医诊断学强调医者的医学技能和经验积累，强调因时、因地、因人论治，其最终目的是诊断明确，与循证医学的最佳决策相一致。循证医学通过借助大数据技术，系统检索、评价和使用当前可得到的研究作为临床决

策依据，通过中医诊断客观化和证候标准化研究，合理、有效地运用循证医学来认识中医诊断的各个环节是当前研究的主要任务。

二、循证医学在中医诊断学中的应用研究概述

近年来，研究者结合中医古典文献，运用循证医学的方法，在四诊、辨证分型等领域开展了相关研究，概述如下。

(一) 循证医学在四诊中的应用研究

中医经典巨作《伤寒杂病论》也非完全依据张仲景个人经验所撰写，其博览群书，继承并发扬了古代医家临证经验及医籍精华，经过其本人大量临证经验的实践，将中医诊断学中的辨证论治与方证理论融为一体，历经多年，反复进行临床验证，完成了东汉前中医最佳临床证据的产生和评价。从某种角度来说，《伤寒杂病论》的成书过程是古代循证研究的真实案例。继仲师之后，医家叶天士在博采众家后，以成己说，创立了温病学说，即为循证医学之本，不惑世人。叶天士师古而不泥古，在传承仲景学说的基础上收集、整理临床证据，指出"伤寒之邪留恋在表，然后化热入里，温病则热变最速"，并发现伤寒的治法与温病不尽相同，故而创新性地提出"卫气营血辨证"，正所谓"辨营卫气血虽与伤寒同，若论治法，则与伤寒大异也"。不仅如此，叶氏在重视《伤寒论》脉证的同时，还十分注重舌苔的变化，《温热论》云"亦要验之于舌，或黄甚，或如沉香色，或如灰黄色，或老黄色，或中有断纹，皆当下之"，谆谆告诫"未见此等舌，不宜用此等法"，补充了仲景轻于察舌的不足之处。故可以看出叶天士在不断收集临床证据的同时还在与时俱进，根据时代的发展及疾病的演变，他认识到临床证据也需日益更替和完善。同时，也可以看出叶天士在临床证据的收集、发展中所做出的巨大贡献。

在中医诊断中，望诊是医者通过视觉对人体的全身、局部及排出物等方面进行有目的的观察，以了解健康状况、测知病情的方法。而面、舌望诊的优势是利用局部的病理变化，观察机体内脏的疾病，中医把人作为一个有机整体，在生理情况下，人体各部是一个有机联系、相互作用的整体；在病理情况下，人体各部分又按照一定规律相互传变，相互影响。人体一旦发生疾病，体表的病变可以传入脏腑，脏腑的病变可以反映于体表；局部的病变可以影响到全身或其他部位，全身的病变也可以通过局部反应映出来。张桂艳等通过面、舌望诊和循证医学的实验室、心电图、超声、CT、MRI、C反应蛋白等检查结果的对比印证了两者有较高的符合率。将望诊发现的患者额、眉间、鼻根、口周深皱纹、褐斑、色泽的变化和舌部的舌质、舌苔、裂纹、舌形体变化、舌下脉络变化与人体的脏腑经络对应部位、表里关系有目的地结合现代循证医学相应的各项检查，去繁操简，诊断迅速，为患者做出明确可行的中西医（金标准）诊断。

脉诊是中医诊断学中最具特色的诊法之一，随着大数据的到来，利用脉象不同的特征参数建立中医脉象辨识智能判断模型，如脉诊仪作为中医脉诊客观化的诊查手段，对不同患者脉象信息间差异的检出性较好，具有一定的临床使用价值；但其客观性无

法证明。桂森等通过运用循证医学方法，对应用脉诊仪进行脉诊客观化临床随机对照试验（RCT）进行系统评价与 Meta 分析，发现脉诊仪对疾病特异性检出率的分析中，由不同疾病导致的特异性脉象，与正常人相比，能有效地被脉诊仪检测出来。评价脉诊仪对临床疾病特性的检出性及对辅助临床诊断的有效性，为脉诊客观化推广运用于临床提供了循证医学依据。

由上可见，在望诊、舌诊和脉诊的研究中，均不同程度地运用了循证医学方法。因此将循证医学检查及系统评价方法结合临床应用于望诊及脉诊中，为患者早发现、早检查、早诊断、早治疗某些疾病提供较准确的证据是今后研究的方向。

（二）循证医学在辨证研究中的应用

近年来学者们围绕循证医学与中医诊断学之间的关系从中医辨证分型与客观指标相关性研究入手，发现其研究结果存在不一致的地方。这种不一致可能是由于方法学质量的低下，或者是由其他诸多未知的原因造成的。进行系统评价，可以进一步分析这种不一致产生的原因，可以减少偏倚和随机错误，可以促进中医辨证分型与客观指标相关性研究试验设计、质量控制、结果报告等方面的规范化和标准化，提高研究的质量。

王俊文采用循证医学系统评价的方法对肝纤维化中医辨证分型与血清肝纤维化指标之间的相关性进行研究，发现肝纤维化中医辨证分型组与血清肝纤维化指标的升高对照组比较有明显的差异。在研究的五种证型中，肝郁脾虚证肝纤维化程度最轻，瘀血阻络证肝纤维化程度最重。而湿热中阻、肝肾阴虚、脾肾阳虚三证各项指标均有不同程度的升高，各项研究之间有较大分歧；要确定其关系，还有待于更进一步的研究。此项研究为中医微观辨证提供了参考。应用循证医学的随机、对照、重复、盲法的方法学进行临床实验研究，对提高实验结果的可靠性和科学性，尤其对重大疾病的辨证论治综合治疗方案的有效性评价，可以进一步揭示中医学的辨证论治规律，从而使中医专家的经验和研究成果得到确认，便于推广指导临床实践。徐振晔经过全国多中心随机对照 600 多例原发性支气管肺癌较大样本的 Ⅱ、Ⅲ 期临床研究中发现，康莱特能够明显改善患者的临床主要症状，症状改善总有效率为 78.97%，对胸痛、神疲乏力、咳嗽、气急等症状改善较明显。用康莱特治疗能够提高患者生存质量，改善机体免疫功能。这与循证医学寻找可以获得最佳证据、运用最佳证据、创造最佳证据，一切为了更好地服务于临床的思想是相符合的。

（三）中医诊断学运用循证医学的前景

伴随大数据产生的云存储、数据挖掘、深度学习等技术，更推动了循证医学的发展，使循证医学所产生的数据更加准确，为证明中医诊断学在世界医学体系中的医学价值提供了有力支撑。循证医学着重于对临床研究和临床实践的真实性与有效性的评价，用严谨的方法进行验证与分析，做出客观的评价。在中医诊断学中应用循证医学，使用较为准确的微观诊断并做出疗效标准，为诊断的规范化研究提供更有利的证据，为中医诊断学的发展以及跻身于世界科学体系提供了舞台和机会。越来越多的研究人员将循证医学的思想理念引入了中医诊断的临床研究之中，中医临床研究方法学方面的进步也是有目共睹的。

中医的辨证论治、个体化治疗原则，与循证医学"从高准确性和精确性诊断试验获得决策证据"并结合患者的具体情况进行诊治决策的原则完全一致，但由于中医"证"及"证候"的复杂性，以及中医诊断客观指标较少，主观经验居多，导致"辨证论治"对医生的要求极高，这是中医标准化和科学化的障碍。总之，中医诊断技术难以掌握、缺乏最佳诊断证据。证据的传播使用亦非常困难，对一个疾病的诊断如果要去找最为科学的证据，可能会错过最佳的诊治时间，并且还需要一定的工具、技能去完成检索证据。

三、结语

中医诊断学的形成与循证医学知识的长期积累密切相关，我们应该更好地继承和发扬。正是因为祖国医学的诊断技术难以掌握，缺乏最佳的客观依据，导致中医诊断学的发展举步维艰，但随着大数据的到来，现代科学技术的不断发展，我们更应该借助科学技术，尽可能地应用现代科学技术更好地服务中医诊断技术。循证医学技术对于中医诊断的发展既是机遇又是挑战，如何将循证医学合理、有效地运用于中医诊断的各个环节是当代医者研究的主要方向和任务之一。

系统论与系统生物学
在中医诊断学中的应用研究

系统论是由贝塔朗菲提出的以研究系统的结构、特点、行为、动态、原则、规律及系统间的联系，并对其功能进行数学描述的新兴学科。系统论的核心思想是整体观念，即把研究对象视为统一整体系统去看待。

什么是系统生物学？根据胡德的定义，系统生物学是研究一个生物系统中所有组成成分（基因、mRNA、蛋白质等）的构成，以及在特定条件下这些组成成分间相互关系的学科。也就是说，系统生物学不同于以往的实验生物学——仅关心个别的基因和蛋白质，它要研究所有的基因、所有的蛋白质、组分间的相互关系。显然，系统生物学是以整体性研究为特征的一种大门类科学。

中医诊断学的基本原则之一为整体审查，就是把人体视为一个有机联系的整体，这与系统论的思想不谋而合。因此，运用系统论思想和系统生物学研究技术为中医诊断学研究提供了新的方法。

一、系统论与系统生物学在中医诊断学中的理论阐释

中医诊断的基本原则是整体审查、四诊合参、病证结合和动静统一，其中"整体""合参""结合""统一"等字眼均强调了中医诊断的系统观。钱学森很早就强调了中医有很多的系统论思想，他指出："人体科学只有用系统的观点和系统的科学方法才能将人体科学置于现代科学的基础上。中医理论和现代化还是要从系统论、系统科学、系统学开始，这样才有希望研究出真正的现代化的中医理论。"人体科学一定要有系统观，而这就是中医的观点。研究者将系统论与中医理论相结合，提出了"象系统论"，特别是在中医诊断中提出的"病象""证象""症象""面象""舌象""脉象"等意象，都是以系统论为基础形成的体系，并且根据"五行象"，能推断疾病所发生的脏腑，判断疾病的预后等。

系统生物学是基因组学、代谢组学、蛋白组学等一系列组学的涵盖，其思想与中医诊断基本原则亦颇为相似。中医诊断是结合了面色、形体、自身的感觉、舌象、脉象等外在的变化进行辨证论治，并包含了四时、地理、社会环境等对疾病的影响，任何环节的变化均会影响疾病的变化；系统生物学指出，生命是基因、蛋白、细胞、组织、器官等按照某种方式整合成的整体而非简单叠加。二者结合能更好阐释机体在细胞、分子及基因水平上的本质变化。

二、系统论与系统生物学在中医诊断学中的应用研究概述

近年来，研究者运用系统论和系统生物学研究方法，在诊法、辨证等领域开展了

相关研究，概述如下。

（一）系统论与系统生物学在诊法中的应用研究

在中医诊断中，望诊是通过视觉对人体的全身、局部及排出物等方面进行有目的观察，以了解健康状况、测知病情的方法。而代谢组学是以 GC-MS、LC-MS 及 NMR 等仪器设备获取的波谱/图谱数据转换而成的数据矩阵，通常为几十至几百维的大量信息，单凭眼睛的观察很容易漏掉一些细微的变化，而代谢组学能快速、准确地寻找到"生物标志物"，运用此种方法可开展望诊的研究。

舌诊是中医特色诊法之一，通过观察舌质和舌苔的变化，可以了解人体的生理状态和病理改变。近年来通过对舌苔蛋白质组学的分离鉴定与生物信息学分析发现，舌上皮细胞 TGF-β_3 的表达水平与舌苔厚薄程度密切相关；对慢性胃炎患者唾液 EGF 含量及舌苔脱落细胞表皮生长因子受体（EGFR）的表达与不同舌象之间的关系进行研究发现，表皮生长因子（EGF）含量与舌苔厚薄程度亦密切相关；采用变性梯度凝胶电泳技术对肺癌患者的舌苔进行分子生物学分析，结果发现舌苔菌群结构是影响舌苔形成的重要因素。因此从基因组学、蛋白组学、微生物学等方面均可为舌象的诊断提供新的依据。

脉诊是中医诊断学中最具特色的诊法之一，是医者通过体会患者脉搏跳动以了解患者身体状况辨别病证的一种诊察方法。有研究者认为，采集人体脉象的变化，与蛋白质组学和代谢组学等相结合，可以阐明中医脉学的科学内涵，也为系统生物学在脉诊中的发展提供指导和借鉴方法。

由上可见，在望诊、舌诊和脉诊的研究中，均不同程度地运用了系统生物学的研究方法。今后，应开展四诊合参与系统生物学相结合的研究，方能使中医四诊研究进一步深入。

（二）系统论与系统生物学在证候研究中的应用

中医的"证"在本质上是"系统质病"，具有整体性、功能性、层次性和联系性。从系统论角度看，中医病因病机存在不同的因果关系，不同的因果关系分析指导了临床医生对疾病病因、病机的推导，是系统论在中医临床实践中具体应用的表现形式。

近年来，研究者从蛋白组学、转录组学、代谢组学等不同的角度研究了中医证候间的差异。吴芊等从转录组学角度，运用转录组杂交技术及转录组测序技术，按照疾病与证候的分类，详细论述了转录组学在证候研究中的应用；何浩强等从转录组学的不同角度，即 mRNA、miRNA、lncRNA、circRNA 层面对中医证候做了相关研究，发现了不同的证候中会出现不同的基因表达。此外，诸多学者从蛋白组学角度研究了疾病之间不同证候的差别。冯全生团队研究了 AIDS 热毒蕴结证与脾肾阳虚证的差异蛋白质表达；张淼等对 HIV/AIDS 肺脾气虚证的蛋白质组学和代谢组学进行了研究；雒岁芳等对虚证不同证型进行了蛋白组学的研究；孟永梅等基于 iTRAQ 技术对慢性心力衰竭气虚血瘀证及气阴两虚证组进行了蛋白质组学研究。以上研究均发现，不同证型会有不同程度的蛋白表达。代谢组学在中医证候研究中也有颇多应用：刘畅基于代谢组学研究了湿热证型；马欣等研究了不同证候的非酒精性脂肪肝合并肝损伤患者的血清代谢组学分析；包颖玲对多囊卵巢综合征痰湿证进行了代谢组学研究；陈浩等对于冠心病心绞痛患者气虚血瘀证和气虚血瘀痰浊证进行了代谢组学研究；孙振高等基于卵泡液代谢学的子宫内膜异位症相关性不孕症肾虚血瘀证的证候本质进行了相关研究。此外，另有一些学者对冠心病痰瘀证、慢性胃炎脾胃湿热证型及儿童紫癜性肾炎等证型做了相关代谢组学研究，均发现无论何种疾病结合代谢组学研究不同证型相对于正常人均有其特定的代谢产物。

三、系统论与系统生物学在中医诊断学中的应用研究示例

下面以乙肝证候差异与蛋白组学的相关研究为例，说明系统生物学在中医诊断学中的应用研究。

在该研究中，研究者分别纳入肝郁脾虚、肝胆湿热、肝胃湿热证各 10 例患者，受试者在血常规、肝肾功能、凝血功能上无显著差异。

研究使用的试剂：去高丰度蛋白缓冲液、丙酮、溶解缓冲液、变性剂、还原剂、半胱氨酸修饰剂、胰蛋白酶、去离子水、iTRAQ 试剂、SCX 缓冲液、Bradford 蛋白定量试剂盒、LC 缓冲液、SDS 上样缓冲液、电泳缓冲液、考马斯亮蓝染液、脱色液等。

使用的主要仪器和设备：真空采血管、低温冰箱、恒温高速离心机、离心过滤器、高丰度蛋白分离系统、高效液相色谱、涡旋混合仪、超纯水制备系统、强阳离子交换色谱柱、超微离心色谱柱、液相色谱系统、真空离心浓缩仪，等等。

具体步骤如下。

（1）蛋白提取：血清样品化冻后，进行等体积合并、稀释、过滤后处理去高丰度蛋白。

（2）定量：使用 Bio-Rad protein assay reagent 定量。

（3）电泳：上样在溴酚蓝离胶下进行还原电泳。考染、扫描、获得图谱。

（4）FASP 酶解：取样品在 STD buffer 沸水浴，离心，后加入不同试剂进行离心 5 次，取滤液。

（5）加入液相 A 液和 B 液进行色谱柱分离。

（6）ESI 质谱鉴定：酶解产物经毛细管高效液相色谱脱盐及分离后用质谱仪进行质谱分析，并采集碎片图谱。

（7）质谱数据分析：用 BIOWORKS 软件检索数据库，得出鉴定蛋白结果。

（8）结果及分析：将肝郁脾虚证组与肝胆湿热证组、肝胃湿热证组与肝胆湿热证组及肝郁脾虚与脾胃湿热证组蛋白进行比较，发现不同证型组之间相关通路不同；上调蛋白与下调蛋白亦有明显差异；蛋白功能表达亦有明显差异。本研究对于揭示中医相关证候微观物质基础具有参考意义。

由此可见，在中医"辨病""病证"与"病证结合"等研究中，系统论和系统生物学可起到至关重要的作用，使中医在临床上对于疾病的诊断更加准确。

四、结语

综上所述，系统论是以整体观念为核心思想，此与中医诊断理念不谋而合，而系统生物学是从微观角度对人体机制做更精微、更详细的判断。目前，系统论与系统生物学在中医诊断学中的应用研究尚局限于单个组学的应用，将系统内不同性质的构成要素（基因、mRNA、蛋白质、生物小分子等）整合在一起的研究尚少，相信随着研究的进一步开展，系统生物学在中医诊断学中的研究将越来越深入。

参考文献

[1]李灿东. 中医诊断学[M]. 北京:中国中医药出版社,2016.

[2]刘英锋,黄利兴. 实用辨证论治程式通论[M]. 北京:中国中医药出版社,2018.

[3]闵莉,林雪娟,杜含光,等. 中医诊断学发展中存在的问题与展望[J]. 中医杂志,2015,56(4):271 -273.

[4]付晶晶,李福凤,陆雄,等. 慢性胃炎中医证候舌象信息特征研究[J]. 中国中医基础医学杂志, 2015,21(9):1107-1108.

[5]张世丽,陈捷. 宫腹腔镜对湿热瘀结型输卵管阻塞性不孕中医证素的影响[J]. 河南中医,2015,35 (10):2488-2490.

[6]刘龙飞. 中医舌诊辅助系统[D]. 杭州:浙江理工大学,2014.

[7]王忆勤. 中医诊断技术发展及四诊信息融合研究[J]. 上海中医药大学学报,2019,33(1):1-7.

[8]邸丹,周敏,秦鹏飞,等. 中医脉象信息客观化采集与分析方法研究进展[J]. 上海中医药杂志, 2014,48(7):104-108.

[9]于臻,李强,李达,等. 成人不寐中医证候流行病学调查问卷研制初探[J]. 河北中医,2019,41(1): 47-51.

[10]吴财炜. 脾胃功能与慢性瘙痒性皮肤病相关性问卷调查及文献挖掘[D]. 长沙:湖南中医药大 学,2018.

[11]郑哲洲,林雪娟. 电子鼻在医学诊断中的应用研究[J]. 世界科学技术—中医药现代化,2012,14 (6):2115-2119.

[12]高也陶. 五脏相音[M]. 北京:中医古籍出版社,2007:351-412.

[13]陈春凤,王忆勤,颜建军,等. 中医闻诊信号采集与分析在虚、实证型辨别中的应用[J]. 中西医结 合学报,2010,8(10):944-948.

[14]田飞,常俊,赵静,等. 中医四诊客观化研究面临的主要问题与挑战[J]. 天津中医药,2015,32(7): 445-448.

[15]侯政昆,胡文,刘凤斌,等. 中医"症状-证型-中药-组方-评价"系统量化研究模式的分析探讨[J] . 中华中医药杂志,2018,33(1):14-18.

[16]李园白. 中医医案文献特殊性评价方法研究[D]. 北京:中国中医科学院,2010.

[17]夏帅帅,曾光,向著,等. 基于证素辨证体系浅探 2 型糖尿病辨证研究概况[J]. 辽宁中医杂志, 2018,45(7):1554-1556.

[18]朱文锋,甘慧娟. 对古今有关证素概念的梳理[J]. 湖南中医药导报,2004,10(11):1-3.

[19]甘慧娟,梁丽丽,韩木龙,等. 慢性胃炎的证素分布特征及与性别关系的研究[J]. 中华中医药杂 志,2015,30(7):2456-2459.

[20]杨雪梅,甘慧娟,赖新梅,等. 基于证素辨证模型的中医健康管理系统研发[J]. 中华中医药杂志, 2015,30(8):2681-2683.

[21]杨良俊,李嘉丽,樊湘珍,等. 基于因子分析及关联规则的慢性萎缩性胃炎胃癌前病变方药分析

[J]. 中华中医药学刊,2019,37(7):1642-1645.

[22]郑进,鲁法庭,杨梅,等. 症机、证机及其与病机的相关性分析[J]. 新中医,2010,42(2):5-6.

[23]李灿东,李思汉,詹杰. 中医健康认知与健康管理[J]. 中华中医药杂志,2019,34(1):202-205.

[24]陈云龙,李亚婵. 浅论"中医整体健康状态动态辨识"理论及方法的应用[J]. 中华中医药杂志,2013,28(5):1612-1614.

[25]李灿东,赵文,徐佳君. 基于健康状态辨识的中医健康管理[J]. 中华中医药杂志,2019,34(2):661-664.

[26]朱文锋. 中医辨证体系及"证"的规范化研究[J]. 天津中医,2002,19(5):1-4.

[27]孙晓伟,王阶. 病证结合研究探讨[J]. 中医药学报,2009,37(6):1-3.

[28]中医术语规范化任重道远(文摘)[J]. 世界科学技术—中医药现代化,2005,7(5):73.

[29]中医术语规范化的重要性(文摘)[J]. 世界科学技术—中医药现代化,2005,7(1):32.

[30]姚乃礼. 中医症状鉴别诊断学[M]. 第二版. 北京:人民卫生出版社,2000.

[31]陈家旭. 中医诊断学研究[M]. 北京:高等教育出版社,2008.

[32]郑淑美,胡立胜,李友林,等. 浅谈中医症状量化的运用[J],中国中医药信息杂志,2008(15):89-90.

[33]刘国萍,王忆勤. 症状量化方法研究的回顾与展望[J]. 江苏中医药,2008,40(10):124-126.

[34]陈昱文,曹泽标,周小青,等. 中医症状量化方法及其临床应用述评[J]. 湖南中医药大学学报,2016.36(3):82-86.

[35]张玲,熊佩华,孙伟,等. 症状量化方法探讨中医药在慢性肾衰竭中治疗作用[J]. 辽宁中医杂志,2008,35(11):1674-1675.

[36]谢蓉,王燕萍,彭丹虹,等. 中医症状规范化研究[J]. 河南中医,2017,37(7):1144-1146.

[37]汪蕾,王明三. 腹部常见症状的规范研究[D]. 济南:山东中医药大学,2006.

[38]朱咏华,朱文锋. 中医症状的规范化研究[J]. 湖南中医学院学报,2002,22(3):35-37.

[39]杨梅,鲁法庭,连博,等. 中医症状规范化研究的现状及思路[J]. 云南中医学院学报,2009,32(1):26-30.

[40]郑红,张启明. 中医症状术语规范化研究方法探讨[J]. 山东中医药大学学报,2010,34(1):21-22.

[41]王天芳,王庆国,薛晓琳,等. 中医症状规范化研究的现状与思路[J]. 北京中医药大学学报,2005,28(4):19-21.

[42]张学虹,邹圣容,蒋永光. 中医症状规范研究中的问题及解决思路[J]. 中国民族民间医药,2009,18(21):46-47.

[43]刘国萍,王忆勤,董英,等. 中医心系问诊量表的研制及评价[J]. 中西医结合学报,2009,41(1):20-24.

[44]杨培云,滕晶,齐向华. 浅析现代脉诊仪的研究进展[J]. 湖南中医药,2018,34(4):202-204.

[45]王忆勤. 中医诊断技术发展及四诊信息融合研究[J]. 上海中医药大学学报,2019,32(1):1-7.

[46]洪静,陈聪,许朝霞,等. 中医声诊客观化研究进展[J]. 中华中医药杂志,2019,31(11):5324-5326.

[47]宋雪阳,许朝霞,王寺晶,等. 中医闻诊客观化临床应用研究概述[J]. 中国中医药信息杂志,2019,26(3):141-144.

[48]高也陶. 本末出候/望诊:《黄帝内经》理论和技术的现代研究[J]. 医学与哲学,2016,37(5A):80-84.

[49]李洪娟,沙莎,李婷婷.面部红外成像诊法研究[J].中国中医中医基础医学杂志,2012,18(7):787
-790.

[50]李文书,王松,宛琳琳,等.中医面诊信息处理技术研究进展与展望[J].上海中医药杂志,2011,45
(11):86-89.

[51]贺泽龙,朱文锋.论中医学诊断模式的转化[J].中国中医基础医学杂志,2000,6(6):6-8.

[52]王子尧,苗术文.医学目的研究与预防医学的发展[J].医学与哲学,1997,18(3)22.

[53]柴瑞霁.中医病名规范化方法初探[J].中医研究,1990,3(3):7-9.

[54]费兆馥.中医特色诊断方法及其临床应用[J].上海中医药大学学报,2013,27(1):8-11.

[55]李灿东.中医误诊的原因与避免[J].福建中医学院学报,1997,(2).

[56]吴弥漫.《内经》病因病机学说的认识论和方法论特点[J].广州中医药大学学报,1998,15(1):9
-11.

[57]庄洁.冠心病心绞痛的中医症状病机研究[D].济南:山东中医药大学,2013.

[58]朱德建,吕紫梦.冠心病的病因病机及辨证分型[J].中医药信息,2019,36(2):95-99.

[59]张杰.中西医对疾病症状的不同阐释[J].辽宁中医药大学学报,2008,10(4):26-27.

[60]张洋,雷蕾,黄品贤,等.原发性高血压常见症状体征的临床分布与中医证素的相关性研究[J].辽
宁中医杂志,2018.

[61]吴立旗,童文新,徐凤芹.数据挖掘技术在中医药现代化研究中的应用[C].中国医师协会中西医结合
医师分会.广东省医师协会中西医结合医师分会.2011中国医师协会中西医结合医师大会论文集.
中国医师协会中西医结合医师分会.广东省医师协会中西医结合医师分会:中国医师协会中西医
结合医师分会,2011:921-925.

[62]王利,庄燕鸿,何建成.多元统计方法在中医证候研究中的应用[J].中华中医药杂志,2016,31
(12):4916-4918.

[63]杨雪松,叶建州,严妍,等.寻常型银屑病中医症状分布特点的文献研究[J].云南中医中药杂志,
2018,39(1):17-20.

[64]王忆勤.中医辨证学[M].北京:中国协和医科大学出版社,2004.

[65]柯雪帆,赵章忠.中医辨证学[M].上海:上海中医学院出版社,1987.

[66]梁华龙.中医辨证学[M].第2版.北京:人民军医出版社,2009.

[67]韩丽萍.谈规范"证"的诊断标准[J].陕西中医函授,1997,(03):8-10.

[68]刘士敬.中医证的实质研究值得认真反思[J].医学与哲学,1998,7(357).

[69]陈少宗.中医诊断客观化研究的误区[J].医学与哲学,1998,7(360).

[70]梁茂新.对血瘀证和活血化瘀法研究现状的剖析[J].中国医药学报,1992,5(8).

[71]申春悌.中国临床辨证方法研究的思考[J].天津中医,2002,6(1).

[72]程丑夫.有关证命名的几点看法[J].北京中医学院学报,1985,(3):41.

[73]张展.证候探微[J].北京中医学院学报,1984,7(5):2.

[74]李德新.证候规范刍议[J].辽宁中医杂志,1985,(8):1-3.

[75]詹文涛.试论中医学的"证"[J].吉林中医药,1985,(4):3-4.

[76]郭振球."中医辨证学的基本规律[J].北京中医学院学报,7(2):21984;

[77]朱文锋.证名规范研究之我见[J].辽宁中医杂志,1987,11(1):14-15.

[78]孟庆云.辨证论治的确立、内容及特点[J].中级医刊,1990,(3):59-61.

[79]姚勤.病机、症机辨析[J].北京中医学院学报,1986,9(5):15-19.

[80]胡国庆.用唯物辨证法来探索证候[J].辽宁中医杂志,1986,10(9):18-19.

[81]朱祝生,魏善初,曹素元.应用微电脑对中医证候规范的研究[J].贵阳中医学院学报,1986,(1):7
　　　-11.

[82]蔡庆生.中医证候形式化探讨[J].北京中医学院学报,1986,9(3):12-19.

[83]李立希,孟庆云.中医辨证论治的泛系数学模型[J].辽宁中医杂志,1986,10(6):7-8.

[84]谢竹藩.从寒、热证研究论"证"的综合结构及其研究方法[J].中国医药学报,1987,2(2):52-53
　　　+62.

[85]姚魁武,王阶,朱翠玲,等.不同疾病血瘀证量化诊断的比较研究[J].辽宁中医杂志,2006,33
　　　(11):1381-1383.

[86]吴秀艳,王天芳.中医证候诊断标准的研究思路[J].新中医,2007,39(3):1-3.

[87]赖世隆,杨小波,温泽淮,等.证候宏观诊断标准基本框架的探讨[J].中国中西医结合杂志,2005,
　　　25(6):552-555.

[88]朱文锋.证候辨证量表制定的科学性要求[J].中国中医药信息杂志,2005,(6):28.

[89]朱文锋.创立以证素为核心的辨证新体系[J].湖南中医学院学报,2004,24(6):38-39.

[90]江启煜,孙晓生.中医辨证计量诊断新方法——辨证元[J].新中医,2009,41(11):4-6.

[91]Mehmed Kantardzic.数据挖掘:概念、模型、方法和算法[M].闪四清,译.北京:清华大学出版社,
　　　2003:1-7.

[92]王波,张斌,魏伟杰,等.面向中医辨证规范的交互式数据挖掘框架[J].世界科学技术,2006,8
　　　(1):24-30.

[93]李建生,胡金亮,余学庆,等.基于聚类分析的径向基神经网络用于证候诊断的研究[J].中国中医
　　　基础医学杂志,2005,11(9):685-687.

[94]李建生,胡金亮,王永炎.基于2型糖尿病数据挖掘的中医证候诊断标准模型建立研究[J].中国
　　　中医基础医学杂志,2008,14(5):367-370.

[95]边沁,何裕民,施小成,等.基于MFB-P算法的中医证型的神经网络模型初探[J].中国中医基础
　　　医学杂志,2001,7(5):66.

[96]贾振华,李叶双,吴以岭,等.基于熵的复杂系统分划方法在冠心病心绞痛中医证候量化诊断标准
　　　研究中的应用[J].中国中西医结合杂志,2007,27(9):804-806.

[97]吴相春,吴以岭,高怀林,等."脉络-血管系统病"脑络瘀阻证候量化诊断标准研究[J].江苏中医
　　　药,2008,40(10):29-32.

[98]袁国强,李叶双,吴以岭.短暂性脑缺血发作中医证候量化诊断标准研究[J].上海中医药大学学
　　　报,2007,21(3):23-27.

[99]高怀林,张富生,吴以岭,等.熵聚堆方法在络气虚滞诊断标准研究中的应用[J].第二军医大学学
报,2007,28(7):778-781.

[100]贾振华,李叶双,吴以岭,等.急性心肌梗死证候诊断标准规范化研究[J].中国中西医结合急救
　　　　杂志,2007,14(4):195-198.

[101]贾振华,吴以岭,高怀林,等.基于熵的复杂系统分划方法与冠心病心绞痛证候量化诊断标准研
　　　　究[J].中医杂志,2008,49(5):459-461.

[102]印会河.中医基础理论[M].上海:上海科技教育出版社,2000:2.

[103]薛飞飞,陈家旭.论微观辨证与宏观辨证的关系[J].中华中医药学刊,2007,25(8):1595-1596.

[104]欧正武,张宝林.论宏观辨证与微观辨证的互补和统一[J].湖南中医学院学报,1990,10(3):119
　　　　-122.

[105]王玉洁,王彦晖,奚胜艳,等.中医"状态辨治"构建的必要性及其应用举隅[J].中华中医药杂志

. 2018,33(10):4472-4475.

[106]尉万春,邱模炎. 大数据时代下的中医临证辨治模式探讨[J]. 中华中医药杂志,2016,31(7):
   2581-2583.

[107]李瑞娟,杨文明. 中医证候研究方法学探讨[J]. 中医药临床杂志,2010,22(2):109-112.

[108]胡晨霞,王洪琦. 中医证候研究现状[J]. 中华中医药学刊,2007,25(5):1003-1005.

[109]丁成华,李晶晶,方芳,等. 慢性萎缩性胃炎中医病机与证候分布规律研究[J]. 中华中医药杂志,
   2011,26(3):582-586.

[110]马爱玲,黄庆松,黄雪元. 中医活血法干预冠心病临床疗效的 Meta 分析[J]. 当代医学,2019,25
   (31):1-5.

[111]贾建蓉. 化痰活血通脉汤治疗冠心病稳定型心绞痛(痰瘀互结型)的临床研究[D]. 成都:成都中
   医药大学,2016:1-73.

[112]中华中医药学会. 冠心病稳定型心绞痛中医诊疗指南[J]. 中医杂志,2019,60(21):1880-1890.

[113]郭家娟,崔英子,魏岩,等. 构建冠心病中医临床疗效评价体系的思路与方法[J]. 世界科学技
   术—中医药现代化,2013,15(5):1037-1040.

[114]金莲,李常,王英. 特发性肺纤维化中医治疗研究进展[J]. 实用中医药杂志,2017,33(7):872
   -873.

[115]石倩. 应用 SOAR 量表预测急性脑卒中住院早期(7天)死亡率的研究[D]. 沈阳:辽宁中医药大
   学,2015.

[116]张永,胡勇,张树森,等.《温病条辨》辨病论治思想探讨[J]. 国医论坛,2016,31(5):12-14.

[117]陈钢. 论《内经》辨脏腑经脉论治与辨病施治[J]. 山东中医学院学报,1990,14(1):14-16.

[118]胡福田. 浅谈《金匮要略》的辨病论治方法[J]. 河南中医,2010,30(5):427-428.

[119]林庚庭,张俊杰.《金匮要略》辨病与辨证相结合的诊治方法及其现实意义[J]. 浙江中医杂志,
   2004,39(2):12-13.

[120]杨巧丽,郑好飞,刘颖. 浅谈《伤寒论》中的"辨病论治"[J]. 中医杂志,2016,57(10):899-900.

[121]孙伟,王继明.《伤寒论》"辨证论治"与现代医学"辨病论治"浅识[J]. 中医药学刊,2005,23(4):
   592-594.

[122]赵鑫,王阶,陈光. 循证医学理论与传统中医临床疗效评价[J]. 中华中医药杂志,2019,34(8):
   3362-3365.

[123]李君,刘保延. 古代中医临床疗效评价方法研究[J]. 中国中医基础医学杂志,2011,17(4):383
   -385.

[124]陈家旭,邹小娟. 中医诊断学[M]. 北京:人民卫生出版社,2016.

[125]王家良. 循证医学[M]. 北京:人民卫生出版社,2010.

[126]张启明,于东林,王永炎. 中医证候要素的确认方法[J]. 中医杂志,2013,54(20):1732-1735.

[127]何俊余. 循证医学与中医学的反思[J]. 河北中医,2019,41(10):1569-1573.

[128]张薇,李小娟,邓宏勇. 中医临床证据分级和推荐体系发展现状[J]. 中国中医药信息杂志,2020,
   27(5):133-136.

[129]张俊华,李幼平,张伯礼. 循证中医药学:理论与实践[J]. 中国中药杂志,2018,43(1):1-7.

[130]陈薇,方赛男,刘建平. 基于证据体的中医药临床证据分级标准建议[J]. 中国中西医结合杂志,
   2019,39(3):358-364.

[131]史楠楠,王思成,韩学杰,等. 证据分级体系的演进及其对中医临床实践指南的启示[J]. 北京中
   医药大学学报,2011,34(2):87-91,94.

[132]马捷,李峰.肝郁气滞证的中医现代研究进展[J].国医论坛,2011,26(5):55-56.

[133]车桂燕,李巍,黄柄山,等.肝郁气滞证发病学及病因学探讨[J].黑龙江中医药,1989,(5):8
　　　-14.

[134]李运河,成秀梅.肝郁气滞证患者植物神经功能状态的调查与分析[J].黑龙江中医药,1989,
　　　(5):48-49.

[135]刘涓.肝郁气滞证与耳穴压痛反应相关性初探[D].北京:北京中医药大学,2004.

[136]刘亚琳,魏红,刘明林,等.肝郁气滞证与肝火炽盛证脉象信息的临床研究[J].辽宁中医杂志,
　　　2008,35(4):541-543.

[137]郭振球.《金匮要略》辨证论治的基本规律[J].广西中医药,1980,(3):1-4+19.

[138]李慧.《金匮要略》辨证论治中的时间观[J].浙江中医学院学报,1993,(2):7-8.

[139]刘玉良.《金匮要略》辨证论治中定量思想探析[J].中华中医药杂志,2014,29(3):686-688.

[140]乔模,乔欣.《金匮要略》运用六经辨证论治杂病探讨[J].山西中医,2011,27(12):1-3.

[141]王梦莎,刘松林,许乐思,等.从《伤寒论》主证、次证与兼证的关系谈辨证论治[J].湖北中医药
　　　大学学报,2018,20(1):72-74.

[142]孟凡征,李亚男,赵金生,等."脾虚证"实质的现代研究进展[J].时珍国医国药,2019,30(12):
　　　2975-2977.

[143]柳树英,王煜,梁金磊,等.基于"脾色环唇"辨证脾虚证的真实性评价研究[J].时珍国医国药,
　　　2019,30(3):737-738.

[144]杨宇峰,张冰冰,徐娜,等.基于代谢组学的中医证本质研究进展[J].中华中医药杂志,2013,28
　　　(7):2074-2077.

[145]徐晓惠,吕文亮,孙易娜,等.基于代谢组学的中医"证"本质研究进展[J].世界最新医学信息文
　　　摘,2019,19(8):148-149.

[146]代永佳,王恒和.基于代谢组学的中医证候本质研究述要[J].西部中医药,2018,31(4):134
　　　-136.

[147]陈婉珍,邵长乐,朱方石.基于代谢组学技术的脾虚证研究进展[J].四川中医,2018,36(11):182
　　　-184.

[148]吕林,唐旭东,王凤云,等.基于内质网应激角度探讨中医脾虚本质[J].中华中医药学刊,2018,
　　　36(4):819-823.

[149]王煜,柳树英,张丽君.基于色度学Lab值分析"脾色环唇"脾虚证患者唇周颜色[J].西部中医
　　　药,2016,29(9):44-47.

[150]周琳.基于数据挖掘方法的脾虚文献研究[D].沈阳:辽宁中医药大学,2015.

[151]赵志国,梁嵘,杨毅玲.脾气虚证患者甲襞微循环状况的临床观察[J].北京中医药大学学报,
　　　1999,(4):3-5.

[152]脾虚辨证有"度"可依[J].山东中医杂志,1999,(6):3-5.

[153]吴苏冬,周冬枝.脾虚证本质的研究现状[J].陕西中医函授,2002,(1):31-34.

[154]舒晴,喻松仁,白洋,等.脾虚证的免疫学机制研究进展[J].江西中医药大学学报,2018,30(6):
　　　116-120.

[155]林静,杨泽民.脾虚证患者唾液淀粉酶活性异常机制的研究概况[J].中外医学研究,2017,15
　　　(1):159-162.

[156]张声生,胡玲,李茹柳.脾虚证中医诊疗专家共识意见(2017)[J].中医杂志,2017,58(17):1525
　　　-1530.

[157]霍云华,罗仁.亚健康脾气虚证的证候特征研究[A].//中国中西医结合学会.第三届世界中西医结合大会论文摘要集[C].中国中西医结合学会:中国中西医结合学会,2007:450.

[158]霍云华.亚健康状态的流行病学调查及其脾气虚证唾液代谢组学研究[D].广州:第一军医大学,2007.

[159]郑丽红,王海强.中医脾虚证与唾液相关性研究概述[J].甘肃中医,2007,(8):81-83.

[160]张培丽.《伤寒论》六经辨证论治在偏头痛中的应用探究[J].陕西中医,2019,40(2):267-269.

[161]张书河,郭爱银,陈群.肝脏辨证常见证型辨证论治文献的关联规则数据挖掘研究[J].新中医,2012,44(2):96-98.

[162]褚庆民.广东地区冠心病 PCI 术后患者证型辨证标准及临床随访研究[D].广州:广州中医药大学,2018.

[163]郭瑨.基于信念修正的"观其脉证,知犯何逆,随证治之"的逻辑刻画[D].北京:北京中医药大学,2012.

[164]李新龙,刘岩,周莉,等.基于指南类文献的辨证论治知识体系顶层本体的构建[J].中医杂志,2018,59(13):1154-1159.

[165]陈纪藩.浅谈《金匮要略》辨证论治的特点[J].新中医,1981,(4):58-59.

[166]黄九.谈《金匮要略》的辨证论治精神[J].黑龙江中医药,2001,(4):3-4.

[167]丁梅,樊军胜.中医辨证论治学术思想进展[J].中国社区医师(医学专业),2010,12(14):17-18.

[168]杨徐杭,汶医宁.中医辨证论治研究进展述评(一)[J].中医药信息,2012,29(5):98-100.

[169]杨徐杭,汶医宁.中医辨证论治研究进展述评(二)[J].中医药信息,2012,29(6):107-108.

[170]洪净.中医辨证量化方法学研究[D].长沙:湖南中医学院,2002.

[171]孙燕,臧佳新,任廷革.基于数据挖掘技术的医案整理方法探讨[J].中国中医药信息杂志,2006,(11):106-107.

[172]周冰,张承勋,吕安林.医学综合评价性问题的定性分析与定量灰关联分析研究[J].生物医学工程学杂志,1998,(2):3-5.

[173]邢玉瑞.中医辨证思维之病性分析[J].陕西中医学院学报,2010,33(4):6-7.

[174]薛立松,殷鑫.中医辨病位浅述[J].大家健康(学术版),2013,7(22):61.

[175]张武德,刘宝厚.刘宝厚教授病位病性辨证体系解析[J].西部中医药,2018,31(9):60-63.

[176]苗治国,吕聪枝,赵高峰.经方的辨病位运用探析[J].上海中医药杂志,2017,51(12):30-31.

[177]董燕双,郭杨志,杜娟.辨病位思路浅谈[J].光明中医,2012,27(3):441-442.

[178]郭建生,伍建光,罗文群.辨病位要义浅识[J].江西中医药,2004,(9):12-13.

[179]王根文.《伤寒论》是病证结合论治的典范[J].光明中医,2004,(2):6.

[180]许伟明,胡镜清,江丽杰.当代病证结合研究思路和方法进展评析[J].世界科学技术—中医药现代化,2016,18(5):769-775.

[181]许伟明.冠心病痰瘀互结证分子网络机制探究[D].北京:中国中医科学院,2018.

[182]付长庚,高铸烨,杨巧宁,等.冠心病血瘀证病证结合诊断标准的相关研究[J].中西医结合心脑血管病杂志,2018,16(11):1473-1475.

[183]蒋明.论以辨病为前提之《金匮要略》病证结合模式[J].南京中医药大学学报,2003,(2):65-68.

[184]周霞,王鹏.灰色关联分析在医学中的应用[J].辽宁中医杂志,2006,(8):938-939.

[185]谭学瑞,邓聚龙.灰关联分析——医学多因素分析新法[J].数理医药学杂志,1996,(1):14-17.

[186]孙继佳,苏式兵,陆奕宇,等.基于粗糙集与支持向量机的中医辨证数据挖掘方法研究[J].数理医药学杂志,2010,23(3):261-265.

[187]王亚强,金晖,于中华,等.基于关联规则的中医症状组团分析[J].四川大学学报(自然科学版),2009,46(6):1650-1654.

[188]胡金亮,张润顺,周雪忠,等.基于临床医疗科研信息共享系统中医病-证-中药关联分析方法的研究[J].世界科学技术—中医药现代化,2013,15(5):905-909.

[189]曾聃,刘然,解丹,等.基于判别分析的肝病中医证型与检查指标的相关性研究[J].世界科学技术—中医药现代化,2017,19(10):1661-1665.

[190]王春锋.基于整合文本挖掘方法的中医证与分子生物学知识的关联分析系统[D].北京:北京交通大学,2008.

[191]陈刚,周欣,薛文达,等.全基因组关联分析在中医证候研究中的应用展望[J].中国中医基础医学杂志,2017,23(1):141-143.

[192]陈启光,申春悌,张华强,等.因子分析在中医证候规范标准研究中的应用[J].中国中医基础医学杂志,2004,(8):53-56.

[193]陆云.聚类分析数据挖掘方法的研究与应用[D].合肥:安徽大学,2007.

[194]马梦羽,沈璐,文天才,等.数据挖掘技术在中医诊疗数据分析中的应用[J].中国中医药信息杂志,2016,23(7):132-136.

[195]赵霞,刘文,汪受传.德尔菲法在循证性中医临床实践指南制订中的运用[A].//中华中医药学会儿科分会.第二十九次全国中医儿科学术大会暨"小儿感染性疾病的中医药防治"培训班论文汇编[C].中华中医药学会儿科分会:中华中医药学会,2012:3.

[196]韩新民,尹东奇,汪受传,等.德尔菲法在中医诊疗指南中的应用[J].中医儿科杂志,2010,6(4):50-51.

[197]庄丽,李运伦,朱羽硕,等.基于量表学与组学建立中医证候宏微观辨证体系的可行性探讨[J].中国实验方剂学杂志,2019,25(20):166-172.

[198]胡学军,周青青,林旋龄,等.基于循证医学及德尔菲法的中医特色与优势评价体系的构建[J].中医药管理杂志,2017,25(24):1-7.

[199]李先涛,周旋,方格,等.中医证候诊断量表研究技术和方法探索[J].天津中医药,2019,36(2):122-124.

[200]王诗晗,王文萍,喻明,等.德尔菲法在中医证候症状分级量化标准研究中的应用[J].辽宁中医杂志,2011,38(6):1095-1096.

[201]王忆勤.中医四诊客观化研究及临床应用[A].//中国中西医结合学会肾脏疾病专业委员会.中国中西医结合学会肾脏疾病专业委员会2018年学术年会专题讲座汇编[C].中国中西医结合学会肾脏疾病专业委员会:中国中西医结合学会,2018:8.

[202]田飞,常俊,赵静,等.中医四诊客观化研究面临的主要问题与挑战[J].天津中医药,2015,32(7):445-448.

[203]孔亮,杨婷,范华雨,等.中医四诊客观量化的研究进展[J].中国民族民间医药,2020,29(1):63-66.

[204]冯雪,刘建平,陈薇.循证医学快速评价方法在中医临床实践指南制定中的应用[J].北京中医药,2017,36(3):236-241.

[205]赵鑫,王阶,陈光.循证医学理论与传统中医临床疗效评价[J].中华中医药杂志,2019,34(8):3362-3365.

[206]孙达,陈烨文.从中医临床基础学科看中医诊断的理论体系——以辨病因、病位和病性为例[J].中医临床研究,2020,12(8):6-9.

[207]张茜茜,张涛,陈斌,等.肝衰竭黄疸症中医临床术语集建立方法探讨[J].世界科学技术—中医药现代化,2013,15(5):843-847.

[208]晏峻峰,韦昌法,刘青萍,等.中医临床数据标准化——诊断数据元专题研究的思路与方法[C].中华中医药学会.朱文锋学术思想研讨会暨中医诊断师资班30周年纪念大会论文集.中华中医药学会:中华中医药学会,2012:95-99.

[209]费兆馥.中医特色诊断方法及其临床应用[J].上海中医药大学学报,2013,27(1):4-7.

[210]唐娟,魏仲南,许玉琴."证素辨证"研究及其进展[J].中国中医基础医学杂志,2013,19(10):1239-1241.

[211]金丹,王永.中医证素研究进展[J].湖北中医杂志,2014,36(7):80-82.

[212]韩佩玉."症—证"关联的方证判别规则及模式研究[D].成都:成都中医药大学,2006.

[213]宋美芳,陈家旭,卞庆来,等.对"因发知受"发病学原理的探讨[J].北京中医药大学学报,2018,41(9):709-712.

[214]武嘉兴.基于历代医案数据库的中医症状单元的提取[D].济南:山东中医药大学,2010.

[215]魏佳,夏淑洁,陈锦明,等.论中医"症"描述的准确性与规范化[J].天津中医药,2020,37(5):535-539.

[216]文阳.冠心病心绞痛痰瘀互结证诊断标准研究[D].长沙:湖南中医药大学,2018.

[217]何泽慧,张戈,欧爱华.关于中医临床疗效评价研究的思考[J].中国民族民间医药,2020,29(1):115-118.

[218]张玉,杨亚平.中医临床辨证研究的常用方法及分析[J].中华中医药杂志,2017,32(7):3057-3059.

[219]王瑞,杨亚平.中医临床辨证研究方法进展[J].辽宁中医杂志,2016,43(10):2223-2226.

[220]崔骥,许家佗.中医临床证候疗效评价方法的研究与进展[J].中国中医基础医学杂志,2014,20(5):705-708.

[221]朱琳,陆小左.中医诊疗仪器的发展与思考[J].环球中医药,2016,9(4):457-460.

[222]秦川.实验动物学[M].北京:人民卫生出版社,2010.

[223]邹移海,徐志伟,黄韧,等.实验动物学[M].北京:科学出版社,2012.

[224]李仪奎.中药药理实验方法学[M].上海:上海科学技术出版社,2006.

[225]陈进成,刘建勋,林成仁,等.基于"劳则气耗"理论研究气虚证动物模型的建立方法[J].中国中药杂志,2018,43(11):2177-2183.

[226]钱宏梁,潘志强.中医血虚证及其动物模型制备方法评析[J].广州中医药大学学报,2018,35(1):176-181.

[227]王琨.血瘀证动物模型体表特征及生物学基础研究[D].北京:北京中医药大学,2008.

[228]耿亚,马月香.冠心病中医证候动物模型研究进展[J].中国中医药信息杂志,2016,23(8):129-131.

[229]丁凤敏,陈家旭,邹小娟,等.抑郁症中医证候动物模型研究进展[J].中华中医药杂志(原中国医药学报),2019,34(1):245-247.

[230]邓可,封慧,王志鹏,等.薤白皂苷对冠心病寒痰阻滞证患者血小板聚集率的影响及机制研究[J].中国中医基础医学杂志,2019,25(6):783-786.

[231]陈聪,洪静,丁晓东,等.冠心病痰瘀互结证面诊图像特征参数分析[J].时珍国医国药,2019,30

　　　(7):1768-1770.

[232]陈聪,洪静,宋雪阳,等.冠心病痰瘀互结证舌诊图像特征参数分析[J].中医杂志,2019,60(16):
　　　1395-1399.

[233]李佳."从脾论治"对小型猪脾虚痰浊证冠心病模型疗效影响的研究[D].沈阳:辽宁中医药大
　　　学,2017.

[234]谢文英,季书,尚立芝.二陈汤加味对COPD患者缺氧诱导因子-1α及沉默信息调节因子1的影
　　　响[J].中国实验方剂学杂志,2017,23(10):155-161.

[235]陈四清,季书,尚立芝,等.二陈汤加味对慢性阻塞性肺疾病大鼠转化生长因子-β1,组蛋白去乙
　　　酰化酶2基因表达的影响[J].中国实验方剂学杂志,2017,23(10):178-184.

[236]陈晔,蔡宛如,董雷,等.温肾益气颗粒对慢性阻塞性肺病大鼠增殖细胞核抗原表达的影响及相
　　　关机制研究[J].中华中医药学刊,2018,36(1):71-73.

[237]吴庆国,陈晔,江劲.肾益气颗粒对慢性阻塞性肺病大鼠模型肺组织炎症因子变化的影响研究
　　　[J].中华中医药学刊,2016,34(7):1573-1575.

[238]陆跃,赵晖,姚晓泉,等.侯氏黑散中风药、补虚药对缺血大鼠轴突生长抑制信号通路Nogo-A/
　　　NgR与RhoA/Rock2的影响[J].北京中医药大学学报,2016,39(12):1017-1021.

[239]韩辉,崔然,杨文明,等.益气活血法治疗急性缺血性脑卒中气虚血瘀证临床疗效和安全性的Me-
　　　ta分析[J].北京中医药大学学报,2013,36(11):745-750.

[240]赵彦青,王伟民.中风防治灵丸对脑缺血大鼠神经功能及脑水肿的影响[J].中国实验方剂学杂
　　　志,2013,255-257.

[241]俞之胤,韩冬,李娜,等.中风回语颗粒对脑缺血再灌注损伤小鼠的影响及机制[J].中国老年学
　　　杂志,2018,38(4):1916-1918.

[242]罗银河,葛金文,刘林.补阳还五汤治疗缺血性中风的实验研究进展[J].中华中医药学刊,2015,
　　　33(2):269-271.

[243]梁嘉丽,邝兆民,杨静,等.补肾阴及补肾阳法对化疗诱导的卵巢早衰大鼠外周血TNF-α、IFN-γ
　　　水平及卵巢颗粒细胞凋亡的影响[J].中国病理生理杂志,2017,33(1):139-142.

[244]刘琛,杨玉彬,李琼.加味八珍汤颗粒对卵巢早衰大鼠的影响[J].中药材,2013,36(9):1508
　　　-1510.

[245]徐海霞,胡国华,夏亦冬.育肾养血方治疗卵巢早衰的实验研究[J].上海交通大学学报(医学
　　　版),2011,31(5):571-575.

[246]叶玉枝,王昕,白云,等.中药一贯煎制剂对卵巢早衰大鼠血清中E2、FSH、β-EP水平的影响[J].
　　　中华中医药学刊,2017,35(8):2098-2100.

[247]左亚威,王佩娟,卢燕.中药复方对免疫性卵巢早衰的实验研究进展[J].中国中医基础医学杂
　　　志,2015,21(6):776-778.

[248]马锦地.基于COPD疗效的补肺益肾组分方优化及抑制气道黏液高分泌机制探讨[D].北京:北
　　　京中医药大学,2019.

[249]谢博,王楷,陈继文,等.大数据时代下的社会发展[J].电子技术与软件工程,2019(14):180
　　　-181.

[250]夏竞辉.迎接大数据时代来临[J].中国电信业,2012,(11):6.

[251]维克托迈尔·舍恩伯格,肯尼思·库克耶.大数据时代:生活、工作与思维的大变革[M].杭州:
　　　浙江人民出版社,2013.

[252]林琳.大数据正在彻底改变的5个行业[J].计算机与网络,2019,45(12):45.

[253]钟平玉．大数据对中医思维方法的启示研究[D]．南昌：江西财经大学，2018．

[254]王利，何建成．大数据在中医诊断中应用的可行性及展望[J]．转化医学杂志，2017,6(2):65 -67．

[255]周小青，吴正治，刘建新，等．常见舌苔舌上皮细胞化学的定性定量研究[J]．中国中医药科技，1994,(4):3-6+2．

[256]边振，辛超，臧翠翠，等．浅析中医脉诊客观化的新思路[J]．辽宁中医杂志，2015,42(1):70-71．

[257]姚宁宁．中医四诊信息采集者间一致性评价的统计方法研究[D]．南京：东南大学，2016．

[258]王忆勤，李福凤，汤伟昌，等．中医四诊信息采集与分析方法探讨[J]．中华中医药杂志，2009,24 (11):1397-1404．

[259]张婧雯，温川飙．一种中医四诊信息采集新模式的探索[J]．时珍国医国药，2019,30(3):738 -740．

[260]李磊．基于大数据分析的中医脉象辨识智能判断[J]．科技通报，2016,32(8):41-45．

[261]赵艳青，滕晶．数据时代背景下中医脉诊和脉诊心理的思考[J]．长春中医药大学学报，2013,29 (6):951-952．

[262]梁文娜，林雪娟，俞洁，等．真实世界的大数据助推中医健康管理进入人工智能时代[J]．中华中医药杂志，2018,33(4):1213-1215．

[263]陈志强，吕立国．整体辨证、局部辨证与微观辨证-对现代中医辨证论治体系的思考[J]．中国中西医结合杂志，2006,(12):1126-1127．

[264]李贵华，姜红岩，谢雁鸣，等．基于大数据84697例冠心病中医证候及其中西药使用分析[J]．中国中药杂志，2014,39(18):3462-3468．

[265]胡金亮，张润顺，周雪忠，等．基于临床医疗科研信息共享系统中医病-证-中药关联分析方法的研究[J]．世界科学技术—中医药现代化，2013,15(5):905-909．

[266]胡金亮，李素云，余海滨，等．基于临床医疗科研信息共享系统AECOPD证症相关性分析研究[J]．世界科学技术—中医药现代化，2013,15(7):1596-1599．

[267]李小茜，刘伟，何建成，等．充血性心力衰竭中医证候量表的信度与效度评价[J]．中医杂志，2015,56(7):594-597．

[268]刘伟．充血性心力衰竭中医证候量表的信度与效度评价[D]．保定：河北大学，2011．

[269]尉万春，邱模炎．大数据时代下的中医临证辨治模式探讨[J]．中华中医药杂志，2016,31(7):2581-2583．

[270]晏峻峰，朱文锋．数据挖掘技术在中医诊断学中的应用研究[J]．中国数字医学，2007,(10):24 -27．

[271]欧凤霞，王宗殿．基于关联规则的数据挖掘技术在中医诊断中的应用[J]．河南工程学院学报(自然科学版),2011,23(2):53-58．

[272]生慧．大数据背景下中医电子病历关键问题研究[D]．济南：山东中医药大学，2017．

[273]肖丽，温川飙，徐荣梅，等．区域医疗电子病历数据共享在中医药中的研究[J]．时珍国医国药，2017,28(6):1521-1523．

[274]Howard MR. To Improve the Evidence of Medicine:the 18th Century British Origins of a Critical Approach [J]. Journal of the Royal Society of Medicine,2001,94(4):204．

[275]Hróbjartsson A,Gøtzsche P C,Gluud C. The controlled clinical trial turns 100 years:Fibiger's trial of serum treatment of diphtheria. [J]. BMJ(Clinical research ed.),1998,317(7167):1243-1245．

[276]曾宪涛，邝心颖，孙燕，等．什么是循证医学[J]．湖北医药学院学报，2013,32(1):1-5．

[277] Evidence-Based Medicine Working Group. Evidence Based Medicine:a New Approach to Teaching the Practice of Medicine[J]. JAMA,1992,268(17):2420-2425.

[278] 朱伟,阮新民,陈可冀. 正确认识循证医学在中医药学中应用的现状[J]. 中医杂志,2006(5):333-335.

[279] 张泽. 中医与循证医学:从理论到实践[J]. 中华中医药杂志,2015,30(10):3417-3419.

[280] 张桂艳. 学习应用推广面舌望诊与循证医学结合临床早期诊断疾病[J]. 世界最新医学信息文摘,2018,18(68):1-3.

[281] 赵润栓,王佳佳. 中医学循证思想雏形及借鉴循证医学疗效评价体系促进中医药走向世界之我见[J]. 北京中医药,2011,30(4):284-286.

[282] 李琰,李幼平,兰礼吉,等. 循证医学的认识论探究[J]. 医学与哲学(A),2014,35(4):1-4.

[283] 马莉莎,冷伟,郭鑫. 叶天士循证医学思想探析[J]. 现代中医药,2018,38(4):74-77.

[284] 桂森. 关于脉诊客观化临床研究的系统性评价[D]. 沈阳:辽宁中医药大学,2016.

[285] 张学增,张兆臣,陈胜兰,等. 肝阳上亢与血钙的关系初探[J]. 山东中医杂志,1988,7(4):18.

[286] 林素英. 浅谈循证医学与中医辨证论治[J]. 贵阳中医学院学报,2004,(4):1-2.

[287] 王俊文. 中医微观辨证研究循证医学系统评价方法构想及其在肝纤维化诊断研究中的应用[D]. 北京:北京中医药大学,2008.

[288] 徐振晔. 循证医学与肺癌治疗[J]. 中西医结合学报,2003(2):151-154.

[289] 宋军,陈可冀. 循证医学的反思[J]. 中国中西医结合杂志,2004,24(6):485-487.

[290] 管弦. 循证医学与中医药的发展[J]. 光明中医,2009,24(1):9-11.

[291] 吴昊坦,林杰. 叙事医学:概念演变与研究发展[J]. 中山大学研究生学刊,2018,39(3):122-128.

[292] 萧浩辉. 决策科学辞典[M]. 人民出版社,1995.

[293] Wolkenhauer,Kitano. An Introduction to Systems Biology[J]. 2002.

[294] 祝世讷. 钱学森与中医系统论研究[J]. 山东中医药大学学报,2010,34(1):3-4.

[295] 黄荣国. 学习钱学森关于发展中医的思想[J]. 山东中医药大学学报,1994,(6):362-366.

[296] 吴玉泓. 象系统论是一个完整的统一的科学理论体系——以中医学理论为例[A]. 中华中医药学会中医诊断学分会[J]. 全国第十二次中医诊断学术年会论文集[C]. 中华中医药学会中医诊断学分会:中华中医药学会,2011:5.

[297] 简维雄,袁肇凯,黄献平,等. 代谢组学与中医证候的相关性研究[A]. 中华中医药学会(China Association of Chinese Medicine). 全国第十一次中医诊断学术年会论文集[C]. 中华中医药学会(China Association of Chinese Medicine):中华中医药学会,2010:4.

[298] 宋凯,李霞. 面向代谢组学的模式识别技术应用与展望[J]. 生物信息学,2008,(2):90-92.

[299] 吴正治,李明,张咏梅,等. 常见舌苔舌上皮细胞 TGF-β3 基因表达特点的研究[J]. 中国中医药科技,2003,10(5):296.

[300] 陈雪功,张琼玉,周雪梅. 慢性胃炎患者不同舌象唾液表皮生长因子及其受体变化[J]. 中华中医药杂志,2008,(6):559-560.

[301] 肖飞,周东蕊,徐征,等. 肺癌患者不同舌苔类型菌群结构分析[J]. 南京晓庄学院学报,2010,6:4.

[302] 刘赟,王新佩. 金匮要略中系统生物学思想浅析[J]. 河北中医,2013,2,35(2).

[303] Tate A R,Foxall P J,Holmes E,et al. Distinction between normal and renal cell carcinoma kidney cortical biopsy samples using pattern reco-gnition of (1)H magic angle spinning(MAS)NMR spectra[J]. NMR in biomedicine,2000,13(2).

[304] 李嘉强,戴颖秀,刘玉敏,等.糖尿病及高危人群血清游离脂肪酸成分分析[J].中国公共卫生,2006,22(6):690-692.

[305] 陈启潜.中医整体观、系统论揭开亚健康之谜——三角轴轮人体亚健康模型探秘[A].中华中医药学会.中国哲学史学会.全国中医学方法论研讨会论文集[C].中华中医药学会.中国哲学史学会:中华中医药学会,2008:3.

[306] 李晓亮,樊凯芳.从系统论观点认识中医的"证"[J].中华中医药杂志,2013,1,28(1):150-152.

[307] 赵彦超,孙书焰.从系统论角度看中医病因病机体系的特点[J].中国医药指南,2013,11(15):295.

[308] 冯培民.慢性乙肝中医证候差异蛋白组学研究[D].成都:成都中医药大学,2014:5.

[309] 吴芊,邱文琪,宋明,等.转录组学与中医证候研究现状分析[J].中华中医药杂志,2017,32(9):4094-4097.

[310] 何浩强,陈光,高嘉良,等.中医证候的转录组学研究进展与探析[J].世界科学技术——中医药现代化,2018,20(1):1-6.

[311] 邢静.艾滋病热毒蕴结证与脾肾阳虚证差异蛋白质表达的研究[D].成都:成都中医药大学,2015.

[312] 张森,马素娜,王娟,等.基于蛋白质组学和代谢组学的 HIV/AIDS 肺脾气虚证的研究[J].中华中医药学刊,2017,35(9):2375-2377.

[313] 雒岁芳,宋小莉,庞小刚,等.蛋白质组学应用于中医虚证研究进展[J].山东中医药大学学报,2017,41(1):91-93.

[314] 孟永梅,王伟.基于 iTRAQ 技术的慢性心力衰竭气虚血瘀证及气阴两虚证组差异蛋白质组学研究[J].世界中医药,2018,13(9):2111-2116.

[315] 刘畅.基于代谢组学方法的湿热证"异病同证"物质基础研究[D].沈阳:辽宁中医药大学,2015.

[316] 马欣,顾宏图,赵瑜,等.不同证候的非酒精性脂肪肝合并肝损伤患者的血清代谢组学分析[J].中华中医药杂志,2017,32(3):1246-1250.

[317] 包颖玲.多囊卵巢综合征痰湿证的代谢组学研究[D].南京:南京中医药大学,2016.

[318] 陈浩,邓悦.冠心病心绞痛代谢组学的证候客观化研究[J].世界科学技术——中医药现代化,2017,19(5):797-803.

[319] 孙振高,宋景艳,张兴兴,等.子宫内膜异位症相关性不孕肾虚血瘀证患者的卵泡液代谢组学研究[J].中国中西医结合杂志,2018,38(6):667-672.

[320] 张灿玾.中医古籍文献学[M].北京:科学出版社,2013.

[321] 徐天朝,苏晶.现代数理统计方法在中医药文献研究中的应用[J].中国中医基础医学杂志,2011,17(4):386-388

[322] 刘涛,朱建平."感冒"及相关病名考辨[J].中国科技术语,2017,19(2)72-76.

[323] 佟鑫,田宇,弓明燕,等.人迎寸口脉诊法演变与应用探析[J].中医药导报,2019,25(18):62-64

[324] 许继文,李金霞,刘寨华,等.气虚血瘀证源流考[J].中华中医药杂志,2019,34(9)4060-4062.